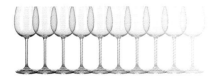

高齢社会における災害と緊急時への備え
Geriatric Mental Health Disaster and Emergency Preparedness

編：John A. Toner, Therese M. Mierswa, Judith L. Howe

監訳：公益社団法人 日本老年精神医学会

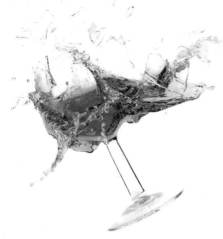

株式会社 ワールドプランニング

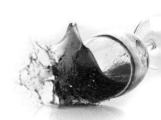

Geriatric mental health disaster and emergency preparedness, ISBN 978-0-8261-2221-6, John A. Toner, editor ; Therese M. Mierswa, associate editor ; Judith L. Howe, associate editor.

Copyright © 2010 by Springer Publishing Company, LLC, New York, New York 10036.

All Rights Reserved. The original English language work has been published by Springer Publishing Company, LLC. No part of this publication may be reproduced, stored in a retrieval system, or transmitted in any form or by any means (electronic, mechanical, photocopying, recording, or otherwise) without prior permission from the publisher.

Japanese translation rights arranged with Springer Publishing Company, LLC, New York, through Tuttle-Mori Agency, Inc., Tokyo

This is a condensed version of the "Geriatric Mental Health Disaster and Emergency Preparedness" which include the translation of Part Ⅱ, Ⅲ, Ⅳ, and the Index.

本翻訳書は，原書『Geriatric Mental Health Disaster and Emergency Preparedness』のPart Ⅱ，Ⅲ，Ⅳ，indexを含む縮約版である．

John A. Toner, Springer Publishing Company, LLC より出版された
"Geriatric Mental Health Disaster and Emergency Preparedness" の日本語独占
翻訳・出版権は，
株式会社 ワールドプランニングが保有する．
ISBN 978-4-86351-088-3

日本語版の出版にあたって

　本書『高齢社会における災害と緊急時への備え』の出版を考えたのは2011（平成23）年3月に起きた東日本大震災のあと，半年が経過したころであった．その後，日本語版出版の許可をとり，訳者を選定して，翻訳を進め，監訳して出版するのに3年半を費やしたことになる．この種の本の出版にしては比較的順調に進んだといえるのではないか．

　東日本大震災にあっては公益社団法人 日本老年精神医学会も支援活動に加わった．私自身もわずかではあったが，福島県南相馬市の雲雀ヶ丘病院の診療支援をさせていただいた．わずかばかりの手伝いであったにもかかわらず，その後長きにわたって東北地域の精神科の先生から礼を言われて，恐縮した経験がある．

　東日本大震災の支援活動が一段落したころ，日本老年精神医学会として，とくに危機管理対策委員会としてなにができるかを委員の方々と話しているなかで，本書の日本語版の出版の話が出てきたのである．本書の原書『Geriatric Mental Health Disaster and Emergency Preparedness』は2010（平成22）年に出版されているもので，出版後わずか1年で日本語版を考えついたことになる．原書を取り寄せて通読したところ，その内容は豊かで，災害時の緊急対応やそのための準備がわかりやすくまとめられてあり，震災・津波被害を身近に見聞きした者にとっては感心させられることばかりであった．

　さっそく，出版社に話をもっていき，検討を重ねた結果，内容を少し短くして出版することとなった．本書の原書はPart Ⅰ〜Ⅴで構成されているが，Part ⅠはIntroductionであり，Part ⅤはSpecial Populationであったので，このPart ⅠとPart Ⅴを省くこととした．

　次に，実際の作業を進めていくのであるが，そこには日本語にない語句が頻出し，翻訳する意欲を萎えさせるなどの，翻訳するうえでの困難が立ちはだかった．しかし，これらの困難を何とか乗り越えてようやく出版にこぎつけたのである．

　本日本語版『高齢社会における災害と緊急時への備え』は3部12章から構成されている．まず第Ⅰ部第1〜6章は，災害時に高齢者が必要とする事柄に対して，地域（社会）はいかに対応すべきかを国の境界を超えた対策，国家レベル，州レベルおよび自治体レベル，さらにコ

ミュニティーの対応，ボランティアの活用などについて述べた内容である．次の第Ⅱ部第1～3章は，災害時に高齢者が必要とする医学的な事柄に対する対応について，最後の第Ⅲ部第1～3章では被災者および遺された者における精神保健上の問題・課題の同定・分類について論じている．

　編者であるJohn A. Toner博士はコロンビア大学精神科の准教授で，Ph.D.である．New York State Psychiatric Instituteに上級研究者としても勤務しており，高齢者の精神医学，医学心理学のトレーニングを受けてきている．副編者のTherese M. Mierswa氏は，フォーダム大学の高齢者を専門とするソーシャルワーカーで，アメリカ医学会（AMA）などが提供する災害時における緊急対応のコースを修了している．もう1人の副編者であるJudith L. Howe博士は，マウントサイナイ医科大学の老年医学講座の准教授で，老年学および高齢者教育を専門としている．

　この文章を書いている2015（平成27）年1月は，阪神・淡路大震災からちょうど20年の節目の時である．テレビでは，20年を経過しても高齢者を中心とする被災者が，いまだに復興住宅から転居できないというニュースが流れている．また東日本大震災の被災者のニュースを見ていて，阪神・淡路大震災の経験と大きく異なると感じることは，被災者に高齢者が多いことである．平成7年の阪神・淡路大震災と平成23年の東日本大震災の間のこの16年で，わが国は高齢化が急速に進み，高齢化率は10％高くなった．わが国の高齢化の進行は今後30年続くとされている．今後さらに高齢化が進んだわが国に，もし大規模災害が再び襲ってきたとしても，被害を最小化するために本書が役立つならば，訳者としてこのうえない喜びである．

　最後に，出版を快く引き受けていただいた関係各位および，多忙ななかで翻訳にご協力いただいた9人の中堅老年精神科医の方々にお礼を申し上げたい．

2015年1月

　　　　　　　　　　神戸学院大学総合リハビリテーション学部作業療法学専攻
　　　　　　　　　　公益社団法人日本老年精神医学会危機管理対策委員会委員長

　　　　　　　　　　　　　　　　前　田　　潔

原著者一覧

Lynda Atack, RN, PhD
　Professor, Baccalaureate Nursing Program, School of Community and Health Sciences, Centennial College, Toronto, Canada

D. Peter Birkett, MD
　Director, Statewide Geriatric Psychiatry Residency/Fellowship Program, Associate Research Scientist, Columbia University Stroud Center, New York, New York

Trish Dryden, RMT, MEd
　Director, Applied Research and Innovation, Centennial College, Toronto, Canada

Michael B. Friedman, LMSW
　Director, Center for Policy, Advocacy, and Education, Geriatric Mental Health Alliance of New York, New York, New York

William Grant, EdD
　Executive Director, Center for Emergency Preparedness, SUNY Upstate Medical University, Syracuse, New York

Richard Mandelbaum, RH, AHG
　Registered Herbalist, Forestburgh, New York

Lucia McBee, LCSW, MPH, CYI
　Social Work Supervisor, Jewish Home Lifecare, Adjunct Lecturer, Columbia University School of Social Work, New York, New York

Evelyn S. Meyer, MA, LMSW
　Artist and Freelance Author, Los Angeles, California

Therese M. Mierswa, MSW
　Coordinator, Assisted Living, Maryknoll Fathers and Brothers, Ossining, New York

Mark R. Nathanson, MD
　Director, Psychiatric Emergency Services, Elmhurst Hospital and Medical Center, Elmhurst, New York
　Assistant Clinical Professor, Columbia University Department of Psychiatry, Attending Physician, New York Presbyterian Hospital, New York, New York

Nora O'Brien-Suric, MA
　Senior Program Officer, The John A. Hartford Foundation, New York, New York

Jenny Riddell, MA
　Lecturer and Psychotherapist, Department of Interdisciplinary Studies in Professional Practice, School of Community and Health Sciences, City University, London, UK

Douglas M. Sanders, PhD
　Deputy Clinical Director and Licensed Clinical Psychologist, Rockland Psychiatric Center (Middletown Campus), Cognitive Remediation Program,

Middletown, New York

Andrea Sherman, PhD
　President, Transitional Keys, Master Trainer, National Center for Creative Aging, Washington, D.C.

Philippa Sully, MSc, RN
　Visiting Lecturer in Reflective Practice, Department of Interdisciplinary Studies in Professional Practice, School of Community and Health Sciences, City University, London, UK

Concetta M. Tomaino, DA, MT-BC, LCAT
　Executive Director/Co-Founder, Institute for Music and Neurologic Function
　Senior Vice President, Music Therapy Services, Beth Abraham Family of Health Services
　Bronx, New York

John A. Toner, EdD, PhD
　Director, Geriatric Residency and Fellowship Programs
　Co-Director, Columbia University Statewide Geriatric Psychiatry Residency/Fellowship Program
　Director, Columbia–New York Geriatric Education Center of the Consortium of New York, Geriatric Education Centers (CNYGEC)
　Associate Clinical Professor and Senior Research Scientist, Columbia University Stroud Center in the Faculty of Medicine and New York State, Psychiatric Institute
　New York, New York

Nina Tumosa, PhD
　Professor, Saint Louis University, Health Education Officer, VISN 15 GRECC
　Co-Director, Gateway Geriatric Education Center of Missouri and Illinois
　St. Louis, Missouri

Andrea Villanti, MPH, CHES
　Senior Education Coordinator, Department of Epidemiology, Johns Hopkins Bloomberg School of Public Health, Baltimore, Maryland

Malcolm T. Wandrag, MSc
　Lecturer, Civil Emergency Management, City University, London, UK

Kimberly A. Williams, LCSW
　Director, The Geriatric Mental Health Alliance of New York, The Center for Policy, Advocacy, and Education, Mental Health Association of New York City, New York, New York

上記は2010年原著刊行当時の所属・役職です。

訳者一覧 (五十音順)

監訳:
公益社団法人 日本老年精神医学会

総監訳者:

新井　平伊　順天堂大学大学院医学研究科精神・行動科学

前田　潔　神戸学院大学総合リハビリテーション学部

訳者:

粟田　主一　東京都健康長寿医療センター研究所自立促進と介護予防研究チーム
　　　　　　第Ⅰ部第1章, 第2章

一宮　洋介　順天堂大学医学部附属順天堂東京江東高齢者医療センター
　　　　　　第Ⅱ部第3章

大塚耕太郎　岩手医科大学医学部災害・地域精神医学講座 / 神経精神科学講座
　　　　　　第Ⅱ部第2章

数井　裕光　大阪大学大学院医学系研究科精神医学教室
　　　　　　第Ⅲ部第1章

田子　久夫　磐城済世会 舞子浜病院
　　　　　　第Ⅰ部第3章, 第4章

徳増(野村) 慶子
　　　　　　兵庫県立リハビリテーション西播磨病院リハビリ療法部
　　　　　　第Ⅲ部第1章

布村　明彦　山梨大学大学院総合研究部医学域精神神経医学講座
　　　　　　第Ⅲ部第2章, 第3章

服部　英幸　国立長寿医療研究センター精神診療部
　　　　　　第Ⅰ部第5章, 第6章

山本　泰司　神戸大学大学院医学研究科精神医学分野
　　　　　　第Ⅱ部第1章

所属下欄は翻訳箇所

目　　次

日本語版の出版にあたって	前田　潔	iii
原著者一覧		v
訳者一覧		vii

第Ⅰ部　災害時の高齢者のニーズに対するコミュニティー対応　　1

第1章　サービスを調整する
────アメリカ合衆国における州と地域のネットワークと社会資源

………………………………………… William Grant, Douglas M. Sanders …… 3

Ⅰ．州の防災計画の発展 ………………………………………………………………… 4
Ⅱ．アメリカ合衆国連邦政府のアプローチ …………………………………………… 5
Ⅲ．防災計画の作成 ……………………………………………………………………… 7
Ⅳ．サービスの調整，メンタルヘルス，治療的な関係づくり …………………… 11

第2章　防災に関する老年医学の国家および国家間モデル
────カナダ方式 ……………………………… Trish Dryden, Lynda Atack …… 15

Ⅰ．カナダの高齢者の概況 …………………………………………………………… 15
Ⅱ．カナダの災害研究 ………………………………………………………………… 17
　1．マニトバ州レッド川の大洪水　　17
　2．ケベック州の大寒波　　18
　3．ケベック州サグネ・ラック・サン・ジャン地域の洪水　　19
Ⅲ．カナダ赤十字社の研究 …………………………………………………………… 20
Ⅳ．行政発の活動 ……………………………………………………………………… 21
Ⅴ．学術界発の活動 …………………………………………………………………… 22
Ⅵ．地域発の活動；得られた経験 …………………………………………………… 25
Ⅶ．カナダの災害管理と防災対策，高齢者人口の未来について ………………… 27
　1．責任の共有　　27
　2．脆弱な人口集団　　28
　3．能力の育成　　29
Ⅷ．結論 ………………………………………………………………………………… 30

第3章　高齢者への災害対策サービス
―― スーパービジョンならびに促進化リフレクティブ・プラクティスを中心として
Philippa Sully, Malcolm T. Wandrag, Jenny Riddell …… 33

Ⅰ．サービス提供者への心的外傷（トラウマ）による影響 …… 33
Ⅱ．支援チームのための手段；ナラティブと促進化省察 …… 35
　1．ナラティブ　*35*
　2．リフレクティブ・プラクティス　*36*
　3．リフレクティブ・プラクティスはコミュニティーに利益をもたらす　*40*
Ⅲ．結論 …… 41

第4章　コミュニティープランの作成
―― 公衆衛生の視点で
Andrea Villanti …… 45

Ⅰ．災害；コミュニティーレベルでのイベント …… 45
Ⅱ．従来の緊急準備の欠陥 …… 46
　1．非政府組織に対する訓練の欠如　*46*
　2．技術よりも市民の防災対策セットを重視　*47*
　3．コミュニティーレベルでの演習不足　*48*
　4．緊急時の計画と対応におけるコミュニティーの定まった役割の欠如　*48*
　5．緊急準備における高齢者特有の懸念事項　*49*
Ⅲ．コミュニティーの準備とはなにか …… 49
　1．コミュニティーの準備，ソーシャルサポート，社会資本　*50*
　　1）高齢者とソーシャルサポート　*52*
　2．コミュニティーの準備の概念的モデル　*52*
Ⅳ．コミュニティープランの作成 …… 53
　1．緊急準備・対応におけるコミュニティー内組織の役割を定義　*54*
　　1）コミュニティー組織に特化した準備訓練の提供　*54*
　2．準備と復興におけるコミュニティーならびにコミュニティー組織の役割の認識　*54*
　　1）コミュニティー組織との協力によるコミュニティーメンタルヘルス・プログラムの開発　*55*
　　2）コミュニティーの世話人の心を和らげ，報告を聞く手続きの構築　*56*
　　3）社会資本強化のための市民，学術，健康，コミュニティー組織間の連携と架け橋の構築　*56*
　3．共有資源を革新的な方法で利用し，準備を改良する　*57*
　　1）緊急時にコミュニティー組織を安全空間として利用する　*57*
　　2）緊急医療物資をコミュニティー組織に保管し，コミュニティーリーダーや世話人に使用法を教示する　*57*

3）情報配信を拡大するためにコミュニティーリーダーを緊急警報システムに
　　　　加える　*57*
　　4）コミュニティー組織と協力して準備の訓練を供与　*58*
　4．コミュニティー準備の計画に高齢者を含める　*58*
Ⅴ．まとめ ·· 59

第5章　高齢者と介護者のための自助ツール ·························· Nina Tumosa ···· 63
　Ⅰ．災害や緊急事態による健康障害 ·· 64
　Ⅱ．医療における自助モデル ·· 65
　Ⅲ．セルフケアプログラム ·· 66
　Ⅳ．復元力（resiliency）の促進 ··· 67
　Ⅴ．まとめ ·· 71

第6章　ボランティア
　　　　── 災害時の役割と活用 ·································· Nora O'Brien-Suric ···· 75
　Ⅰ．災害時の対応にはコミュニティー活動が大切 ·· 75
　Ⅱ．災害に備える ·· 76
　Ⅲ．コミュニティーにはリーダーが必要である ·· 76
　Ⅳ．地域ボランティアと災害 ·· 77
　Ⅴ．緊急時の援助のためのボランティア募集 ·· 78
　Ⅵ．ボランティアの動機 ·· 78
　Ⅶ．だれがボランティアになるのか ·· 79
　Ⅷ．緊急時ボランティアの育成 ·· 80
　Ⅸ．自発的なボランティアのための計画 ·· 81
　Ⅹ．高齢者ボランティア ·· 81
　Ⅺ．すべての緊急時対策計画に高齢者と障害者の援助計画を含むべきである ·· 83
　Ⅻ．メンタルヘルス・サービスを行うボランティア ·· 84
　XIII．ボランティアと災害後の働き ··· 85

第Ⅱ部　災害時に必要な高齢者への医療対応　　　　　　　　　　　　89

第1章　災害時の高齢者に対する心理社会的・薬理学的介入
　　　　 ··· Douglas M. Sanders, Mark R. Nathanson ···· 91
　Ⅰ．包括的かつ，個別化された評価 ·· 91
　Ⅱ．回復力と災害メンタルヘルス ·· 95
　Ⅲ．個別的でダイナミックな，回復力をベースにした介入の取り組み方 ········ 96

Ⅳ．根拠から情報を得る災害時の介入 ………………………………………………………… 96
　Ⅴ．災害後の症状領域と包括的評価 ……………………………………………………………… 98
　Ⅵ．長期的な災害後の症状とその評価 …………………………………………………………… 100
　　1．行動的介入　*100*
　　2．認知的介入　*100*
　　3．対人関係に基づく介入　*101*
　　4．イメージに基づく介入　*102*
　　5．精神力動的，かつ実存的なモデル　*102*
　Ⅶ．高齢者における心的外傷後ストレス障害の精神薬理学および治療と，
　　　精神病理学的症候群 …………………………………………………………………………… 102
　Ⅷ．効果的で個別化された統合的な介入戦略 …………………………………………………… 104

第2章　災害における高齢者へのケースマネジメント
　　　　　　　……………………………………… Michael B. Friedman, Kimberly A. Williams …… 109
　Ⅰ．ケースマネジメントとはなにか？ …………………………………………………………… 110
　Ⅱ．ケースマネジメントの効果 …………………………………………………………………… 111
　Ⅲ．困窮している住民 ……………………………………………………………………………… 112
　　1．心理学的既往とニーズ　*112*
　　2．居住の状態　*113*
　　　1）地域社会に居住する高齢者　*113*
　　　2）自然発生的定年退職者コミュニティー（NORCs）　*114*
　　　3）特別な住宅（special housing）の高齢者　*114*
　Ⅳ．反応の異なる段階におけるケースマネジメントの役割 …………………………………… 115
　　1．準備の段階　*115*
　　　1）一般的な準備　*115*
　　　2）特定の，予期される災害への準備　*115*
　　2．危機の段階　*116*
　　　1）災害の対応センター　*116*
　　　2）自宅に留まる高齢者　*117*
　　　3）特別な住宅の中の高齢者　*117*
　　3．再建段階　*117*
　　　1）地域社会に居住する高齢者　*117*
　　　2）特別な住宅の中の高齢者　*118*
　　4．長期の精神障害と物質使用障害　*118*
　Ⅴ．だれがケースマネジメントを提供するのか？ ……………………………………………… 119
　Ⅵ．政策考慮 ………………………………………………………………………………………… 120

第3章 補完代替医療アプローチ
　　　　　　　　　　Lucia McBee, Concetta M. Tomaino, Richard Mandelbaum,
　　　　　　　　　　Therese M. Mierswa, Andrea Sherman ···· 123
- Ⅰ．補完代替医療 ··· 123
- Ⅱ．マインドフルネスに基づくアプローチ；対処することではなく，
　　　応答することを習得する ·· 125
- Ⅲ．クリエイティブアートセラピーアプローチの概要 ······································ 128
  - 1．音楽を通して認知症高齢者と交流する　*129*
  - 2．介護者や医療提供者は，どのように音楽を治療に利用できるのか？　*129*
  - 3．セラピストを見つける方法　*130*
- Ⅳ．災害時における高齢患者のメンタルヘルスを増進し，保護するハーブ療法の利用 ···· 130
  - 1．ハーブ治療はメンタルヘルス増進への道　*130*
  - 2．調整因子としてのハーブ；鎮静薬と適応促進薬　*131*
  - 3．メンタルヘルス改善に役立つ有用な薬用植物の具体例　*132*
  - 4．特記事項；安全性と禁忌事項，ハーブと薬物の相互作用　*134*
  - 5．結論　*134*
- Ⅴ．スピリチュアルケア ·· 135
  - 1．スピリチュアリティ　*135*
  - 2．民族間のばらつき　*136*
  - 3．スピリチュアリティと災害との関係性　*137*
  - 4．災害時における高齢者のスピリチュアルツール　*138*
  - 5．自己救済およびスピリチュアルスキルの構築　*142*
- Ⅵ．災害対策および災害対応としての儀式 ·· 142
  - 1．災害に対する儀式の恩恵と種類　*143*
    - 1）儀式に用いる道具一式　*144*
    - 2）石の儀式　*144*
  - 2．セルフケア　*145*
  - 3．結論　*145*
- Ⅶ．まとめ ·· 146

第Ⅲ部　被災高齢者および遺された者への精神医学的対応　　151

第1章　高齢者の災害時メンタルヘルス資源に位置づけられる多職種チーム
　　　　　　　　　　　　　　　　　　　　　　John A. Toner, Evelyn S. Meyer ···· 153
- Ⅰ．概要 ·· 154
  - 1．用語の定義　*155*

　　　　1）チーム　*155*

　　　　2）多職種チーム　*155*

　　　　3）チームワーク　*155*

　　　　4）生活の質　*155*

　　　　5）体系的なチームのエビデンスに基づいた問題解決　*155*

　Ⅱ．多職種チームのプロセス；構築，運営，維持 ……………………………………… 156

　　1．チームの構築　*156*

　　2．チームの運営　*156*

　　3．チームの維持　*157*

　Ⅲ．問題解決の模擬トレーニング；災害対策のシナリオ ……………………………… 160

　　1．概要　*160*

　　2．手順　*161*

　　3．災害対策のシナリオの一例　*161*

　　　1）タイトル：ダーリング夫妻と地震　*161*

　　　2）『ダーリング夫妻と地震』の災害対策のシナリオに登場するキャラクターの配役　*162*

　　　3）キャラクターロールプレイカード　*162*

　　　4）災害対策のシナリオコンティンジェンシーカード　*167*

　　　5）チームリーダーへのガイド　*168*

　Ⅳ．結論 ………………………………………………………………………………………… 168

第2章　鑑別診断のための老年医学的アセスメント ……………………… Mark R. Nathanson …… 171

　Ⅰ．対象者の同定 ……………………………………………………………………………… 171

　Ⅱ．危険因子と災害の心理的影響 …………………………………………………………… 172

　Ⅲ．研究対象になった高齢者群 ……………………………………………………………… 175

　　1．喪失体験が精神病理に及ぼす影響　*175*

　　2．被災前の精神病理；それは被災後の精神病理の発現にどう影響するのか　*176*

　Ⅳ．アセスメントのプロセス ………………………………………………………………… 176

　Ⅴ．病歴と精神状態の検査 …………………………………………………………………… 179

　Ⅵ．行動障害 …………………………………………………………………………………… 181

　　1．せん妄　*183*

　　2．認知症　*184*

　　3．感情障害　*184*

　　4．急性ストレス障害と心的外傷後ストレス障害　*185*

　　5．アルコール，処方薬，および物質使用　*186*

　　6．統合失調症と慢性精神疾患　*188*

Ⅶ．症例呈示 188
Ⅷ．結論 189

第3章　死別と悲嘆
── 災害や緊急時の「正常」とは？ .... D. Peter Birkett 193

Ⅰ．心的外傷後ストレス障害か，悲嘆か 193
Ⅱ．メンタルヘルスワーカーの役割 194
Ⅲ．死別体験者の症状の管理 195
　　1．焦燥性興奮と啼泣　*195*
　　2．宗教的信心　*196*
　　3．否認と忘却　*196*
　　4．幻覚　*196*
　　5．パニック発作と恐怖症　*197*
　　6．怒り　*197*
　　7．うつ状態　*197*
　　　1）抗うつ薬による治療　*198*
　　8．喪の期間　*198*
　　9．グリーフカウンセリング　*199*
　　10．治療はエビデンスに基づいているのか？　*199*
Ⅳ．悲嘆の重症度と痛切さの関係のアセスメント 200
　　1．是認される悲嘆と是認されない悲嘆　*201*
　　2．高齢者の死に対して，深い悲しみはないのか？　*202*
Ⅴ．訴訟 202
　　1．DNR とは Do Not Rescue（救助するな）の略なのか？　*202*
Ⅵ．ホロコースト生存者 204
　　1．診断上の問題　*204*
Ⅶ．アベルヴァンの悲劇 205
Ⅷ．まとめ 206

索　引 209

第Ⅰ部

災害時の高齢者のニーズに対する コミュニティー対応

第1章
サービスを調整する
アメリカ合衆国における州と地域のネットワークと社会資源

　災害直後と回復期のいずれの段階でも，高齢者へのサービス提供には差し迫ったむずかしさがある．たとえば，18～25歳の年齢群と比較すると，高齢者の身体能力と精神能力は多様であり，さまざまな慢性疾患への対応が必要となる（Aldrich and Benson, 2008）．もちろん若い世代にも多様性は認められるが，両群から無作為抽出したサンプルで異常値が出現する頻度を比べれば，有意な違いが認められる．高齢者の身体能力には完全に自立している状態から高度に依存している状態までの広い範囲が認められることは容易に想像がつく．身体能力が高度な依存の状態に近づくほど，多面的な支援を必要とする身体的・心理社会的徴候の複雑な布置が現れる．身体の老化とともに，環境からの影響にも脆弱になり，高齢者の精神状態は，しばしば慢性身体疾患と重なって，情報処理能力に影響を及ぼす．高齢者は，比較的自立していても，日常の変化に直面すると不安になりやすい．また，薬物や治療の中断によって慢性身体疾患が悪化する危険性はすべての高齢者に存在しているのである（Ford, Mokdad, and Unk, 2006）．

　アメリカ人の移動能力の変化によって，地理的に遠く離れて暮らす家族が多くなった．地域に暮らす多くの高齢者は，それぞれの移住パターンに従って，家族や友人らと地理的に離れて暮らしているので，災害時にはとくに困難な問題が生じる．災害直後の被災地に入ることは，しばしば安全上の理由から制限されるので，家族が支援を提供するために被災地に入ろうとしても，それが果たせないことがある．さらに，さまざまな避難所の収容能力が限界に達するにしたがって，生存者は周辺地域へ，時にはいくつもの州を越えて移動することになるので，家族がたどりつくための道のりはより複雑になる．

　家族による直接的なサポート体制がないので，高齢者は，移動から日常生活動作（activities of daily living；ADL）の介護に至るまで，救援者に大きく依存することになる．身体的，医学的，精神的に高度の障害がある人は，よく整った自宅環境であればそれなりに生活できていたとしても，孤立した状況におかれると非常に弱くなり，避難所において十分な支援が受けられなくなる危険性が高まる．避難環境はしばしばスタッフ不足であり，避難所にいる人々の自

給自足が頼みの綱となる．脆弱な高齢者には，食べること，排泄すること，清潔を保つことのような，生きるための基本的なサービスが必要とされる場合もある．しかし，それを求めても支援を受けることができないこともありうる（Fernandez et al., 2002；Hurricane Katrina Community Advisory Group and Kessler, 2007；Laditka et al., 2008a, b；Mori et al., 2007；Rami et al., 2008）．

Ⅰ．州の防災計画の発展

2005年のハリケーン・カトリーナとリタ[注1]の救助・復旧活動の間，アメリカ合衆国史上，最も規模の大きな住民移動が行われた．多くの高齢者が市内や農村部から，しばしば自宅や家族からも遠く離れた場所に移住させられた（Lamb, O'Brien, and Fenza, 2008）．この経験から，たとえ局地的な災害であったとしても，すべての人々，とくに最も脆弱な人々を支援するための適切な防災計画を策定する必要性が明確になったものと思われる．残念なことに，本稿を執筆している2009年初頭の段階では，正式な防災計画のなかに高齢者のための備えを特別に取り上げているのは28の州のみであった（U.S. Department of Health and Human Services, 2007）．

カリフォルニア州サンタクララ郡緊急サービス局（County of Santa Clara, California, Department of Emergency Services）の「高齢者のための備えに関する助言」（Tips of Preparedness for the Senior Population, 2009年）は，郡レベルで作成されたもので，現在の州の防災計画を反映したものである．そこには，高齢者に関する研究と，高齢者のための災害時の備えと対応に関する研究の優れた要約が示されている．そこで取り上げられていることのいくつかを示す．

- 高齢者は若い人と同じようにはハイテクを使いこなせない．高齢者は災害前に登録されにくいうえ，災害直後にも登録されにくく，しばしば追跡もされていない．追跡されない大きな理由は，多くの機関がウェブを使用した情報システムで活動しているからである．多くの高齢者はこれにアクセスしない．カイザー・ファミリー基金（2005年）によれば，50～64歳の世代でオンラインの使用経験があるのはその2/3以上（70％）であるが，65歳以上の高齢者では1/3未満（31％）であった．
- 高齢者は，自立していることを誇りとするという伝統的な考え方をもっているので，支援のための制度となっている社会資源を利用しない傾向にある．
- 高齢者は，災害の回復期に，家族やその他のソーシャルサポート（社会からの援助）の欠如によって社会的に孤立すると，精神的・身体的な虐待に対する脆弱性が高まる．
- 災害の経済的影響に対処するのに，高齢者は，就労あるいはその他の方法で新たな収入を確保したりすることが少ない．さらに，生命や財産に保険をかけていない場合が多い．

II．アメリカ合衆国連邦政府のアプローチ

アメリカ合衆国連邦政府（以下，連邦政府）は，高齢者が一定の財政支援を受けられるようにするためのアメリカ高齢者法（The Older Americans Act）の改正に力を注いでいる．しかし，このアプローチは，数多くの機関との関連のなかで，しばしば中途半端な対応で終わっている．それぞれの機関には，それぞれの役割があり，それに関連する運営費用があるからである．2001年9月11日の同時多発テロ事件（以下，9・11同時多発テロ）と，それに続くハリケーン・カトリーナとリタ以降，連邦政府の財政支援の分配は，地方レベルではなく，州レベルに基金を提供する方式をとった．これによって，それぞれの州政府は，州レベルで優先順位を決定することができる．一定の財政支援のプロセスには，州政府の高齢者担当機関による基金の提供も含まれる．このようにして，事業の実施と資源の分配は，それぞれの州政府と担当機関の独自の裁量にゆだねられている．このことは，しばしば，基金が最初は州レベルの運営・監督費に充てられて，直接サービスには費やされないことを意味している．災害回復期の間，アメリカ老人局（U.S. Administration on Aging）は，アメリカ合衆国連邦緊急事態管理庁（Fedral Emergency Management Agency of the United States；FEMA）と各州の緊急管理機関が，アメリカ赤十字社のような復旧支援機関と協働できるようにするための調整役を担っている．

これまでの経験から明らかにされているように，大衆的な緊急事態の際の大規模な移住では，事前に防災計画の策定に努めていたとしても，多くの高齢者が，適切な薬物，処方記録，医療記録を持たずに避難することになる．2005年のハリケーン・カトリーナとリタからの復興期には，保健情報の欠如が問題になることを関係機関は予測していたので，連邦政府は連邦の個人情報保護規定である「健康保険の移管と管理責任に関する法律」（Health Insurance Portability and Accountability Act；HIPAA）を停止した．この停止によって，避難所と医療提供者の間の情報交換が可能となった．これは通常不可能なことである．このことは，ハリケーン・カトリーナとリタの復興期ではとくに重要であった．というのは，すべての医療機関と診療録がもはや存在しなかったからである．アメリカ医学会（American Medical Association；AMA）は，5,500人の医師が診療録とともに移動させられたと推計している．これらの医師の多くは地域に戻らなかった．電子カルテを使用していた医師は被災した現地において事前にシステムをバックアップしていたが，オリジナルの記録とともにバックアップも喪失した（Hurricane Katrina Community Advisory Group and Kessler, 2007）．

州レベルの基金は，災害の影響を受けた地域に密着して基金を提供することができる．なぜならば，理論的に，州政府は，その州にある地方の特有のニーズを理解するのに都合のよい位置にあるからである．表面的には首尾一貫している連邦政府の対応も，その実施にあたってはすぐに断片的なものになってしまう．州レベルでは，緊急状況への対応を統率する各州の法律に広いバリエーションがある．広い定義を用いて「緊急事態」を定義している州もある．すなわち，41の州は「災害」とは何であるかを特定しており，38の州は「緊急事態」とは何であ

るかを定義している（Hodge and Anderson, 2008）．さらに細かくは，27の州とコロンビア地区では，公衆衛生的緊急事態と同様に「災害/緊急事態」を定義している（Hodge and Anderson, 2008）．

　州のなかには，2001年に「法と公衆衛生センター」（Centers for Law and the Publics' Health）によって作成された「モデル州における緊急事態の保健権限に関する法律」（Model State Emergency Health Powers Act；MSEHPA）に掲げられている用語と一致するように，緊急事態と関連する緊急時権限の定義を再構成・再定義する努力をしている州もある（Ridenour et al., 2007；Rosenkoetter et al., 2007a, b；Rosenthal et al., 2005）．MSEHPAの価値は，高齢者のために特定の支援戦略を開発しようとする機関には，必要とされるサービスの提供にあたって通常以上の自由裁量が与えられているということである．MSEHPAは，州政府に，必要な緊急サービスの提供の障害となる可能性がある制度や法律を停止することを許可している．そこには以下のようなものが含まれている．

・薬物やワクチンへのアクセスの促進を可能にするために用語を最新化すること．
・州外の免許であったとしても，支援者が医療サービスを提供できるようにすること．
・医療サービスを提供するボランティアなどに責任保険を提供すること．

　適切な防災計画を立てるには，適切な時に，適切な場所で，適切な社会資源を使えるようにするなどの適切な対応方法を明らかにしておくとともに，災害や緊急事態の特性を理解しておく必要がある（Cherniack et al., 2008；Dorn et al., 2007）．サービス提供モデルや責任の所在には言語による違いがあるが，災害や緊急事態には共通の特徴がある．災害とは，地域性があり，一過性であり，地域の支援資源を超えて外部からの支援を必要とする事象である．つまり，地域の社会資源がその能力を超え，その地域を救援し復興させるために外部の支援が必要とされるとき，それはつまり，災害であることを示している．そのような意味では，たとえばアパートの火事は，当事者以外の人々にとっては災害ではない．それは地域性があり，一過性ではあるが，その火事を消し止めるのに通常は地域の外の支援は必要としないからである．

　ハリケーン・カトリーナとリタは，その重畳によってきわめて広範な影響を及ぼし，イギリスとほぼ同じ面積の土地が被災した．それでも，その損害は地理的に限定されており，避難民の大部分を支援するための社会資源への影響は，合衆国の南部にほぼ限定されている．避難民は多くの都市に分散したが，ほとんどのアメリカ人およびアメリカの都市の日常の営みには大きな影響がなかった．

　災害は一過性である．そこには始まりと終わりがある．災害のほとんどは，通常，その始まりから復興の完了までの間を日単位で勘定することができる．たとえばハリケーンは，その経路が予測可能であり，予報も容易である．損害，時期，推計持続期間を明らかにすることは可能である．これとは対照的に，人為的なテロは，非常に短期的であり，引き起こされた出来事の大きさから定量化される．

Ⅲ. 防災計画の作成

　2001年の9・11同時多発テロ攻撃，ハリケーン・カトリーナ，2004年のタイ・プーケット島の津波災害，2007年のバージニア工科大学銃乱射事件のような近年の大規模災害では，災害の周辺で起こる一連の共通の事象を見て取ることができる．そこには3つの明確な段階がある．防災計画の立案者は，優れた防災計画の基礎をつくるこの3段階を活用して，支援活動のタイミングと特性を決定している．第1段階は準備期である．この時期の活動には，社会資源の確認，トレーニングの必要性の決定，計画の有効性に関する実践的評価がある．第2段階は実際の災害対応である．すなわち，計画が実行に移されるときである．第3段階は復興過程と活動評価である．ここでいう復興とは自宅の再建のような物理的活動だけではなく，被災者全体の情緒的・身体的回復も含んでいる．第3段階は，しばしば初期の予想よりも長くなる．

　災害に見舞われると，その言葉の定義どおり，地域は被災する（Gaynard, 2009）．災害は，地域のすべての人々とすべてのサービスを分け隔てなく襲うので，災害本部や救援隊が組織され，移動し，現地に到着して救援を開始するまでに時間がかかる場合が多い．災害の性質や規模によっては，初期の段階で救援者と緊急対応システムが破壊されてしまう場合もある．交通が麻痺し，道路・鉄道・空路が制限されることもある．そのため，発災直後は現地の被災者が独力で対応しなければならない．自給自足を迫られるこの時期は1～2時間の場合もあるし，数日の場合もある．2008～2009年の冬の大寒波では，南部の多くの人々が数週にわたって電気なしで過ごすことになった．また，樹木と送電線が垂れ下がり，救援者や復旧サービスが現地に入れなかったところも多かった．

　被災者を落胆させることではあるが，救援者や支援者が提供できるサービスには限界があるということである．大寒波のあとに現地入りした電力会社は，最初に，緊急管理事務所，病院，介護施設などといった公共の医療保健施設や安全管理施設に電力を供給する．そして個々の住宅の対応は後回しになる．警察は，1か所に留まって個人の財産を守ることはできない．消防士は，ある建物が火事であったとしても，水が使えず，他の財産がもっと危険な状況にあれば，その建物はそのままにしておかざるを得ない．しかし，そのような決定を好んでするわけではない．災害時には，初期段階であちらこちらを回れるだけの十分な社会資源がないのである．連邦政府も，州政府も，地域の事務所も，システムづくりに追われており，メディアこそが最も信頼できる情報源になることも考えられる．人々は，電力会社から送電される電気に頼らない方法で，医療を受けるための信頼できる情報源をもつ必要がある．

　年齢に応じた防災計画を作成する際には，高齢者の数の大きさばかりではなく，高齢者には複雑なニーズが存在することを認識しておかなければならない．2030年までに，アメリカ人の約20％が65歳以上の高齢者になる．65歳以上の高齢者人口は現在（2009年）のほぼ2倍になるが，この年齢群は，すべての年齢階級のなかで最も急速に増加する．さらに，この集団は慢性疾患に罹患しやすい．高齢者のほぼ50％が，少なくとも1つの慢性疾患または身体疾

患をもっている（Federal Interagency Forum on Aging-Related Statistics, 2008）．たとえ最良の環境下にあっても，これらの疾患によって，高齢者のADLは障害される．たとえ必要な救援物資の支援を受けていたとしても，身体機能や精神機能の制限，視覚・聴覚・平衡感覚の低下により，さらにソーシャルサポートの不足や収入の低下が影響して，緊急支援を適切に提供されなくなる高齢者は多くなるであろう．

自然災害に関する研究，最近ではハリケーン・カトリーナの影響に関する研究では，慢性疾患をもつ高齢者が災害直後に高頻度で入院したことが報告されている．慢性疾患および関連疾患がある高齢者の入院率が29.2％であったのに対し，それがない高齢者の入院率は10.9％であった（Sharma et al., 2008）．朗報としては，この集団の回復過程が，一般集団のそれと同じ経過をたどったということである．たとえば，災害18か月後の時点で，慢性疾患は，健康関連QOL（quality of life，生活の質）や精神的健康問題の有意な危険因子にはならなかった（den Ouden et al., 2007）．精神的健康問題の後遺症を予測する場合に，より重要なことは，災害前にあった複雑な健康問題のほかに，リロケーションなどによる生活の破綻に起因する心的外傷後ストレス障害（posttraumatic stress disorder；PTSD）の出現であった（Mori et al., 2007）．

州政府および地方行政が，救援や復興サービスを提供するための計画を策定する際には，適切なトリアージ・システムを含めるべきである．Dyerら（2008）は，ハリケーン・カトリーナのために移住を余儀なくされ，避難所に入った高齢者をケアしながら，Seniors Without Families Triage（SWiFT）プログラムを開発し，その妥当性を検証した．これは，人々を迅速に3つのグループにトリアージするワン・ページ・システム[注2]である．

- SWiFT 1は，日常生活動作（ADL）が遂行できず，介護施設，ケアホーム，支援がある住居に速やかに移動する必要がある人．
- SWiFT 2は，支援金の受給や金銭管理に支援を要するが，適切なサービスにつながりうる人．
- SWiFT 3は，単に家族との連絡が必要な人またはボランティアで容易に対応できる人．

このSWiFTフォームにより，身体的・精神健康問題やケースマネジメントに必要な情報を迅速に集めることができる．

また，SWiFTチームは，アメリカ医学会（AMA）と協働して，高齢者に提供されるサービスと関連した支援の有効性を評価している．彼らが作成した被災高齢者の管理に関するベスト・プラクティス（best practices）の推奨事項は，10,000人以上のケースを扱った彼らの経験に由来するものである．そこでは，SWiFTのようなトリアージ・システムを用いて，高齢者が虐待や詐欺から守られるように，高齢者のために特化した避難所を用意することが推奨されている（Baylor College of Medicine and the American Medical Association, 発行年不明）．

アメリカにおける大規模な人為的災害に関連した研究は，2001年9月11日に起きた，ニューヨーク世界貿易センタービルでの同時多発テロ襲撃に関連するものに限られている．この事件

では，人々の大規模避難や生活空間の大規模破綻は起こらなかった．しかし，襲撃を受けた地域のなかで，雇用や移動に関する変化が起こった．しかし，これらの影響はおおむねニューヨーク市に限定されている．同様に，ペンタゴンへの航空機激突も居住地には影響を与えなかったし，ペンシルベニアへの影響も大部分は農村地域におけるものであった．この研究から示唆されることは，この種の事件では，PTSDや物質乱用が増加するというエビデンスは低く，すべての世代の大部分の成人がレジリエンス（resilience，精神的回復力）をもっているということである．レジリエンスは，性，年齢，人種，教育レベル，心的外傷の程度，収入およびその後の収入の変化，ソーシャルサポート，慢性疾患の存在，最近または過去のライフ・ストレッサーと複雑な交互作用をもつことが明らかにされている（Bonanno et al., 2007）．

自然災害の発生リスクが高い地域においてさえ，高齢者のための防災計画は不十分なままである（Dosa et al., 2007；Lach, Langan, and James 2005）．脆弱な人を発見し，予想される特定のニーズと移動の問題に気づき，重要な医学的記録と個人資産の記録を保護し，異なる場所へ移動する必要がある人々を追跡し，コミュニティーと地域機関の間で防災計画と災害支援を調整するといったような「災害時の備え」（preparedness）がまったくない（Mangum, Kosberg, and McDonald, 1989；Reed, 1998）．たとえば，213の介護施設の避難計画に関する研究では，避難ルートが特定されているのは31％にすぎなかったことが示されている（Castle, 2008）．

適切な避難計画には，食糧，移動手段，設営，特別な装備の使用についての考慮も必要である．ニューオーリンズ地方で行われた，ハリケーン・カトリーナ被災後の研究では，車椅子，酸素供給装置，その他の特殊な健康関連設備などが調達できる避難所の必要性とともに，24,938人の地域在住高齢者が避難に際して支援が必要であったとされている（McGuire, Ford, and Okoro, 2007）．

アメリカ疾病予防管理センター（U.S. Centers for Disease Control and Prevention's；CDC）の2008年1月の紀要には，「災害時の備え」についてコミュニティーが考慮すべき最良の推奨事項のレビューが報告されている．この報告書は，アメリカの脆弱な高齢者と慢性疾患をもつ高齢者のニーズに対応することをとくに強調している（Aldrich and Benson, 2008）．第1の，最も明白なCDCの推奨事項は，公衆衛生，高齢福祉，初期災害支援などのさまざまな組織間で，強力かつ公的な関係をつくることである．しかしながら，この推奨事項を満足するための戦略はまだはっきりしていない．

そのほかに，CDCは2つの推奨事項を掲げている．その1つはコミュニケーションをバックアップする体制を築くことであり，他の1つは豊富な医療情報と個人情報を保存しておくことである．医療情報と個人情報の保存は，現地での保存だけではなく，それ以外の場所での保存も含んでいる．

救援率を高めるためには，地理的情報システム（geographic information systems；GIS）やその他のマッピング・システムを使用することで，支援ニーズが高く自給自足が困難な人の重要な所在情報を，初期災害支援者に提供することができる．包括的なGISは，災害支援者を，

車椅子や酸素供給装置のニーズなどといった重要な患者の医学情報が保存されているデータバンクにつなぎ，適切な装備が手に入るようにする．

　代替的な避難所を高齢者や特別なニーズのある人がアクセスしやすい場所に設置するなど，避難所設置場所の変更も考慮されるべきである．高齢者を避難所に移動させるためには，重要な医療機器の移送計画や医薬品類の確保が必要である．防災計画に薬のサービスを含めることは非常に重要である．なぜならば，避難者は，GISシステムがない場合には，完全な病歴や処方歴に直接アクセスできない可能性が高いからである．

　家畜やペットを飼っている高齢者も多く，その移送と避難が必要となる．避難所は，通常，家庭のペットは収容せず，近隣の別の施設に収容する．連邦政府のガイドラインでは，ペットの所有者はペットのためのケージや餌，水を持参することを求めている．このことが，高齢者にとっては障壁になる可能性がある．なぜなら，すべての高齢者がペットのためのケージを持っているわけではないからである．動物の避難は高齢者を悩ませるかもしれない問題であり，なかにはそのために避難を拒否する高齢者もいる（U.S. Department of Health and Human Services, 2007）．

　高齢者は，しばしば，視力障害や聴力障害のような感覚器の障害を有しているので，緊急時の備えに関するすべての情報はさまざまな方法で提示する必要がある．さきに述べたように，インターネットにアクセスできない高齢者やそのような機器をもっていない高齢者は少なくない．簡単に手に届き，利用できる，紙などに書かれた情報が必要である．「私たちのホームページにアクセスしてください」というメッセージでは不十分な高齢者は多いであろう．

　被災地域への初期対応の間，復興を軌道に乗せるとともに，初期支援者以外の人々が不必要な危険に陥らないようにするために，法的強制力で防御区域は統制されることになる．多くの保健専門職や高齢者サービスワーカーが，いかなる場所でもそれと認識できるような身分証明書を持っているとは限らない．緊急事態が発生したときには，写真付き証明書を用いた安全体制を確立することは重要であり，これによって保健専門職や高齢者サービスワーカーが，家に閉じこもった人を訪問できるようにする必要がある．

　これと関連したことであるが，個人を同定するためのカードの必要性に関する問題がしばしば議論されてきている．特定のヘルスケアの必要性をもった人を迅速に同定することは，これらの人々に速やかに適切なケアとサービスを提供するうえで重要である．「スマートカード」（Smart cards）は，クレジットカードのようなカードに医療記録が電子的に保存されているもので，これを他の方法では保管できない重要な医学情報の保管場所として利用できる可能性がある．

　介護を提供するために，被災地や避難所に入らなければならない介護者には，医師，薬剤師，その他の保健専門職につながることができるような信頼できるコミュニケーション・システムを確保するとともに，休息がとれるようにしておかなければならない．アメリカ自由部隊（U.S. Freedom Corps）を通してアクセスできる公式のボランティア・グループがあり，このなかにはヘルスケアに特化した医療予備隊（Medical Reserve Corps）がある．緊急時にヘル

スケア提供者を自発的に援助することができるボランティアを地域で育成しておくことも重要である．

　高齢者にどのようにしてサービスを提供するかの詳細について，国家または州政府の定まった防災計画はない．計画の多くは一般的な助言や方針を提供するものである．このことは，大規模の緊急対応においては，復興の大部分が個人の自給自足に依存するであろうという認識に起因しているものと思われる．計画の段階で，主体的であることが，各個人と家族に義務としてのしかかっている（Scherr, 1996；Torgusen and Kosberg, 2006）．家族のすぐ側に住んでいない高齢者を支援するための特定の推奨事項は全米退職者協会（AARP, 2006）によって準備されている．

　最もよく緊急時の備えを個別化させるのは，このレベルの家族的で主体的な計画である．組織化された構造をもつ，より広範な地域ベースの支援は必須であるが，家族または個人は，災害時において，より個別的なニュアンスのある行動計画の情報を得ることができる．個人が，災害時のメンタルヘルス対応のプロトコルにかかわり，これに協働しようとする動機をもつことができるのは，まさにこのことと関連している．効果的で組織化されたサービス提供の中核は，個人のメンタルヘルスと災害支援の指針を信じ遵守する能力を統合した，個人の調整機能である．

Ⅳ．サービスの調整，メンタルヘルス，治療的な関係づくり

　メンタルヘルスの過去の病歴は，災害時メンタルヘルス・サービス提供者が取り扱わなければならない，もう1つの重要なリスクファクターである．災害前からある重要なメンタルヘルスの病歴は，災害に対する医学的反応の予後が不良であるという指標であるだけではなく，効果的な支援計画を阻害する状態または環境と交互作用をもつ可能性がある．たとえば，過去に心的外傷の体験があり，妄想型統合失調症と診断されているSWiFT 1の人は，災害によって生じる場所の移動に対して，非常に特殊なかたちで困難な課題に直面するかもしれない．これに対しては，非常に繊細な介入が求められる可能性が高い．うつ病の病歴があり，災害によって症状が悪化した人では，もはやどうにもならないといった誤った観念によって，回復促進のみならず，安全確保にすら抵抗を示すかもしれない．これらの事例は，メンタルヘルスに問題がある人々に対しては，標準的な回復支援のあり方を個別的に考えていく必要があるという基本的な考え方を強調している．さらに，支援者との信頼関係の構築は，こうした人々が提供されたサービスを受け，利用するようになる可能性を高める重要な促進要因になるであろう．

　過去の診断や病歴がない場合でも，あるシステムの対応が個人のニーズに対して有用か否かに影響する，数多くの心理学的変数がある．人種差別的思想や不公平なサービス提供は，提供されたサービスを受け入れる可能性を低下させる．もしも政府または災害支援機関が正しいことをしていない，人々のために最善を尽くしていないと受け止められれば，人々はその指示に

は従わなくなる可能性が高い．不幸なことに，ニューオーリンズを襲ったハリケーン・カトリーナの際に，アフリカ系アメリカ人の間でこのような見方が広がった．Weems ら（2007）は，自覚的な人種差別の程度と簡易症状評価尺度（Brief Symptom Inventory）で測定された症状との間に有意な関連は認められなかったが，自覚的なソーシャルサポートの程度と症状の間には負の相関を認めたと報告している．自覚的な人種差別は社会的連帯感（sense of social connectedness）を破綻させやすく，長期にわたって回復に対する悪い効果をもたらしやすい．

過去または現在の心理学的問題によって引き起こされたリスクを緩和させ，さまざまなサービス利用によって回復を促進する戦略は，生存者が仕事上の関係を創り出していくことである．実際には，そのことがすべてではないにしても，ほとんどの回復支援に相乗的効果をもたらす．自覚的な人種差別の影響を緩和できるか否か，希望や人とのつながりを創り出せるか否か，妄想の素因をもつ人の過敏さを緩和できるか，回復に向かう行動に取り組めるか否か，これらはすべて人間関係に依存している．精神疾患の治療選択肢については第Ⅱ部第1章「災害時の高齢者に対する心理社会的・薬理学的介入」（p.91）で述べるが，ここでは，基本的な安全性を促進するための基本業務に影響を及ぼす可能性があるので言及しておく．たとえば正確な情報を広めることは，いかなる環境においても災害管理の重要な要素であるが，それは，それを拒否する人には受け入れられないことである．情報の受容は信頼を意味しており，さまざまなレベルでの強い人間関係のきずながこのプロセスを促進する．

このような流れからも，メンタルヘルスの領域の災害支援者，とくに高齢者精神保健における災害支援者の養成は重要である．この研修では，心理学的ファースト・エイドや個人介入レベルでの支持的コミュニケーションなど，特定の技能の修得を強調するだけではなく，災害精神保健の広範な領野をとらえていかなければならない．このような研修モデルの代表例として，ロチェスター大学災害精神保健講座と連携し，ニューヨーク州の精神保健部門（New York State Office of Mental Health；NYSOMH）と保健部門（New York State Department of Health；NYSDOH）が協力して実施しているものがある．「災害精神保健学；緊急対応」（"Disaster Mental Health；A Critical Response", University of Rochester, 2005）カリキュラムは，災害からの復興を促進するための特定の個別的介入戦略に関する研修とともに，災害に関する広い視点を網羅した，教育者を養成するための事業である．この研修モデルでは，災害および災害管理に関する定型的および非定型的な人的対応を学ぶ前に，災害の定義，災害の下位類型の分類，防災計画における計画期と支援期といった災害のマクロ的側面を最初に学習する．カリキュラムは包括的ではあるが，過度に技術的ではない．これによって，教材とマニュアルで3日間の集中研修を受けたインストラクターは，情報の普及に貢献することができる．研修を受けたインストラクターは，州政府に派遣され，災害の際にはメンタルヘルス担当者として働くことになる救助隊員のために，2日間の研修を再実施することが推奨されている．この研修モデルの明らかな利点のひとつは，適切な人材を確保するために定期的に更新される詳細な登録名簿があることである．

この研修モデルが強調しているように，災害に対する広範な組織的対応をどのように活用

し，どのようにしてこれに関与するか，ということについて精通している災害精神保健の専門職が必要とされている．また，このようなマクロ的視点も重要であるが，個別の特性，家族や文化的背景，過去のメンタルヘルス関連の病歴，過去の災害への曝露や経験のすべてが，支援に対する個人の反応と，災害に対する個人の反応に彩りを与えるものであることを認識しておくことも重要である．このことは，対人関係とそのプロセスを支援することが重要かつ有用であり，それがすべての災害精神保健的支援の成功の基盤であることを強調するものである．

【訳 注】
注1　ハリケーン・カトリーナとリタ：ハリケーン・カトリーナとリタは，ともに2005年に発生した大型のハリケーンである．ハリケーン・カトリーナは8月末に，続いてハリケーン・リタは9月下旬に，どちらもアメリカ合衆国南東部を襲った．
注2　ワン・ページ・システム：トーナメント方式の一種．本章では，ハリケーン・カトリーナのために移住を余儀なくされて，避難所に入った高齢者をSeniors Without Families Triage（SWiFT）プログラムにおいて，迅速に3つのグループにトリアージするために使用している．

【文 献】
AARP：Emergency preparedness, develop a disaster plan for older, distant relatives.（2006）. Retrieved July 7, 2009, from http://www.aarp.org/family/housing/articles/preparing_for_emergencies.html
Aldrich N, Benson WF：Disaster preparedness and the chronic disease needs of vulnerable older adults. *Preventing Chronic Disease*, **5**：A27（2008）.
Baylor College of Medicine and the American Medical Association：Recommendations for best practices in the management of elderly disaster victims.（n.d.）. Retrieved September 2, 2009, from http://www.bcm.edu/pdf/bestpractices.pdf
Bonanno GA, Galea S, Bucciarelli A, et al.: What predicts psychological resilience after disaster?；The role of demographics, resources, and life stress. *Journal of Consulting and Clinical Psychology*, **75**（5）：671-682（2007）.
Castle NG：Nursing home evacuation plans. *American Journal of Public Health*, **98**：1235-1240（2008）.
Cherniack EP, Sandals L, Brook L, et al.: Trial of a survey instrument to establish the hurricane preparedness of and medical impact on a vulnerable, older population. *Prehospital Disaster Medicine*, **23**：242-249（2008）.
County of Santa Clara（CA）Office of Emergency Services：Tips for preparedness for the senior population.（2009）. Retrieved July 9, 2009, from http://www.sccgov.org/portal/site/oes/agencyarticle?path=%2Fv7%2FEmergency%20Services%2C%20Office%20of%20（DEP）%2FPeople%20with%20Special%20Needs&contentId=accc38c39eb74010VgnVCMP230004adc4a92
den Ouden DJ, van der Velden PG, Grievink L, et al.: Use of mental health services among disaster survivors；Predisposing factors. *BMC Public Health*, **7**：173（2007）.
Dorn BC, Savoia E, Testa MA, et al.: Development of a survey instrument to measure connectivity to evaluate national public health preparedness and response performance. *Public Health Reports*, **122**：329-338（2007）.
Dosa DM, Grossman N, Wetle T, et al.: To evacuate or not to evacuate；Lessons learned from Louisiana nursing home administrators following hurricanes Katrina and Rita. *Journal of the American Medical Directors Association*, **8**：142-149（2007）.
Dyer DB, Regev M, Burnett J, et al.: SWiFT；A rapid triage tool for vulnerable older adults in disaster situations. *Disaster Medicine and Public Health Preparedness*, **2**：545-550（2008）.
Federal Interagency Forum on Aging-Related Statistics：Older Americans 2008；Key indicators of well being. U.S. Government Printing Office, Washington, D.C.（2008）.
Fernandez LS, Byard D, Un CC, et al.: Frail elderly as disaster victims；Emergency management strategies. *Prehospital Disaster Medicine*, **17**：67-74（2002）.
Ford ES, Mokdad AH, Unk MW：Chronic disease in health emergencies；In the eye of the hurricane. *Preventing Chronic Disease*, **3**：A46（2006）.
Gaynard ST：All disasters are local. New York Times, p.A23（2009, May 18）.
Hodge JG, Anderson ED：Principles and practice of legal triage during public health emergencies. *NYU Annual Sur-*

vey of Law, **64** : 249-292（2008）.
Hurricane Katrina Community Advisory Group, Kessler RC : Hurricane Katrina's impact on the care of survivors with chronic medical conditions. *Journal of General Internal Medicine*, **22** : 1225-1230（2007）.
Kaiser Family Foundation : Health and the elderly ; How seniors use the Internet for health information. Author, Menlo Park, CA（2005, January）.
Lach HW, Langan JC, James DC : Disaster planning ; Are gerontological nurses prepared? *Journal of Gerontological Nursing*, **31** : 21-27（2005）.
Laditka SB, Laditka IN, Cornman CB, et al.: Disaster preparedness for vulnerable persons receiving in-home, long-term care in South Carolina. *Prehospital Disaster Medicine*, **23** : 133-142（2008a）.
Laditka SB, Laditka IN, Xirasagar S, et al.: Providing shelter to nursing home evacuees in disasters ; Lessons from Hurricane Katrina. *American Journal of Public Health*, **98** : 288-293（2008b）.
Lamb KV, O'Brien C, Fenza PJ : Elders at risk during disasters. *Home Health Nurse*, **26** : 30-38（2008）.
Mangum WP, Kosberg JI, McDonald P : Hurricane Elena and Pinellas county, Florida ; Some lessons learned from the largest evacuation of nursing home patients in history. *Gerontologist*, **29** : 388-392（1989）.
McGuire LC, Ford ES, Okoro CA : Natural disasters and older U.S. adults with disabilities ; Implications for evacuation. *Disasters*, **31**（1）: 49-56（2007）.
Mori K, Ugai K, Nonami Y, et al.: Health needs of patients with chronic diseases who lived through the great Hanshin earthquake. *Disaster Management and Response*, **5** : 8-13（2007）.
Rami J, Singleton EK, Spurlock W, et al.: A school of nursing's experience with providing health care for hurricane Katrina evacuees. *Association of Black Nursing Faculty in Higher Education Journal*, **19** : 102-106（2008）.
Reed MK : Disaster preparedness pays off. *Journal of Nursing Administration*, **28** : 25-31（1998）.
Ridenour M, Cummings KJ, Sinclair JR, et al.: Displacement of the underserved ; Medical needs of Hurricane Katrina evacuees in West Virginia. *Journal of Health Care for the Poor and Underserved*, **18** : 369-381（2007）.
Rosenkoetter MM, Covan EK, Bunting E, et al.: Disaster evacuation ; An exploratory study of older men and women in Georgia and North Carolina. *Journal of Gerontological Nursing*, **33** : 46-54（2007a）.
Rosenkoetter MM, Covan EK, Cobb BK, et al.: Perceptions of older adults regarding evacuation in the event of a natural disaster. *Public Health Nursing*, **24** : 160-168（2007b）.
Rosenthal MS, Klein K, Cowling K, et al.: Disaster modeling ; Medication resources required for disaster team response. *Prehospital Disaster Medicine*, **20** : 309-315（2005）.
Scherr S : Residential living ; Preparing your assisted living facility for a disaster. *Provider*, **21**（4）: 35-36（1996）.
Sharma AJ, Weiss EC, Young SL, et al.: Chronic disease and related conditions at emergency treatment facilities in the New Orleans area after Hurricane Katrina［Electronic version］. *Disaster Medicine and Public Health Preparedness*, **2**（1）: 27-32（2008）.
Torgusen BL, Kosberg JI : Assisting older victims of disasters ; Roles and responsibilities for social workers. *Journal of Gerontological Social Work*, **47** : 27-44（2006）.
University of Rochester : Disaster mental health ; A critical response. University of Rochester, Rochester, NY（2005）. Retrieved August 30, 2009, from http://www.omh.state.ny.us/omhweb/countyguide/
U.S. Department of Health and Human Services : Emergency Systems for Advance Registration of Volunteer Health Professionals（ESAR-VHP）Program. U.S. Department of Health and Human Services, Washington, D.C. （2007）.
Weems C, Watts SE, Marsee MA, et al.: The psychosocial impact of Hurricane Katrina ; Contextual differences in psychological symptoms, social support and discrimination. *Behavior Research and Therapy*, **45** : 2295-2306 （2007）.

第2章
防災に関する老年医学の国家および国家間モデル
カナダ方式

　高齢者は自然災害や人的災害にきわめて弱い．このことは世界中で懸念されてきたことである（HelpAge International, 2006）．カナダ公共安全省が管理しているオンラインのカナダ災害データベース（Public Safety Canada, 2007）には，過去1世紀の間に，カナダ人が直接被災した700件以上の自然，科学技術，紛争による災害の詳細な情報が掲載されている．地域によっては30日間以上の停電を経験したケベック州の大寒波，マニトバ州とケベック州の大洪水，ブリティッシュコロンビア州の大火災のような比較的最近の災害は，災害時に高齢者がいかなるリスクに直面するかをよく示している（Plouffe, 2008）．

　本章では，国の統計データを用いてカナダの高齢者の概況を示す．また，これら3つの災害がカナダの高齢者にいかなる影響をもたらしたかについて解説し，この国で現在進行中の政府発，地域発，学界発の活動を紹介する．この広範な展望は，文献レビューと，この章を執筆するために行った，高齢者および災害管理分野の調整官・学者・コンサルタント・政策分析者を対象とする聞き取り調査の結果をまとめたものである（情報提供者の氏名は文末の「謝辞」に記した）．これらの専門家は，防災計画と災害管理，教育，研究，情報交換に関する重要な知見を提供してくれた．これらが筆者らの分析と考察の源泉になっている．

Ⅰ．カナダの高齢者の概況

　最近，カナダ統計局は「カナダの高齢者の肖像」（"A Portrait of Seniors in Canada 2006", Turcotte and Schellenberg, 2007）と題する報告書を発表した．この報告書は，今日のカナダの高齢者の特性を明らかにするとともに，緊急状況における高齢者の脆弱性と回復力に関する重要な人口統計学的データを提供してくれる．

　カナダ国内の10州3準州で，高齢者（65歳以上）人口の構成比はかなり異なる．たとえば，高齢化率は，サスカチュワン州では14.8%，オンタリオ州では12.8%，ヌナブト準州では2.6%である．すべての年齢階級の地理的分布と同様に，カナダの高齢化率は都市部で増加している．

2001年には，高齢者10人のうち7人が，人口5万人以上の都市中心部に居住していた．そして，65歳以上のカナダ人のほぼ1/3が大都市のトロント，バンクーバー，モントリオールに居住していた．

　高齢者の大部分（93%）は自宅に居住している．女性高齢者は男性高齢者よりも一人暮らしになりやすい．これは平均余命の性差を反映している．85歳以上のカナダ人のうち，34%は一人暮らしであり，集合住宅，老人ホーム，病院に居住しているのは7%のみである．施設居住の割合は年齢とともに増加する傾向があり，65～74歳では2%であるが，85歳以上になると32%になる．

　高齢者の大部分は，少なくとも75歳までは自立した日常生活を送ることができる．2003年の段階で，自宅に暮らす75歳以上の高齢者の1/10が一定レベルの身のまわりの世話を必要とし，1/4が家事援助を必要としていた．長期的な健康問題をもつ高齢者は，インフォーマルとフォーマルなサポートを組み合わせて利用するのが一般的である．2005年の段階で，75歳未満の人の85%と75歳以上の人の60%が，有効期限内の運転免許証を所持していた．また，75歳未満の89%と75歳以上の73%において，本人または世帯内のだれかが自動車を所有，または借用していた．2003年の段階で，高齢者の80%以上の文章能力は，複雑な情報社会に対応するために望ましいとされる水準に達していなかった．

　一般に，カナダの高齢者は活発なソーシャルネットワークをもっている．彼らは若い人たちに比べれば親友や友人は少ないが，近所の人をよく知っており，親密と感じる家族を多くもっている．75歳未満の高齢者では，過去1か月間において，だれかから援助を受けたという回答よりも，援助を提供したという回答のほうが多い．75歳までは，自己申告される心理的苦悩は年齢とともに減少し，自己申告されるウェルビーイング（well-being）は年齢とともに増加する．自己申告される心理的苦悩の減少と自己申告されるウェルビーイングの増加は，75歳以上においても維持されている．統御の意識（sense of mastery），つまり自分の人生を自分で制御することができると自覚される水準は，年齢とともに減少する．

　転倒は，高齢者の外傷の要因として最も頻度が高いものである．2000～2001年において，高齢者における外傷性転倒の53%は，凍結していない平地でのスリップ，よろめき，つまずきの結果であった．加齢に伴う身体的変化が必ずしも疾病に帰結するわけではないが，多くの高齢者は少なくとも1つの慢性疾患をもっている．高齢者では，年齢とともに，慢性疾患の有病率が増加する．全体では，65歳以上高齢者で最も頻度が高い慢性疾患は，関節炎またはリウマチ（47%）であり，高血圧症（42.8%）がこれに続く．白内障（20.7%）も一般的である．若い人に比べて，高齢者では気分障害（4.2%）や不安障害（2.9%）の有病率は低く，認知症（2%）の有病率が高い．がんと心疾患は，高齢者の主要な死因である．2003年のカナダ人の出生時平均余命は約80歳であった．死亡率は最高年齢階級（90歳以上）を除くすべての年齢階級で減少している．たとえば，2002年の80～84歳階級の死亡率は64.8人/1,000人であった．

　これらの人口統計学の概況は，なぜ高齢者が災害に弱いのかを説明するのに役立つ．年齢に

伴う発達上の変化と随伴する健康問題は，災害に対して備える能力，災害を管理する能力，災害から回復する能力を減弱させる可能性がある．

Ⅱ．カナダの災害研究

　人的被害や経済的影響という観点から，カナダの災害を近年の地球規模の災害と比較することはできない．しかし，過去10年の災害によってもたらされた被害は甚大である．カナダでは1996～1998年の3年間に3つの大きな災害が起こっている．すなわち，①マニトバ州レッド川の大洪水，②ケベック州の大寒波，③サグネ・ラック・サン・ジャン地域の大洪水がそれである．メンタルヘルスの問題を含む高齢者に関係する重要な知見は，カナダ赤十字社の緊急対応能力に関する主要な研究とともに，これら3つの災害の研究から導き出されている．筆者らは，カナダのすべての災害関連文献の包括的レビューを行うことよりも，関心のある人口集団である高齢者を取り扱っているこれらの研究に焦点をあてることにした．つまり，このことは，カナダの災害関連の文献で高齢者に関するものが相対的に少ないということを意味している．

1．マニトバ州レッド川の大洪水

　1997年に，カナダの州のひとつであるマニトバ州のレッド川が氾濫し，28,000人が避難し，5億ドル相当の資産とインフラストラクチャー（インフラ）が損害を受けた（Etkin, Haque, and Brooks, 2003）．BucklandとRahman（1999）は，3つの農村共同体において，災害に対するコミュニティーの備えと，コミュニティーの発達水準およびパターンとの関連について調査した．この研究では，高齢者の住民を含む当事者の聞き取り調査と，緊急対応専門職のフォーカスグループ，そして世帯調査が行われた．人種やコミュニティーの発達水準という観点でコミュニティーはさまざまであるが，調査結果は，まさに，コミュニティーの発達水準が災害に対するコミュニティーの反応に影響を及ぼすというものであった．ファースト・ネーション[注1]のコミュニティーがとくに被害を受けた．ファースト・ネーションのコミュニティーは，カナダ連邦の管轄下にある．一方，中央災害対策局はマニトバ州の責任下にあり，この違いが災害への備えと管理を複雑にしている．このような，コミュニティーの長期にわたる社会的孤立と，コミュニティーとさまざまな行政レベル間の関係の希薄さは，災害時の対応にかかわる社会資源が少ないこと，公衆衛生学的観点からは，災害からの復興にかかわる人口集団が小さいことを意味している，とBucklandらは指摘している．

　研究の参加者は，若年者，高齢者，障害者に対する行政からの強制的避難命令の必要性に同意している．しかし，その命令の伝達と実施のプロセスを懸念している．BucklandとRahman（1999）は，本研究の結論として，コミュニティーと行政との間の緊密な関係と，より尊重しあった開かれたコミュニケーション（対話）が重要であると強調している．

　コミュニケーションの問題は，高齢者とレッド川の洪水に関するLindsayとHallの報告

(2007) でも指摘されている．彼らが注目したのは，災害に関連して発せられた75件のニュースと41件の公的サービスに関するアナウンスメント（公布）のうち，直接，高齢者やその他のハイリスク集団に向けられたものは1つもなかったことである．マニトバ州は，洪水のあとに引き続いて起こる変化について長々とした勧告リストを作成しているが，注目すべきは，高齢者のようなハイリスク集団を含む住民を防災計画に含めることについての勧告はないということである．LindsayとHallはまた，「マニトバ高齢者研究」（Aging in Manitoba〈AIM〉研究：マニトバ州の高齢者の縦断的研究）の結果についても報告している．洪水の10か月前に偶然にも高齢者の調査が行われており，災害後再び，身体・認知・メンタルヘルスに関する災害後比較データを収集するための調査が行われた．結果は，洪水による被災高齢者の多くは，洪水前後で身体機能のレベルは変わらなかった，と回答している．

メンタルヘルスに関する知見は有益である．洪水はメンタルヘルスに注目すべき影響を及ぼした．洪水で避難した人々のストレスレベルは，洪水を経験していない人に比べると，災害10か月後の時点でも高かった．しかし，結果は必ずしも否定的なものばかりではない．避難した高齢者のなかには，認知機能や主観的健康感がより良好になった人もいる．人生後半期において災害にうまく対処できたという経験は，おそらく一時的ではあるが，高齢者の認知機能低下に対して一定の防御作用をもたらし，良好な全般的健康感の自覚に寄与するのであろう，とLindsayらは指摘している．

2．ケベック州の大寒波

1998年に，カナダ中部（ケベック州とオンタリオ州）とマリタイム準州を大寒波が襲い，数日〜約1か月間に及ぶ大規模停電が起こった．冬であったため，停電は重大な影響をもたらし，ケベック州の人々の67％が被害を受けた（Maltais, 2006）．災害によって30人が死亡し，65歳以上の高齢者が死者の約半数を占めた．寒波の初期の死亡は，凍傷，一酸化炭素中毒，低体温症によるもので，その多くは回避可能なものであった．高齢者では呼吸器疾患による死亡も増加し，それは発電機，ストーブ，故障した暖房器具の誤った使用によるものであった．

地域におけるコミュニティー組織は準州の緊急対応計画には含まれていなかった．そのため，彼らは，彼らが行いうる範囲で対応せざるを得なかった．その結果，避難所における災害直後の初期対応，とくに高齢者に対する組織的対応は乏しいものであった．自治体と地域の保健局との間ではコミュニケーションや計画が欠如していたため，避難所は混雑し，衛生設備は不適切な状況であった．高齢者のなかには床で寝る者もあり，周囲の人々のざわめきで眠ることができなかったと報告されている．

Maltaisら（2001）は高齢者についての研究をしているが，その多く（61％）は，大寒波の間，自宅で過ごした高齢者である．これらの高齢者は，自宅で過ごしている人のために，より実際的な支援と安全に関する情報をラジオで提供すべきであると主張したという．また，高齢者に対するアウトリーチを増やすことも推奨している．警察官による近隣パトロールや安全専門職による訪問チェックは，高齢者に安心感を与え，力仕事の手伝いを提供した．高齢者の

なかには，定期的な訪問診療を受け続けたという人もいたが，一人暮らしの多くの高齢者や，健康問題をかかえているが安全局に知られていない高齢者の多くは見過ごされていた．

Maltais ら（2001）が最も推奨していることは，自治体とコミュニティー・グループと公衆衛生局と社会サービス局の間の調整能力を改善すること，リスクが高い人々について日々更新される信頼できる記録をつけること，被災者とのよりよいコミュニケーションを保つことである．

この研究のメンタルヘルス問題への焦点は，脆弱性（vulnerability）よりも回復力（resilience）に向けられている．災害の間，高齢者は，自らを助けてくれる多くの支援を見いだしている．ボランティアとして働いた高齢者は，災害ボランティア活動は他の人々のためだけでなく，自分のためにも有益な体験であったと述べている．彼らは，人の役に立つことができた，ストレスの多い時間を忙しく過ごすことができた，と考えている．心理的なサポート，患者の態度，保健関係職からの思いやりも，メンタルヘルスに重要な差違を生み出すものと考えられている．

3．ケベック州サグネ・ラック・サン・ジャン地域の洪水

1996 年 6 月，ケベック州のサグネ・ラック・サン・ジャン地域に大洪水が起こった．死者はいなかったが，2,000 人の高齢者が自宅から避難し，426 棟の家が全壊し，2,000 棟以上の家屋が損壊した（Maltais and Lachance, 2007）．

この災害に関連するメンタルヘルス問題については，Maltais らによる明瞭な研究がある．Lalande, Maltais ら（2000）は，症例研究の方法を用いて，洪水被災者の心理的健康に関する体験を記述した．研究参加者は，33〜74 歳の 15 人の男性と 15 人の女性である．30 人の参加者のうち，19 人は自宅を完全に失うか，甚大な被害を受けた．面接を受けたすべての人が，洪水が自分たちの生活を大きく停止させ，情緒的な困難を体験させたと報告している．彼らは，過労の時期と，すべてを一掃して再出発するときの孤立感について述べ，彼らの多くが，新たな健康問題あるいは以前からあった問題の顕在化について述べている．Maltais らは，研究者と，保健，メンタルヘルス，社会サービス，コミュニティーの組織が協働して，災害によってもたらされることについて全体的，包括的に研究することを勧奨している．

Maltais と Lachance（2007）は，サグネ・ラック・サン・ジャン洪水のあとの数年間に実施されたいくつかの縦断的研究の結果を報告している．データは，洪水被災者と非被災者を対象とするアンケート調査と面接調査によって収集されたものである．その結果，洪水の 2 年後，非被災者に比べて，被災者の身体的・心理的健康には有意差が認められた．災害の 8 年後も心理的違いは持続したが，被災者の身体的健康は全般的に改善した．興味深いことに，高齢者のなかには，災害のポジティブな転帰を報告する例があり，価値観や考え方の変化について述べている．たとえば，物質主義的ではなくなった，あるいは，生命，家族，友人の大切さを認識した，などというものである．災害の間に受けたサポートの自覚についても報告されている．しかし，高齢者のなかには，とくに家族から受けたサポートの量は不適切であったと考える者

もいた．このことは，彼らの不安に影響を与えている．彼らは，再び被災したときに十分な援助を得られないのではないか，と恐れている．Maltaisらは，将来において，安全当局は，さまざまな社会資源から現実的に提供されうる支援の程度や類型をより明確にしておく必要があると指摘している．

Ⅲ．カナダ赤十字社の研究

ハイリスクの人々のニーズと能力という観点から，ボランティア組織と緊急対応機関の関係および活動状況を調査するために，2007年にカナダ赤十字社は，「カナダの緊急対応とハイリスクの人々に関する研究」（The Canadian Emergency Management and High-Risk Populations Study）を実施した（Enarson and Walsh, 2007）．災害計画を推進するために，ハイリスクの人々，とくに高齢者に対してサービスを提供している48の連邦機関，州の機関，地域の機関と89のボランティア組織を対象に，オンライン調査が行われた．回答者には，これらの人々に対して現在，意図的に提供されているサービスについてコメントを求めた．結果は，ある部分ではよい結果も得られている．回答者の約2/3が，高齢者の自分自身の活動性に関する心配を取り扱っていた．緊急対応機関の67％が，高齢者に対するアウトリーチを日常的に行っていた．しかし，草の根的機関の多くは，緊急対応計画を拡張したり，高齢者や他のハイリスクの人々に対するサービスを拡充したりするための資源を有していなかった．地域機関の回答者の43％は，自分たちの仕事の半分は緊急対応に直接関連すると述べている．この結果は州レベルの回答者の73％が，自分たちの業務の90％以上が緊急対応に直接関連すると回答しているのとは対照的である．また，連邦レベルの回答者の90％は，自分たちの業務の90％以上が緊急対応に直接関連していると回答している．ベスト・プラクティス（best practices, 実践現場での最善策）の多くは今なお発展途上ではあるが，リスクがある人々のニーズとの間には大きな乖離があることが明らかにされている．地域の緊急機関とボランティア機関はリスクのある人々のニーズに適合することを目的としているが，彼らはしばしばリスクのない人々や社会資源と必要なつながりを有していない．この報告は，ハイリスクの人々のことを最もよく知る地域機関と連携しながら，緊急対応機関とボランティア組織が関係を構築していくことの重要性を強調している．EnarsonとWalshは，すべてのレベルでの作業が必要であるが，連邦レベルまたは最も高次レベルの行政は，「国家レベルの横断的かつ統合的な枠組みを提供し，自分自身を助けることがほとんどできない人々に対して，緊急対応システムが責任をもつようにしておかなければならない」と提言している（Enarson and Walsh, 2007, p.43）．

比較的近年に起こったカナダの3つの災害に関する研究結果は，脆弱な人口集団に関するカナダ赤十字社の研究結果とともに，いくつかの主要な課題の同定において意見の一致をみている．緊急対応計画と安心確保の調整，コミュニケーションの改善は，常に重要な課題である．資源の乖離は縦割りの壁を超える横断的な課題である．災害におけるメンタルヘルスへの影響は高齢者において顕著であり，それは年余にわたってさまざま形式で現れる可能性がある．高

齢者は，災害に対する脆弱性（vulnerability）と回復力（resilience）の両者をもっている．調整能力と社会資源に関するギャップが，メンタルヘルスの分野にまで及んでいるのは明らかである．

Ⅳ．行政発の活動

　前述した知見と同様に，近年の政府の審査においても，カナダにおける緊急対応および防災対策は喫緊の課題とされている（Standing Committee on National Security and Defense, 2008）．カナダでは，現実のニーズとして，市町村，州，連邦レベルの緊急対応と防災対策に，より多くの注意を向けていかなければならないが，高齢者に関してどのような取組みがなされてきたかを知る必要がある．カナダ公衆衛生局（Public Health Agency of Canada；PHAC）は，この領域においてしだいにリーダーシップをとるようになってきている（PHAC, February, March 2008）．その始まりは，2005年6月の国際老年医学会（International Association of Gerontology and Geriatrics；IAGG）において，IAGG元理事長のサイモンフレーザー大学のGloria Gutman教授が主催した理事長シンポジウム「2004年の津波と高齢者」である．このシンポジウムにおいて，行政の人道支援担当局が策定する事業には高齢者に特化したものがほとんどないことが指摘された．IAGGの学会のあと，PHACは2つの国際会議を主催した．そのうちのひとつは，2005年に開催された，高齢化に関するホワイトハウス・カンファレンスの参加者のためのものであり，これによって国際協力が始まった．2006年2月に，災害および緊急対応の専門家による作業部会がトロントで開催され，国際ワークショップの必要性が確認された．

　2007年に，カナダ政府とマニトバ州政府は，世界保健機関（World Health Organization；WHO）との共催で，高齢者と防災に関する国際ワークショップをカナダ・マニトバ州ウィニペグ市で開催した．近年のカナダの災害に関する研究の総説 "Seniors and Disasters；A Synthesis of Four Canadian Case Studies" は，この会議のためにまとめられた資料のひとつである（Gutman, 2007）．このワークショップには世界中から100人以上の専門家が参加し，緊急対応の構成要素として，高齢者のニーズに適切に対応することと，高齢者の能力を活用することの重要性が確認された．この会議の報告書「緊急時の高齢者のニーズと貢献を取り扱うための全体構想の確立」（"Building a Global Framework to Address the Needs and Contributions of Older People in Emergencies"）は，2008年2月に国連の社会開発委員会で公表された（PHAC, February 2008）．このワークショップに引き続いて，主要な課題に取り組むための国内レベルおよび国際レベルの運営委員会と作業部会が設置された．1年後の2008年3月には，カナダのノバスコティア州のハリファックス市で，第2回高齢者と防災に関する国際ワークショップが開催された（PHAC, March 2008）．ここでは，ツール・情報・社会資源を共有すること，乖離を明らかにすること，効果的なコミュニケーション戦略を検討すること，ネットワークとパートナーシップを強化すること，継続的な共同作業に向けて行動を開始する

こと，が目標とされた．

　PHACの高齢化・高齢者担当部門は，3つの作業部会の調整役を担っている．これらの作業部会は，情報交換，政策形成，プログラム開発とともに，社会資源，見込みのある事業，ガイドラインの開発および普及に関して共同作業を継続している（P. Gorr, PHAC, 私信, 2008年12月）．PHACはまた，機能的なニーズ構想を意識化させるために，主要なステークホルダーを招集している（D. Hutton, PHAC, 私信, 2008年12月）．

　PHAC, Help the Aged（イギリス），WHOは，カナダの4つの災害を含む，世界の先進国および発展途上国の16災害の影響を調査したケーススタディー報告を共同でまとめている（Plouffe, 2008）．この報告書は，緊急状況における高齢者の特別な脆弱性と能力に対して，加盟国（カナダを含む）が注意を向けることを求めた「2002年の国際連合による高齢化に関するマドリッド国際アクションプラン」（Madrid Internatioal Plan of Action on Ageing；MIPAA）の要請に応じたものである（United Nations, 2002）．PHACは，また，緊急時の高齢者の政策課題に関する近年のWHOの報告書「緊急時における高齢者；行動と政策形成についての考察」("Older People in Emergencies；Considerations for Action and Policy Development")の作成にも関与している（Hutton, 2008）．

　高齢者のメンタルヘルス問題は，カナダにおける災害管理業務の重要な側面として認識されるようになった．たとえば，ウィニペグ市で開催された第1回高齢者と防災に関する国際ワークショップで示された行動の優先事項のひとつは，「緊急状況における高齢者のメンタルヘルスのニーズに関する質的研究と量的研究を支援すること，それによって保健サービスやケアの提供者および臨床家が，実際にそれを応用し，ガイドに則した介入ができるようにすること」であった（PHAC, February 2008, p.20）．PHACが支援している3つの作業部会のひとつが常に重視していることは，ヘルスケア，老化，災害対応に関する国内および国際会議に参加し，精神保健問題の意識を高めていくことである．

V．学術界発の活動

　災害管理学（disaster management）の教育が，コミュニティーの計画策定や災害からの復興促進にとって重要な役割を果たすということは，他国同様，カナダにおいても認識されるようになってきている．カナダのベビーブーム世代（1946～1965年生まれ）に合わせて，災害管理学領域の専門家も定年を迎える．そのため，今後10年間は，災害管理学の専門職養成の必要性が高まるであろう．しかし，残念なことに，関係当局が対応に追われている災害のさなかには，学生は必ずしも現場で歓迎されるとは限らない．オンタリオ州でSARS（severe acute respiratory syndrome，サーズ）が流行したときに，健康科学専攻の学生は臨床現場から移動させられた．これにより，人的資源の活用と緊急状況に備える学生の能力育成が著しく制限された．彼らは将来の実践のための能力の要であるにもかかわらずである．

　Falkiner（2003）は，カナダ国内の38の規模の大きな大学と学校を対象に，災害管理学の

教育の乖離に対応するために必要とされる授業が実施されているか否かを調査した．その結果，履修コースの範囲は不十分なものであるということが明らかになった．地理学部は災害管理学関連の履修コースの大部分を提供してはいるが，主に焦点があてられているのは身体面の危険であった．防災計画，災害時の対応，災害の緩和を扱う履修コースはほとんどなかった．Falkinerは，政策科学，心理学，経済学のような学問領域において，災害管理学に関する記述は限られていると結論している．災害が個人やコミュニティーにもたらす社会的影響は広範である．そのことを考えると，この結果は驚嘆に値する．Falkinerは，既存のカリキュラムに組み込むことができる災害管理学の教育モジュールを開発することによって，これらの学問領域が災害管理学関連の履修コースを増やすことを勧めている．彼はまた，計画策定とカリキュラム作成のベースラインとして，自然科学分野や大学院の授業についてもさらなる調査を行うことを求めている．

Cummingsら（2005）は，カナダの医科大学を対象に，2001年9月11日の同時多発テロ事件（以下，9・11同時多発テロ）前後に提供された災害医学の授業数を調査した．結果は驚くべきものであった．9・11以前は9か所で22の授業が提供されていたが，9・11以後は14の授業であり，37%減少していた．調査回答者の80%は，災害管理学は学部教育で教えられるべきと考えており，すべての回答者が，災害管理学を研修事業の主要コンテンツにすることに賛成している．

カナダでは，災害管理学の教育は伝統的に救急医学と公衆衛生学のカリキュラムに含まれていた．カナダ王立内科外科学会（Royal College of Physicians and Surgeons of Canada）では災害管理学は必須技能とされていない．9・11以降，災害管理学のプログラム数は9から3に減少している．アルバータ州では重要なオンラインプログラムのひとつが閉鎖され，SARS流行以降，災害管理医学教育は救急医学から感染症管理学に移行した．Cummingsら（2005）は，カナダは，災害管理のための内科医確保を社会的義務とすべきであり，少なくともその基礎修練をカナダのすべての医科大学の卒前教育と卒後教育で必須にすべきであると主張している．

Bruceら（2004）は，カナダの，緊急および災害管理学に関する学部以降の履修コースと講義について調査し，教育と研究に関する推奨事項を作成した．状況はFalkiner（2003）の調査当時よりも改善しており，いくつかの新たな講義も始められていた．そこには，ブランドン大学の4年制の学士コース2つも含まれている．ここでは災害および緊急事態に関する履修プログラムが組まれており，災害科学の集中コースと計画・管理の集中コースが提供されている．しかし，Bruceらの研究結果によれば，カナダには，国家のニーズに合致した災害管理学の教育プログラムの数がまだ十分にはないという．これには2つの要因が関連している．1つは，カナダには緊急対応管理学に関する確立された一連の文献群がないこと，もう1つは，必要な専門分野でかつ学問的なスキルがある教育者を見いだすのが困難ということである．Bruceらは，カナダが，教育の乖離を適正に埋め合わせることができるような十分な資源を確保するために，速やかに行動を起こすことを推奨している．彼らは，カナダの特別なニーズが

何であるかを定め，緊急管理担当者のための教育基準を開発するために，ワーキンググループを立ち上げることを求めている．彼らはまた，国家の研究機関が災害管理学を研究プログラムとして認識し，この新たな領域のための基金を創設することを推奨している．教育プログラムと支援は災害管理学という新たな学問教育のためには不可欠である．

Bruce ら（2004）の報告以降，災害管理学の教育についてはさらに勇気づけられる発展があった．それは，この領域における新たな学生だけではなく，多忙な日々を送る専門職のニーズにもかなった一連のプログラムが，国家を超えて，しだいに開発されてきていることである．週末に9回，管理職向けに提供されるセンテニアル・カレッジの緊急管理学コースのような定時制の認定プログラムや，卒業証書や学位をもっている人に対して通信教育で提供されるケープ・ブレトン大学の緊急管理学卒後研修コースは，教育のアップグレードを可能にしている．全日制の学士コースや修士コースも近年開発されている．カナダ西部のロイヤル・ローズ大学は，現在，災害・緊急管理学の2年間の学術修士を提供しており，カナダ中央部のヨーク大学は災害・緊急管理学の修士を提供している．

さきに述べたカナダ赤十字社の報告（Enarson and Walsh, 2007）は，カナダの災害管理学におけるニーズとハイリスクグループの能力に関する教育の乖離と，こうした人々に対応する機関の緊急時の備えに関する教育の欠如に焦点をあてている．Enarson と Walsh は，カナダのハイリスク集団への感受性を評価するために，研修と学部教育の資材について主だった調査を行うことを推奨している．また，災害における社会的脆弱性の視点や，緊急対応の指針と実践を，すべての学問領域の教育プログラムのなかで強化することを主張している．

カナダでは，SARS が発生したときに臨床の現場から健康科学の学生が排除されるといったことがあったが，そのような災害管理学の教育の乖離に対応していくために，「防災と緊急対応に関する専門職間のアクション・スタディー・プロジェクトグループ」（Interprofessional Disaster/Emergency Preparedness Action Studies〈IDEAS〉Project Group）が 2003 年に結成された．このグループは，トロント健康科学学術ネットワーク（Toronto Academic Health Science Network）の9つの会員病院，5つの教育施設，市町村・州・連邦政府の政策代表者によって構成されている．その目的は，災害管理と緊急時の備えに関する8週間のオンラインプログラムを開発し，それを実施し，評価することである．このプログラムには，実際の大規模災害の演習も盛り込まれており，これによって卒前の学生は多職種協働やチーム構築を学ぶことができる．この履修コースは，数多くの卒前プログラムのなかの選択科目に組み込むことができる．医学，看護学，医療・救急・放射線技師，コメディカル，薬学，法学，メディア学の学生がこれに参加できる．コミュニティーを広範に侵していった4つの災害（モスクワ劇場人質・占拠事件，ハリケーン・カトリーナ，タイ・プーケット島の津波，SARS のパンデミック）に基づいて作成された4つの多層的演習が履修コースのなかに組み込まれている．オンラインモジュールには，災害時の備え（preparing for disasters），情報の共有（sharing information），情報の管理（directing information），資源の共有（sharing resources），技能の人事目録（skills inventory），模擬訓練の準備（simulation preparation），チーム

の団結(team cohesion),説明の責任(accountability),システム分析(systems analysis)といったトピックスも含まれている.虚弱者や高齢者のニーズについては,ハリケーン・カトリーナのモジュールで取り扱われている.学生はまた,1日間のコミュニティーの模擬災害に参加し,緊急対応と保健機関の専門職の一員となる.模擬訓練の間に,家庭健康グループの患者の役を演じる高齢者のコミュニティー・ボランティアと行動をともにする.さらに,模擬災害訓練の一部として,自宅にいる高齢者への遠隔医療訪問も実施する.

　学生が履修コースを終了したあと,災害管理の技能や多職種協働の態度がどのように変化したかを調査した研究がある.結果は,学生が災害管理の技能を有意に向上させ,多職種教育と実践に向けて態度を改善させるというものであった.学生はまた,疑似災害に参加した患者と家族の体験について,洞察と共感を獲得すると報告されている.IDEASのネットワークチームは,2009年1月から400人の学生で始まる次のコースのために,すでにハイリスク人口集団に関するカリキュラムに変更している.IDEASの体験を基礎にして,職場レベルでの多職種の災害管理履修コースが,コンパクトで柔軟なフォーマットでつくられることになるであろう.それは,サービス内での専門職育成や,現役のサービス提供者への長期的な継続教育のために活用できるものである.新たなプログラムには,急性期,慢性期,コミュニティーケアにおける高齢者のニーズを取り扱う老年医学のカリキュラム表が含まれている.

VI. 地域発の活動
── 得られた経験 ──

　地域の回復力は緊急事態からの回復力の基盤となる(Hutton, 2001).「カナダの緊急時管理構想」(Emergency Management Framework for Canada, Ministers Responsible for Emergency Management, 2007, p.12)によれば,回復力は「潜在的に災害にさらされたシステム,コミュニティー,社会が,機能や構造が受容可能なレベルに達し維持できるよう抵抗または変容することによって,適応する能力」と定義されている.災害は家族全体,地域全体を侵し,被災者が,自分自身のみならず,お互いをケアする能力にまで甚大な影響を及ぼす(Norris, 2002).Lindsay(2003)は,保健領域の研究者らは,災害時に脆弱になる可能性がある人々を同定するのに役立つ数多くの社会的要因,経済的要因,身体的要因に関する研究を行ってきたと報告している.

　本節では,草の根レベルで災害からの回復力を築くスピリットを例示するいくつかの地域発の活動に光をあてる.地域の自治体やコミュニティーのすばらしい活動の多くは,専門職や学術研究の文献には出てこないので,われわれは,地域発の活動を検出するために,カナダの防災に関するコミュニティー組織,とくにPHACに接触した.

　　ノバスコティア州の緊急時社会サービス部長,John Webb氏(2008年12月2日にインタビュー).

2003年9月29日月曜日，ハリケーン・ジュアンはノバスコティア州に上陸し，州中央部に広範な被害の爪痕を残した．孤立した高齢者や障害者は，とくに脆弱な状況にあることが明らかになった．というのは，緊急対応の専門職が必要に応じて彼らのところに迅速にたどり着くことができなかったからである．そこで，高齢者グループは行政に対して，将来の災害により適した備えをするためにはどうすればよいかという質問をした．その結果，いくつかの新たな事業が開発され，ノバスコティア州やNPOの基金で運営されるようになった．最初の地域発の活動のひとつは，障害者や虚弱高齢者のための防災の指針を作成した人々のネットワークの形成であった．この事業に続いて，指導者養成プログラムがつくられ，これによって，高齢者や障害者は，さまざまなコミュニティーやハイリスクグループのための緊急対応に関する2時間の研修をガイドラインに基づいて受けた．3番目につくられた事業は共同緊急管理システム（Joint Emergency Management System；JEMS）であり，この事業は現在ノバスコティア州内の10のコミュニティーで実施されている．JEMSは，緊急対応についてさらなる学習をするために，コミュニティーで緊急対応に関係するステークホルダーのネットワークを形成している．この事業は（教会や消防署に）安心センターの創設を促進するようにデザインされている．これにより，高齢者や障害者は，より容易に発電機のような設備を入手することができる．J. Webbは，その事業の1つひとつがコミュニティーの回復力を高めることに焦点をあてていることを強調している．

マニトバ州ウィニペグ市の緊急時準備調整官Randy Hull氏とウィニペグ市緊急時社会サービス調整官Joe Egan氏（現在は引退）（2008年11月6日と13日にインタビュー）

2007年の高齢者と防災に関する国際ワークショップ以降，高齢者グループの地域ネットワークの強化が行われるようになった．ネットワークの強化によって，どのようにしてよりよい備えを整えるかについて，高齢者にわかりやすく紙に書いて示されるようになった．高齢者のコア・グループは，緊急時の管理と防災対策キットの必須要素を示すことができるように訓練された．2008年には，400人以上の参加者に対して14回の説明会が開催された．高齢者はまた，地域の災害模擬訓練に避難者役で参加した．これらの行事に高齢者が参加することによって，災害時になにが起こりうるかについての意識が高まり，防災対策キットにはなにを入れておくべきか，といったような緊急時の備えに関するトピックスを学ぶことができた．ウィニペグ市で始められたその他の事業には，パーソナル・サービス計画の構築がある．たとえば，100～200人が巻き込まれる比較的小規模の防災計画では，30～35人のソーシャル・サービス・ワーカーが個々の高齢者のニーズにきめ細かく対応できるように訓練される．そこには，仮設住宅への移動，移動した避難者に対する頻回のチェック・イン・プログラムなどが含まれる．より大規模の災害では，市と緊急対応専門職（消防署）が連携し，建物の中の最もリスクの高い人々のリストを消防ボックスの中に保管して，災害時や緊急時に迅速にそれがわかるようにしている．

ブリティッシュコロンビア州の保健サービス省，保健・緊急管理ユニットの専門委員Wayne Dauphinee 氏とカナダ公衆衛生局，FPT 調整と緊急時ソーシャル・サービス Dave Hutton 氏（2008 年 12 月 2 日と 3 日にインタビュー）

　2008 年の 3 月にノバスコティア州のハリファックス市で開催された第 2 回高齢者と防災に関する国際ワークショップ（PHAC, March 2008）の準備に際して，ブリティッシュコロンビア州に在住する高齢者を対象に，災害に直面したらなにが心配かに関する無作為抽出調査が行われた．この調査は，取り扱わなければならない問題について明確な示唆を与えている．高齢者が最も心配しているのは，日々の暮らしの中断，家族や友人の喪失，その他のサポート・ネットワークの喪失である．高齢者はまた，防災計画に際してボランティアとして活動できる自分たちの能力を認識してもらいたいと考えており，自分たちの経験や技能を活用してもらいたいと望んでいる．回復力が高い高齢者という考え方は，防災計画における焦点を，脆弱な集団という視点から，機能的なニーズ構想という視点に変化させている．機能的なニーズ構想は，鍵となる機能という次元のなかで，移動性，コミュニケーション，指導のニーズに着目している．この構想によって，防災計画担当者は，すべてのハイリスク集団を，孤立した特定集団としてではなく，結合的・統合的な視点でみるようになる．最善の実践ガイドラインを作成するために，ブリティッシュコロンビア障害者協会の緊急時調整官である Karen Martin は，この構想のもとで作業を進めている．

Ⅶ．カナダの災害管理と防災対策，高齢者人口の未来について

　災害は孤立的な事態ではなく，重大な社会的帰結をもたらす事態である．カナダの高齢者のための防災・緊急対応の問題はますます注目されており，それはまた，継続的な研究と議論を必要とするいくつかの概念的・実践的課題への注意を喚起している．筆者らは，カナダで現在行われている政府発の活動，学術領域の進展，地域発のプロジェクト，数多くの専門家による多様な活動など，高齢者のための災害管理に関するさまざまな活動が，高齢者のメンタルヘルスに特化した方向性だけではなく，災害管理一般に共通する未来の方向性を反映するものであることを示したいと思う．そこには以下のような要因がある．

1．責任の共有

　カナダ人は，災害状況に対応するための備えを比較的よく行っている．連邦政府，州政府，地域当局は，歴史的に，それぞれの部局の責任として災害管理に取り組んできた．それぞれがそれ相応に発展してきている．しかし，近年のカナダの研究が支持しているのは，行政およびコミュニティー，ボランティア機関が，災害管理において強力なパートナーシップをとることの重要性である（Health Canada, 2003）．とくに，地域機関のネットワーク構築と支援が求められている．

緊急管理が効果的であるためには，地域のインフラにおいて健康と脆弱性を決定する因子についての理解が反映されていなければならない．それが共通の見解となってきている．カナダの研究は，個人やコミュニティー・グループがなにを求め，なにを提供できるかを学び，さらに彼らが防災計画に参加することを奨励することを強調している．Lindsay（2007, p.8）は，「緊急管理担当者は，よりよい緊急対応計画よりも，コミュニティーの脆弱性を減少させる必要があることを認識すべきである．脆弱性を取り扱うことは，緊急管理がコミュニティーの意思決定のなかで統合されることを必要としている」と述べている．推奨されることは，研究者が異なるレベルの行政発の活動を調査し，地域発の活動を支援し，時を超えて最善の実践戦略が何であるかを評価することである（PHAC, March 2008）．

　計画と安心確保の調整，コミュニケーションの改善，資源乖離への注意は，コミュニティーレベルの対応を必要とする重要な課題である．脆弱性を高める要因と回復力を促進する要因が関係するメンタルヘルス問題は，年齢やライフステージなどの健康の決定要因に関する配慮とともに，この対応の中心に据えるべきである．

2．脆弱な人口集団

　2007年にウィニペグ市，2008年にハリファックス市で開催された高齢者と防災に関する最近のカナダ会議で提起されたコンセンサスは，ハイリスク集団に関連する研究を拡大するということである．カナダ赤十字社の報告にある推奨は，災害が社会に及ぼす影響を評価するとともに，ハイリスク集団の体験に関する研究の必要性に光をあてており，これらはハイリスク集団の能力とニーズに影響を及ぼす．

　緊急管理業務のなかで，脆弱な集団のニーズをいかにして主要課題にするかについては今のところコンセンサスがない．カナダには，特定の機能障害をもつ人々のなかに高齢者を含めて利用対象としている社会資源（例："Emergency Preparedness Guide for People with Disabilities/Special Needs", Emergency Management Ontario, 2007）のほかに，連邦・州・市町村によって開発された高齢者に特化したオンラインの緊急時の備えに関する社会資源（例："Community Evacuation Information for Seniors", British Columbia Ministry of Health, 2007）がある．この事業の協力者のなかには，高齢者を明確に脆弱な集団とみなすことを支持する者もいるが，高齢者というカテゴリーの異質性を指摘し，脆弱性を作り出すのは年齢ではなく，機能制限であると主張する者もいる．高齢者のコミュニティーにしても，障害者のコミュニティーにしても，脆弱であるとみなされることが必ずしも幸せにつながるとは限らない．この問題を取り扱うための一つのアプローチは，さきに述べたように，緊急時の備えに関する機能的なニーズ構想である．

　カナダの精神保健委員会は最近，カナダの包括的メンタルヘルス戦略を開発する構想を提案した（Mental Health Commission of Canada, 2009）．この構想は，精神的な健康問題や精神疾患をもって生きる人々に対する偏見や差別の否定的影響を示し，この課題の克服に向けて取り組んでいる．政策，実践，法律における差別は認容すべきではないという原則は，緊急時サー

ビスの開発や，メンタルヘルスのニーズをもった高齢者を緊急管理業務の主要課題に据える作業において，重要な示唆を与えている．

3．能力の育成

　第3の問題は，緊急的状況における高齢者の高い脆弱性に対応するとともに，高齢者が緊急管理において果たしうる貢献をより効果的に活用するために，能力を育成する必要性があるということである．高齢者の潜在的な貢献力を活用するには，高齢者の技能，知識，英知を受け入れる社会・政治文化が必要である（HelpAge International, 2006；the Sphere Project, 2004；United Nations, 2002）．高齢者を緊急管理の活動に組み入れることは，防災に関するコミュニティー組織の発展，住民教育の強化，個別的対応の奨励とともに，将来の研究と開発の中心的なテーマとなると考えられている（Sérandour and Beauregard, 2007）．

　コミュニケーションは統合と能力育成の要である．ここで紹介するカナダの災害研究は，コミュニケーションの重大性に光をあてたものである．歴史的に，高齢のカナダ人は，教育を受ける機会が少なく，文字理解能力も低い（Turcotte and Schellenberg, 2007）．緊急管理の情報を開発し，高齢者の手に届くようにすることは不可欠の課題である（Gibson, 2007）．人口集団の下位グループのさまざまなコミュニケーション・ニーズにうまく対応できないと，緊急管理をきわめて困難なものにしてしまう．この問題は，さきに述べたさまざまな地域発の活動と関連してくる．その主要な特徴はコミュニケーションの強化である．さらに，カナダ社会科学とヒューマニティー研究協議会（Social Sciences and Humanities Research Council of Canada；SSHRC）によって近年立ち上げられた研究プロジェクト「高齢者と防災；カナダの防災計画に高齢者に優しい視点を取り入れる」（"Seniors and Emergency Preparedness；Applying a Senior-Friendly Lens to Emergency Planning in Canada"）は，この問題に取り組んでいる（主任研究者：M. Kloseck，私信，2008年11月）．

　コミュニティーレベルの能力育成を補完するものとして，カナダが災害管理学教育の確実な進歩を継続することは重要である．その複製を回避する必要はあるが，プログラム開発をサポートする高次教育の戦略が必要である．履修コースと開発中のプログラムの間の連続性を保持する方法は優れたアプローチであり，勉強を始める学生や，資格の取得やスキルアップに関心がある実践家にとって，アクセスしやすく，利用しやすいものとなるであろう．学生の養成やこの急速に進歩する専門職の育成をサポートしたい教育者にとっては，プログラムを持ち運べるようにしたり，さまざまなプログラムの間を行き来できたりすることが，次の重要なステップになるであろう．国家間の災害管理カリキュラムの調査は賞賛に値する仕事である．さらに高齢者に関する詳細な教育内容とカリキュラムの乖離を明らかにすることは，カナダの災害管理学教育を改善するための次に必要とされる課題である．

Ⅷ. 結　論

　カナダ人は，災害状況に対応する能力を強化するために活動している．現在の研究的，教育的，政策的活動は，高齢者のための災害管理能力の向上に役立っている．その流れは正しい方向に向かっているが，近年のカナダの研究や主要な情報提供者のインタビューの結果は，行政，コミュニティー，ボランティア組織が強固なパートナーシップを形成することの重要性を支持している．さらに，研究者，保健分野，精神保健，社会サービス，コミュニティーの組織，そして高齢者自身が協働して，メンタルヘルスの問題を含む災害によってもたらされる結果について，全体的かつ包括的に研究する必要がある．

【謝　辞】
　本章のためにインタビューに参加いただいた以下の専門家に深謝いたします．

Wayne Dauphinee — consultant, Health Emergency Management Unit, BC Ministry of Health Services
Joe Egan — [retired] emergency social services coordinator, City of Winnipeg
Patti Gorr — policy analyst, PHAC, Division of Ageing and Seniors
Gloria Gutman — fellow of the Gerontological Society of America, founding president of the Gerontology Association of BC, past president of the Canadian Association on Gerontology and the International Association of Gerontology, member of the board of directors of the International Institute on Ageing – UN Malta, and WHO's Expert Advisory Panel on Ageing and Health
Randy Hull — emergency preparedness coordinator, City of Winnipeg
Dave Hutton — FPT coordination and emergency social services, PHAC
Marita Kloseck — director, Aging and Community Health Research Lab ; scientist, Lawson Health Research Institute ; faculty of health sciences, University of Western Ontario
John Lindsay — chair of the department of applied disaster and emergency studies, Brandon University
Danielle Maltais — professor, Université du Québec à Chicoutimi, département des sciences humaines
Laurie Mazurik — strategic lead, disaster and emergency preparedness, Sunnybrook Health Science Centre ; faculty of medicine, University of Toronto ; innovation lead IDEAS Project, Centennial College, Toronto
John Webb — director of emergency social services, Nova Scotia

【訳　注】
注1　ファースト・ネーション（カナダ英語 first nation）：とくにカナダ先住民のうち，イヌイットもしくはメティ（ファースト・ネーションとヨーロッパ人の混血子孫）以外の民族のこと指す．

【文　献】
British Columbia Ministry of Health : Community evacuation information for seniors. (2007). Retrieved January 30, 2009, from http://www.healthlinkbc.ca/healthfiles/pdf/hfile103a.pdf
Bruce JA, Donovan KF, Hornof MJ, et al.: Emergency management education in Canada. Prepared for Public Safety and Emergency Preparedness Canada. Queen's Printer, Ottawa, Ontario (2004).
Buckland J, Rahman M : Community-based disaster management during the 1997 Red River flood in Canada. *Disasters*, **23** : 174-191 (1999).
Cummings GE, Corte FD, Cummings GG : Disaster medicine education in Canadian medical schools before and after September 11, 2001. *Canadian Journal of Emergency Medicine*, **7** : 399-405 (2005).
Emergency Management Ontario : Emergency preparedness guide for people with disabilities/special needs. (2007). Retrieved January 30, 2009, from http://www.scics.gc.ca/cinfo07/830903005_e.pdf
Enarson E, Walsh S : Canadian Red Cross ; Integrating emergency management and high-risk populations – Survey report and action recommendations. Prepared for Public Safety Canada (2007). Retrieved January 2, 2009, from http://www.redcross.ca/cmslib/general/dm_high_risk_populations.pdf

Etkin D, Haque CE, Brooks GR（eds.）: An assessment of natural hazards and disasters in Canada. Kluwer Academic Publishers, The Netherlands（2003）.

Falkiner L : Inventory of disaster management education in major Canadian universities. University of Western Ontario Institute for Catastrophic Loss Reduction, Queen's Publisher, London, Ontario（2003）.

Gibson M : Psychosocial issues pertaining to seniors in emergencies. Centre for Emergency Preparedness and Response, Public Health Agency of Canada, Ottawa, Ontario（2007）.

Gutman G : Seniors and disasters ; A synthesis of four Canadian case studies. Paper presented at the Winnipeg International Workshop on Seniors and Emergency Preparedness, February 2007, Winnipeg, Manitoba（2007）.

Health Canada : Centre for Emergency Preparedness and Response ; Report of Activities 2001-2002. Minister of Health, Ottawa, Ontario（2003）.

HelpAge International : Neglect in emergencies. *Ageing and Development*, **19**（1）: 1（2006）. Retrieved November 2009, from http://www.helpage.org/Resources/Regularpublications/AgeingandDevelopment/main_content/tnRY/ad19eng.pdf

Hutton D : Psychosocial aspects of disaster recovery ; Integrating communities into disaster planning and policy making（Paper #2）. University of Western Ontario Institute for Catastrophic Loss Reduction, London, Ontario（2001）. Retrieved November 2008, from http://www.iclr.org/pdf/research%20paper%2016%20-%20paper%202%20david%20hutton.doc.pdf

Hutton D : Older people in emergencies ; Considerations for action and policy development. World Health Organization, Geneva, Switzerland（2008）.

Lalande G, Maltais D, Robichaud S : Les sinistrés des inondations de 1996 au Saguenay ; Problémes vécus et séequelles. *Santé mentale au Québec*, **25**（1）: 95-115（2000）.

Lindsay J : The determinants of disaster vulnerability ; Achieving sustainable mitigation through population health. *Natural Hazards*, **28**（2-3）: 291-304（2003）.

Lindsay J : Vulnerability ; Identifying a collective responsibility for individual safety － An overview of the functional and demographic determinants of disaster vulnerability（Report for the Centre for Emergency Preparedness and Response）. Public Health Agency of Canada, Ottawa, Ontario（2007）.

Lindsay J, Hall M : Older persons in emergency and disaster ; A case study of the 1997 Manitoba flood. Unpublished manuscript prepared for the World Health Organization（2007）.

Maltais D, Robichaud S, Simard A : Les conséquences de la tempête de verglas sur la santé biopsychosociale des familles, des personnes âgées et des agriculteurs de la Montérégie. Université du Québec á Chicoutimi, Chicoutimi, Québec（2001）.

Maltais D : The ice storm and its impact on seniors. Paper presented at the Winnipeg International Workshop on Seniors and Emergency Preparedness, February 2007, Winnipeg, Manitoba（2006）.

Maltais D, Lachance L : The medium- and long-term consequences of the July 1996 floods on the bio-psycho-social health of the elderly. *Vie et Vieillissement*, **6**（2）: 30-36（2007）.

Mental Health Commission of Canada : Toward recovery and well-being ; A framework for a mental health strategy for Canada. Draft document for public discussion（2009）. Retrieved April 2009, from http://www.mentalhealthcommission.ca/SiteCollectionDocuments/Key_Documents/en/2009/Mental_Health_ENG.pdf

Ministers Responsible for Emergency Management : An emergency management framework for Canada. Public Safety and Emergency Preparedness Canada（2007）. Retrieved November 2008, from http://www.scics.gc.ca/cinfo07/830903005_e.pdf

Norris FH : Psychosocial consequences of disasters. *PTSD Research Quarterly*, **13**（2）: 1-8（2002）.

Plouffe L : Older persons in emergencies ; An active ageing perspective. World Health Organization, Geneva, Switzerland（2008）.

Public Health Agency of Canada : Building a global framework to address the needs and contributions of older people in emergencies（Report based on the 2007 Winnipeg International Workshop on Seniors and Emergency Preparedness, February 2007, Winnipeg, Manitoba）. Minister of Public Works and Government Services Canada, Ottawa, Ontario（2008, February）.

Public Health Agency of Canada : Second international workshop on seniors and emergency preparedness（Report based on the Halifax, Nova Scotia, Workshop, March 16-19, 2008）. Public Health Agency of Canada Division of Ageing and Seniors, Ottawa, Ontario（2008, March）.

Public Safety Canada : Canadian disaster database.（2007）. Retrieved January 30, 2009, from http://ww5.ps-sp.gc.ca/res/em/cdd/search-en.asp

Sérandour B, Beauregard F : Canada's commitment to emergency preparedness for seniors. *Vie et Vieillissement*, **6**(2) : 49-55 (2007).

The Sphere Project : The sphere project ; Humanitarian charter and minimum standards in disaster response. (2004). Retrieved October 2008, from http://www.sphereproject.org/component/option,com_docman/task,doc_download/gid,12/Itemid,26/lang,english/

Standing Committee on National Security and Defense : Emergency preparedness in Canada. (2008). Retrieved November 2008, from http://www.parl.gc.ca/39/2/parlbus/commbus/senate/com-e/defe-e/press-e/02sep08a-e.htm

Turcotte M, Schellenberg G : A portrait of seniors in Canada 2006. Statistics Canada (Catalogue No.89-519-XIE). Minister of Industry, Ottawa, Ontario (2007).

United Nations : Madrid international plan of action on ageing. Report of the Second World Assembly on Ageing, April 8-12, 2002, Madrid, Spain (2002).

World Health Organization : Active ageing ; A policy framework (Report No.WHO/NMH/NPH/02.8). World Health Organization, Geneva, Switzerland (2002).

第3章
高齢者への災害対策サービス
スーパービジョンならびに促進化リフレクティブ・プラクティスを中心として

　本章では，高齢者ならびに高齢者が暮らすコミュニティーに向けた「リフレクティブ・プラクティス」（reflective practice，反省的実践）[注1]の用い方について述べている．また，ここでは，専門職たちが連携して，クライエント（ここでは被災した高齢者や弱者などを指す）のためのサービスが準備・提供されており，大災害時においては中心となるものであることも述べている．専門職のグループ内で，不安をかかえる実践家と一緒に働く場合は，意識的，無意識的なプロセスが引き起こされるが，これらに対する二重のスーパービジョン（supervision）[注2]を，チームの「ファシリテーター」（facilitator）[注3]が，自身のリフレクティブ・プラクティスのために行うことの有用性についても述べられている．この章の中心的な課題は，地域の非常事態や災害時における「省察」（reflection）[注1]の重要性に関するものであるが，そこでは専門職，専門職種間および諸機関の組織間，さらに可能であれば国家間における対応について，計画，実践，評価がなされている．この章で鍵となるのは，生きた経験をして，それを評価するということが，省察の本質的な要素であり，さらなる実践，サービスの向上と提供のためには不可欠な前提条件だということである．専門家が個人やコミュニティーとともに働く際には，地域の非常事態や災害に直面しているその地域の高齢者を認識することも含め，意識的・無意識的に自分自身の捉え方や，自分の役割を認識することにも影響している．専門家たちが同僚や他の専門家とかかわる際にも，サービス提供者たちやコミュニティーとかかわる場合と同様，その対応の仕方や振る舞いに影響を受けるのである．

I．サービス提供者への心的外傷（トラウマ）による影響

　Rothschild（2006）は，実践家（ここでは，災害時における医療従事者やサービス提供者など）がクライエント自身の体験を通して，その相互作用で代理の心的外傷（トラウマ）に見舞われたという例を挙げている．体験の感情的基盤には，深い人間の苦痛や喪失，苦悩の体験に関連しているものが多い．こうした個人や家族あるいは地域での体験が，実践家とその活動

を形成してきたのである．Rothschildの観点は，これらの体験が，実践家の緊急時・災害時サービスの発展・サービス提供作業に無意識であっても明瞭に影響しているであろうということである．

災害の猛威によって限界を越えてしまうことがある．実践家が，地域において非常事態が起こった場合に，被災したコミュニティーに入り，寄り添って一緒に活動をする際に，生存者から話を聞くことによって，被災初期の心的外傷や，地域での心的外傷の過去を呼び覚ます可能性がある．実践家の転移は，国内的にも国際的にも，チームやその規律における行動・評価に影響し，サービスの発展や提供のプロセスにも影響を及ぼす．同様に，この転移は，援助や支援を提供する者への被災者個人やコミュニティーからの反応にも影響する．

Warrenら（2003）とHerman（1992）は，心的外傷体験をもつ人たちやコミュニティーと一緒に働く実践家たちへの影響について明らかにしている．無意識の組織的防衛の出現に関する文献も多数あり，実践家が人的サービスを提供する際に，痛みを伴う内的要因への対処に役立っている（Huffington et al., 2004；Hughes and Pengelly, 1997；Obholzer and Roberts, 1994）．民間の緊急事態や災害には暴力と喪失が伴うため，実践家とそのチームおよび組織が，共同作業することによって，喚起される不安への防御法を効率的に作り上げてしまっている可能性が高い．しかし，このような防御法が，クライエントに対して有効なサービス提供の妨げになる場合や，個人やコミュニティーのウェルビーイング（well-being, 福利）に有害になることがある（Hughes and Pengelly, 1997；Obhlzer and Roberts, 1994）．Herman（1992, p.141）は，心的外傷を受けた人々を扱うセラピストに関してこう述べている．

「セラピストが自己に起こる有害な反応を理解せず，冷静になれない状態にいる場合は，患者との治療におけるアライアンス（alliance, 同盟）の破綻や，協働する専門家との軋轢を生むことが予想される．心的外傷を負った人たちを扱うセラピストには，このような強烈な反応に対処するための継続支援システムが必要である．生存者が一人では立ち直ることができないのと同じく，セラピストは心的外傷を一人で扱うことはできない」

筆者らは，このセラピストに関する記述内容は，災害による心的外傷に対処するために，個人やコミュニティーの援助を行う実践家にも当てはまると考えている．彼らもまた支援を必要としているのである．緻密なスーパービジョンならびによく統制されたリフレクティブ・プラクティスとスーパービジョンセッションは，緊急事態への備えを向上させて提供し，かつ評価するうえで，不可欠な統合された構成要素として，実践家たちに提供されるものでなければならない．

Ⅱ．支援チームのための手段
──ナラティブと促進化省察──

1．ナラティブ

　ナラティブ（narratives，体験を物語ること）により，個人やグループが自分たちの経験を理解して，必要に応じてその意味をリフレーム（reframe，再枠組み）することで，遭遇した緊急事態や災害などの出来事による新たな経験を，新たな捉え方で受け入れることが可能になる．物語は，自己の経験を他者の経験のごとく理解することを学ぶための有用な方法となりうるのである．

　Voulgaridouら（2006）の研究で強調されているように，実際に，この情報共有形式をほかより多く用いている文化もいくつか存在する．Voulgaridouらは，ギリシャの難民コミュニティーにおけるニーズと，サービス提供による民族文化への影響とその意味や，クライエントの新たな環境への適応について理解するために，彼らと一緒に生活した民族文化療法家がいかに役に立ったかについて述べている．Voulgaridouらは，高齢者が相互協力および相互尊重の雰囲気のなかで，自らの生き残りの話を受け継がれるために語る機会をもつことは，個人やコミュニティーにとってよい影響があることを示唆している．それゆえ，高齢者が過去の経験から学び，学んだ経験を現在に当てはめて，未来の計画立案を助けるために，実践家ばかりではなく危機状態のコミュニティーに属している高齢者に対しても，この省察とスーパービジョンのモデルを応用することが可能になる（Wilson, 2008）．

　筆者らの経験では，このナラティブを利用して，グループによるその場での対処プロセスに物語を関連づけたことがあるが，このことは文献によっても支持されている（Clarke and Rowan, 2009）．ナラティブ──経験を物語ること──によって人生のなかで生じた出来事を，今，ここにある事態に当てはめることができる（Wood, 2007）．それゆえ，ナラティブを利用すれば，国内的にも，また国際的にも，領域を超えて，チームが協働のプロセスから学ぶことが可能になる（Reeves and Sully, 2007）と主張することができよう．このように，ナラティブにより，サービスの開発や提供に，有益あるいは妨げとなるプロセスを見分けることが可能になる．このサービスは，その任務終了可能な地域の識別と同様，チームの主要な任務であり，クライエントならびにコミュニティーにおいて中心となるものでもある．

　生死の局面に遭遇した経験があり，人々の生命に影響を及ぼすことで，多くのチームは力強くかつ頼れる存在であると認識される．筆者らの経験では，ナラティブがリフレクティブ・プラクティスの一部である場合，この認識は，実践を伝達するために効果的で，優れた資源として利用できる．次項で概説するモデルでは，非常時対応のような緊急性がない場合のチームで観察された行動と省察の並行プロセスが提示されている．この方法により，チームのメンバーが出来事と対処行動を予測し，それに備える余裕が生まれるとともに，過去の経験から学ぶことを可能にする．

2．リフレクティブ・プラクティス

　リフレクティブ・プラクティスは，「行為のなかの省察および行為のあとの省察」（reflection-in-action-and-on-action）（Schön, 1987）によって実践を見直し，新たな視点と洞察を得る能力と定義される．リフレクティブ・プラクティスには構造化された方法で過去の行為を検討する手段としての記述が豊富に存在する．あまり記述されていないのは，組織および個人によるサービス提供を監視・開発する促進化省察（facilitated reflection）の使用である．しかし，治療の方向性を確立する手段としてのリフレクティブ・プラクティスは，現在では Max van Manen によって 1991 年に「予期的省察」（anticipatory reflection）と名づけられたときよりも多くの注目を集めている（Wilson, 2008, p.180）．

　「促進化リフレクティブ・プラクティス」（facilitated reflective practice）は筆者らが提案しているモデルであり，実践により有益な効果が示されている．このモデルでは，クライエントグループおよび作業者のニーズに向けられた計画過程の統合されたものとして，共同促進化リフレクティブ・プラクティスのセッションが相互に利用されている．この共同スーパービジョンモデルでは，省察を用いて過去の経験が知識と洞察に変換される．次いで，実践家たちはこれら新規の学習を，正当な実践に変化させるための手助けを受ける．さらに，実践家たちの組織が個人の実践と洞察を，単に処方され手順に従って進められるようなサービス提供ではなく，生存者のニーズを主眼にした真の専門家同士の連携による対応へと変えていく．このようなプロセスを経ることで，サービス提供の要素が明確になり，組織の境界内外で実践する鮮明なガイドラインを得るためのオープンシステムが可能となっていく（Roberts, 1994）．

　専門家チームを構成するさまざまな専門職には，グループの主な任務に関する種々の，時には矛盾する考えが存在するであろう．この現象を克服するには，各専門家がチーム内の他の専門家の考えを理解することが不可欠である．実践家らが，任務に注目し，さまざまな見解をリフレーム（再枠組み）して新たな視点を探り，実践的介入に関する合意を得ることは実践家を支援することになる．Schön（1987, p.128）は，このプロセスを「枠組みされた省察のための能力」（capacity for framed reflection）と表現している．

　グループやチームが集まり，民間の緊急事態や災害に巻き込まれた高齢者特有のニーズへの高感度な専門的，専門連携的で協働のサービスを開発する際には，今ここでともに作業するグループの作業プロセスに対する省察が，チーム内の多様な強みと，効果的なサービス提供時においての，落とし穴や障壁を理解するための豊富な情報源となりうる．サービス提供のプロセスでは，こちら側で起こっていること（what-goes-on-in-here）が，あちら側で起こっていること（what-goes-on-out-there）に対する並行的プロセスの鏡像となっている．たとえば，厳しい気候の予報に不安を感じているチームは，彼らがサービスを提供しているコミュニティーにも存在する不安を反映し行動化する．

　災害への計画と対応では，実際に起きている災害に対する柔軟な対応が求められる．手順（procedure）や手続き（protocol）に従った対応は，個人へのサービス提供の場合，ほとんど役に立たないが，共通あるいは共有の体験をもつ個人やグループのニーズを配慮した実践の創

造的アプローチをも抑圧しうるからである．筆者らが示唆しているのは，このような柔軟性のないシステムからは，主要任務時，とくに，情緒的なインパクトが高いと思われる脆弱グループに対してケアを提供する際に，無意識の作業回避傾向となる基本前提的心性（basic assumption mentalities）（Bion, 1961）などの課題逸脱行動（off-task behaviors）が生じやすいことである．

リフレクティブ・プラクティスの技法を用いれば，背景や国籍が多様な実践家たちが，個人やコミュニティーのニーズに対し画一的なものに陥らず鋭敏に対応することができる．そのため，高齢者に特有のニーズを認識し，それに取り組むことができる可能性が高くなる．このモデルを採用することで，無意識の処理プロセス，信条，姿勢，既成概念，そして価値観，およびそれらが災害時の実践に及ぼす影響を明らかにし，探ることが可能になる．このモデルはまた，災害対応時に対立するおそれのある専門家間ならびに国家間の相容れない構造，優先事項および手順に光を当てるまたとない機会でもある．

筆者らは，学生たちが洞察力を高め，かつ母体組織の主要任務と，暴力的事件に巻き込まれたクライアントへの真の専門家間サービスの提供に対し，自らの実践がいかに適合するかの判断を手助けするためにこの方法を用いてきた．爆破やギャングの暴力事件などの意図的な対人暴力行為および，津波，ガス爆発や列車衝突事故などの非意図的大災害の犠牲者に対してサービス提供を行う修士課程の学生と作業した結果として，筆者らは，リフレクティブ・プラクティスによって個人，コミュニティーまたは国などのクライエントグループからのニーズを中心としたサービスの提供が促進されることを示唆している．

そのうえ，リフレクティブ・プラクティスは，災害対策の初期段階から回復後に至るまでの被災期間全段階に不可欠な要素である．省察を，時間が許す場合や，あるいは資金がある場合に時折行う享楽や自己満足とみなすのは正しくはない．そのプロセスは循環性であり，どの時点でも参加することが可能である．省察セッションの利点は，受け身の役割で，自分たちに災害が起こったと受け止めている個人やコミュニティーばかりでなく，実践家にも恩恵をもたらすことである．

リフレクティブ・プラクティスの全セッションは，任務に的を絞ったプロセス，基本前提的心性（Bion, 1961）ならびに，いかにこれらが可視化するかを検討するために，明確な作業合意，境界範囲，重点箇所および援助内容について慎重に組み立てていかなければならない（Proctor, 2000）．次いで，それらのセッションは実践を反映するものであることから，専門家間ならびに国際的なサービス提供者の対応を形作るために用いられる（Hawkins and Shohet, 2006）．このプロセスで，災害直後の対応が即座に認識できない場合がある専門的，文化的（これには個々の職業やサービスの文化が含められる），および国家的な見解を早期に明らかにすることが可能となる．明らかになるのが早期であるほど，順応も早くなる．災害対応時のこのような見方の重要性については，どこであろうと予測が立ち，理解できて対処できることにある．

リフレクティブ・プラクティスが，立案作業の第1段階から開始されると立案グループが

チームとして形成される，ということのみならず，必要とされる利害のすべてを確定することにも役立つ．リフレクティブ・プラクティス・セッションは，グループメンバーの既存の知識，技術および経験を利用するものであり，主要任務への取組みならびに，いかなる課題逸脱行動も取り上げられ，チームによって検討されることを保証するものである．リフレクティブ・プラクティス・セッションは，準備プロセスの全体（第1段階である計画完了や，それに次ぐ試験や練習の段階，さらに試行の結果あるいは定期的なものとしての見直しなど）を通して継続可能である．

　スーパービジョンは，促進化リフレクティブ・プラクティスの主要な構成要素である．Proctor（1986）は，専門家によるスーパービジョンの3つのプロセスを挙げており，そのひとつが復旧のプロセスである（Howard, 2008）．このプロセスは正当な促進化省察には不可欠である．HawkinsとShohet（2006）が示唆しているように，このプロセスは緊急事態への対応に適しており，サービスの開発と提供に促進化リフレクティブ・プラクティスを取り入れる正当な理由となる．残る2つのプロセスは，適切な実践基準の維持にかかわる規範のプロセスおよび実践家を教育する養成のプロセスである．

　筆者らは，立案，普及，応答，回復および非緊急事態への復帰というプロセスを通して相互促進化（cofacilitated）のグループやチームあるいは両者のスーパービジョンを組み入れることにより，「体験に戻ること」（returning to the experience）（Boud, Keogh, and Walker, 1985, p.12）で体験を見直すだけでなく，今，ここでなされている実践を見直す機会も得られるという見解をもっている．また，実践家自身の印象や振る舞いを含めて，実践を見直す機会でもあるため，「行為へのかかわり」（commitment to action）（Boud, Keogh, and Walker, p.12）を介して実践を変革させることにもつながる．

　スーパービジョンとは，過去を見つめて未来のためになにが得られるかを明らかにするだけでなく，最良の実践を成し遂げてそれぞれの経験から学ぶために，図1-3-1の左に挙げたプロセスにおける各段階の再検討を行ううえでも利用可能である．スーパービジョンのプロセスでもまた，ファシリテーターには効果的なかたちで冷静を保つ方法がもたらされ，続いてファシリテーターも実践家グループが冷静になるようそれを伝えていくのである．スーパービジョンのプロセスにある並行または鏡映の関係（Clarke and Rowan, 2009；Hawkins and Shohet, 2006；Hughes and Pengelly, 1997）を，ここでは，サービス提供のプロセスは，個人またはグループの行動と同様，スーパービジョンの「今，ここでのプロセス」で行動化されるとしているが，これはサービス提供について探索し明確化するための貴重な情報源である．その一例が，専門家チームの機能の究明であり，ひいてはこれらのサービスの発展にもなる．

　災害や緊急事態の威力は圧倒的であり，チームやグループの行動で示された対応を凌ぐこともありうる．これを避けるために，ファシリテーターも自らの実践へのスーパービジョンで支えられ，その結果，ファシリテーターは冷静を保つ環境を得ている（Agass, 2000）．スーパービジョンでは，ファシリテーターも実践を探求して，圧倒されたり不適切な反応をしたりせず，むしろ，学習したことをファシリテーターの役割に移行させることができる．促進化リフレク

段　階	行　動	方　策
不測の事態への計画立案 ←→	リフレクティブ・プラクティス	←→ 人生における経験
通達と準備 ←→		←→ ストレス免疫訓練
関連事故と反応性の準備 ←→		←→ 知識
重大事 ←→		←→ 既存の技能/知識
復興 ←→		←→ 独り立ち
復興後 ←→		←→ 新たな洞察を加えた上記すべて

(Sully P, Wandrag M, Riddell J：Reflective practice as a link in disaster preparedness. Personal Professional Records, London, 2009)

図1-3-1　災害への準備と連携するリフレクティブ・プラクティス

ティブ・プラクティス・セッションでは，構造化された省察でもたらされる規範のプロセス，養成のプロセスおよび回復のプロセス（Proctor, 1986, 2000）が見込まれている．「行為のなかの相互スーパービジョン」（mutual supervision-in-action）が可能になるのである（Sully, Wandrag, and Riddell, 2008, p.135）．

　この背景で，リフレクティブ・プラクティスにおけるファシリテーターへのスーパービジョンが，彼らの実践を監視して発展させる働きをするだけではなく，グループの活動プロセスに関する彼らの認識と理解について解析し，その意味を明らかにしている．またスーパービジョンは，チームとの無意識の馴れ合いが生じる可能性や，図らずもチームの任務全体に不利益となりうる専門家間の作業過程で重大な局面を見失う可能性に対処して，実践の安全性をもたらしてくれている．このように，ファシリテーターによるスーパービジョンは，ファシリテーターが実践家との作業を協働で遂行することを可能にする一方，チームに実践の安全性と冷静さを反映する専門家の境界線を維持するための支えとなっている．

　スーパービジョンで提供される安全性によって，ファシリテーターおよび実践家の「内なるスーパーバイザー」（internal supervisor）は成長して鋭敏になり（Casement, 1985），その結果として実践内容は変化していく（Reevers and Sully, 2007）．内なるスーパーバイザーとは，クライエントが自己の状況や自己と実践家との関係をどのように体験しているのか，ひいては提供された実践的介入をどのように受け取り，感じ，解釈しているのかを実践家らが自らの実践のプロセスで省察する能力である．クライエントの視点から世界をみようとするこの能力により，実践家は，クライエントがどのように感じどのような援助が効果的であるかを理解する洞察力を得ることができる．筆者らは，内なるスーパーバイザーは実践家の人物そのもの（思考や感情，相互交流，身体感覚，態度，行動）であるため，内なるスーパーバイザーには，「行為のなかの省察」（Schön, 1987）以上の意味があることを示唆している．

安定したスーパービジョンの要であるスーパーバイザーの協力的な関係（Hawkins and Shohet, 2006；Hazler, 2001；Hughes and Pengelly, 1997；Sawdon and Sawdon, 1995；Wood, 2007）が確立されれば，2人のファシリテーターは緊急事態が発生した場合にリフレクティブ・プラクティス・セッションを実施することができる．緊急事態のあらゆる局面でリフレクティブ・プラクティス・セッションが実施されることの利点は，専門家や専門家間，国家や国家間におけるプロセスならびに行為について，実践家が省察する場がもてるということである．

3．リフレクティブ・プラクティスはコミュニティーに利益をもたらす

　実践家のみならず，受動的な役割とみなされる個人やコミュニティーも，リフレクティブ・プラクティスの恩恵を受けることができる．真の災害準備には，緊急事態のタイプや発生の公算，危急性，反応の程度および期待される援助の知識が求められるが，これらに限定されないさまざまな要因についての十分な知識も必要となる．リスクが高いコミュニティーにおける災害準備には，大惨事が起こるという可能性に直面している実践家やコミュニティーのための「心理的免疫の様式」（form of psychological immunization）（Hoff, Hallisey, and Hoff, 2009, p.468）がある．情報提供の段階で，独立のあるいは組織に従属する実践家のいずれも，緊急事態において，実践家自身やコミュニティーが恩恵を得る可能性があり，入手可能な資源を明確にして，それを利用することができる．図1-3-1には，次に検討する並行のプロセスとなる2方向のプロセスが示されている．HawkinsとShohet（2006）およびHughesとPengelly（1997）がこのような並行プロセスの利点を述べている．筆者らは，災害管理でコミュニティーが利用できる資源として，援助を受けるコミュニティーとの相談だけではなく，コミュニティーの自助能力の確認や，自助活動への援助が挙げられることを示唆している．

　ここで示されたモデルを採用するうえで，実践家は両者に恩恵をもたらす構造化されたプロセスを用いることができる．このモデルは，今，ここで起こっていることと，将来，別の場所で起こりうることを関連づけるものである．スーパーバイザーは途中の各時点で，過去の経験や，既存の対処メカニズムを確認するとともに，それを将来考えうる行為に関連づけるためにリフレクティブ・プラクティスの使用を勧めている（Wilson, 2008）．将来の行動道筋を明らかにするために，「予期的省察」（anticipatory reflection）を用いて（Sully et al., 2008），コミュニティーおよび個人の内面にある自助（機能の発現）が促進される．このモデルが広く用いられる可能性は低いものの，滞在型介護施設や引退者用居住施設といった「閉鎖的」なコミュニティーで使用することが考えられよう．

　図1-3-2には，緊急事態や災害の際に，鏡映されたプロセスでのサービス開発・提供の情報をいかにして手にするかが示されている．このプロセスは，省察のプロセスと実践家の経験が国内外の法律等の影響を受容し，その代わりとして，実践家は国内外の合意，手続きおよび実践の規約に影響力をもつという半透過性の境界に包まれている．この理由から，境界は硬直しておらず，柔軟性を欠いたものではないことが重要である．プロセス全体を通して，促進的

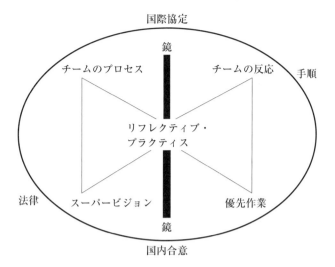

(Sully P, Wandrag M, Riddell J：The mirror as the catalyst for anticipatory reflection and reflection-in-and-on action. Personal Professional Records, London, 2009)

図1-3-2　予期的省察を助ける鏡と，行為のなかの省察および行為のあとの省察

関係（facilitative relationships）の中核となる条件（Hazler, 2001；Rogers, 1961；Wood, 2007）を厳密に観察することが不可欠である．

Ⅲ．結　論

　リフレクティブ・プラクティスは，大災害に対応する準備の際に，実践家がグループのプロセスや，専門家間，組織間の対応を理解して技術を磨き，話すことができる，あるいは話すことができないグループの選択や，とりわけ不安の排除（Obholzer, 1994）への取組みを可能にする手段である．

　スーパーバイザーのプロセスは，このモデルにおける中心的な要素である．スーパービジョンにより過去を顧みることを通じて，将来になにが利用できるかを明らかにし，また，スーパービジョンを利用することで，図1-3-1左のサービスプロセスの各段階についての見直しが行われ，最良の実践を成し遂げて，それぞれの経験から学ぶことができるのである．

　筆者らの促進法は，手順よりも，むしろかかわっているクライエントグループや実践家などの人々に注目しており，それゆえ，生存者およびそのコミュニティーのニーズに敏感に対応できるサービスの提供を確実にしている．予期的省察（Sully et al., 2008；Sully and Dallas, 2005）を用いることで，実践家は過去の経験・知識と現在の経験をともに用い，将来の行為に備えるための緊急事態計画を明文化することが可能になる．これはWilson（2008）によって詳細に記述されている．

緊急事態に対する計画からサービスの評価までの，サービス提供サイクルの全段階で実施される構造化した相互の促進化リフレクティブ・プラクティス・セッションの手順の一部に一体化することは，実践のための実証基盤（evidence base）と並び，個人とコミュニティーが中心となる緊急事態対応法を開発・維持する支えとなる土台のひとつになるのはまちがいないであろう．一体化によって，実践家が地域や，コミュニティー，国の内外でのチームワーク，サービスの提供に関する懸念を探れる器にもなるのである．

【訳 注】

注1　リフレクティブ・プラクティス（reflective practice，反省的実践）とは，Donald Schön（1983）が提唱した考え方である．実践家が実務のなかで遭遇した問題を認識し，振り返り（＝省察：reflection），その場で解決しながら対処範囲を拡大し，次の実務に結びつけるという方法である．実務能力を向上させるのに有効であるとされ，日本では主として教育やサービス提供の分野で取り入れられている．「反省」という訳語には否定的意味が含まれるということから，「省察」として翻訳される場合もある．

注2　促進（facilitate，facilitation）とは，人間関係に関する体験的な学習プログラムのトレーニングで，このなかのグループ活動にて観察をしながら介入と促進を行う行為をファシリテート（facilitate）とし，これを行う者をファシリテーター（facilitator）と呼ぶようになった．ここでは facilitator を「ファシリテーター」とする以外は facilitate，facilitation のいずれも「促進」と訳してある．

注3　スーパービジョン（supervision）とは，実践行為への省察や励ましなどを行う活動全般を指し，コーチングの一種として位置づけられている．監督と訳されることもあるがここではスーパービジョンとし，それを行う人をスーパーバイザーとした．

【文 献】

Agass D : Containment, supervision, and abuse. In Psychodynamic perspectives on abuse ; The cost of fear, ed. by McCluskey U, Hooper CA, 209-222, Jessica Kingsley Publishers, London（2000）.
Bion WR : Experiences in groups ; And other papers. Basic Books, New York（1961）.
Boud D, Keogh R, Walker D（eds.）: Reflection ; Turning experience into learning. Kogan Page, London（1985）.
Casement P : On learning from the patient. Tavistock, London（1985）.
Clarke G, Rowan A : Looking again at the team dimension in systemic psychotherapy ; Is attending to group process a critical context for practice? *Journal of Family Therapy*, **31**（1）: 85-107（2009）.
Hawkins P, Shohet R : Supervision in the helping professions. 3rd ed., Oxford University Press, Basingstoke, UK（2006）.
Hazler R : Somehow therapy works ; Core conditions of the facilitative therapeutic environment. *In* The therapeutic environment, ed. by Hazler R, Barwick N, 4-12, Oxford University Press, Buckingham, UK（2001）.
Herman JL : Trauma and recovery. Pandora, London（1992）.
Hoff LA, Hallisey BJ, Hoff M : People in crisis ; Clinical and diversity perspectives. 6th ed., Routledge, New York（2009）.
Howard F : Managing stress or enhancing well-being? ; Positive psychology's contributions to clinical supervision. *Australian Psychologist*, **43**（2）: 105-113（2008）.
Huffington C, Armstrong D, Halton W, et al.（eds.）: Working below the surface. Karnac, London（2004）.
Hughes L, Pengelly P : Staff supervision in a turbulent environment. Jessica Kingsley Publishers, London（1997）.
Obholzer A : Managing social anxieties in public sector organizations. *In* The unconscious at work ; Stress in the human services, ed. by Obholzer A, Roberts VZ, 169-178, Routledge, London（1994）.
Obholzer A, Roberts VZ（eds.）: The unconscious at work ; Stress in the human services. Routledge, London（1994）.
Proctor B : Supervision ; A co-operative exercise in accountability. *In* Enabling and ensuring supervision in practice, ed. by Marken M, Payne M, 23-34, National Youth Bureau and Council for the Education and Training in Youth and Community Work, Leicester, UK（1986）.
Proctor B : Group supervision ; A guide to creative practice. Sage, London（2000）.
Reeves S, Sully P : Interprofessional education for practitioners working with the survivors of violence ; Exploring early and longer-term outcomes on practice. *Journal of Interprofessional Care*, **21**（4）: 1-12（2007）.

Roberts VZ : The organization of work ; Contributions from open systems theory. In The unconscious at work ; Stress in the human services, ed. by Obholzer A, Roberts VZ, 28-38, Routledge, London (1994).

Rogers C : Significant learning ; In therapy and education. *In* On becoming a person, Rogers C, 279-296, Constable, London (1961).

Rothschild B : Help for the helper. Norton, New York (2006).

Sawdon C, Sawdon D : The supervision partnership ; A whole greater than the sum of its parts. *In* Good practice in supervision, ed. by Pritchard J, 3-19, Jessica Kingsley Publishers, London (1995).

Schön D : Educating the reflective practitioner ; Toward a new design for teaching and learning in the professions. Jossey-Bass, San Francisco, CA (1987).

Sully P, Dallas J : Essential communication skills for nurses. Mosby, Edinburgh (2005).

Sully P, Wandrag M, Riddell J : The use of reflective practice on masters programmes in interprofessional practice with survivors of intentional and unintentional violence. *Reflective Practice*, **9** (2) : 135-144 (2008).

Sully P, Wandrag M, Riddell J : Reflective practice as a link in disaster preparedness. Personal Professional Records, London (2009a).

Sully P, Wandrag M, Riddell J : The mirror as the catalyst for anticipatory reflection and reflection-in-and-on action. Personal Professional Records, London (2009b).

Voulgaridou MG, Papadopoulos RK, Tomaras V : Working with refugee families in Greece ; Systemic considerations. *Journal of Family Therapy*, **2** : 200-220 (2006).

Warren T, Lee S, Saunders S : Factors influencing experienced distress and attitude toward trauma by emergency medicine practitioners. *Journal of Clinical Psychology in Medical Settings*, **10** (4) : 293-296 (2003).

Wilson JP : Reflecting-on-the-future ; A chronological consideration of reflective practice. *Reflective Practice*, **9** (2) : 177-184 (2008).

Wood J : Models of reflective practice. Unpublished doctoral dissertation, City University London, England (2007).

第4章
コミュニティープランの作成
公衆衛生の視点で

Ⅰ. 災 害
―― コミュニティーレベルでのイベント ――

　災害は,「コミュニティーや社会の機能を著しく『崩壊』させ,コミュニティーがその資源を用いて対処できる能力を超えた人的,物的および経済的,環境的損失を『引き起こす』」イベントである (International Federation of Red Cross and Red Crescent Societies, 2008a). 災害研究では個人的損失,物的損害および個人の心的外傷(トラウマ)の影響が注目されたが,コミュニティーの崩壊もまた,広義の公衆衛生の意味合いで集団の心的外傷を引き起こす場合がある (Norris, 2002). 災害に関する研究では,このような破壊的なイベントが生涯全体にわたってメンタルヘルスに及ぼすコミュニティーレベルの影響 (Galea et al., 2002 ; Galea et al., 2008 ; Norris, Friedman, and Watson, 2002 ; Norris el al., 2002 ; Thompson, Norris, and Hanacek, 1993) ならびに,個人が対処するうえでコミュニティーに頼る方法 (Schuster et al., 2001) が示されている.

　2004年に,国際赤十字赤新月社連盟 (International Federation of Red Cross and Red Crescent Societies) は,年1回の世界災害報告 (World Disasters Report) でコミュニティーの回復力を特集し,災害に対する対策および対応には国際的開発事業の中核となる持続可能な生活の枠組みを導入すべきであると述べた (International Federation of Red Cross and Red Crescent Societies, 2004). この報告では,コミュニティーのニーズや危険要因,脆弱性ではなく,資源,適性および潜在的許容力に注目することによってリスクに対する取組みを変えることが,コミュニティーの回復力およびコミュニティーの災害適応促進と対処能力の強化につながると論じられている. 持続可能な生活の枠組みづくりには,そのコミュニティーにおける自然環境資本,金融資本,人的資本,社会資本および物的資本が評価され,これらの存在を認識し,コミュニティーとしての行動への合意形成を引き金にして開発を目指すものである (International Federation of Red Cross and Red Crescent Societies, 2004).

2001年9月11日の同時多発テロ事件（以下，9・11同時多発テロ）から8週間以内に実施された調査では，ニューヨーク・マンハッタンの住民が心的外傷後ストレス障害（posttraumatic stress disorder；PTSD）および抑うつに相当する症状の程度が増大したことが示された（Galea et al., 2002）．災害後精神症状をかかえる割合では災害により直接的被害を受けた人が高かったが，間接的被害の人もPTSDおよび抑うつの有病率が全国の標準レベルよりも高く，社会的援助が少ないと回答した者の場合も精神的苦痛の程度が高かった（Galea et al., 2002）．ストレス反応に関する全国調査では，アメリカ人成人の44%が9・11同時多発テロ攻撃後に相当なストレスを経験したと回答した（Schuster et al, 2001）．以上の研究をまとめると，災害後の心理的な続発疾患は直接の被災者数をはるかに上回ることが確認できる．直接的な個人的損失に関係なく，災害を，それにかかわる全員にとって，心理的な意味をもつコミュニティーレベルのイベントととらえることで（Norris, 2002），特定のコミュニティーのニーズに合った災害対策が作成され，コミュニティーの団結が損なわれるのを防ぎ，コミュニティーによる災害・緊急事態への計画・対応を制御する手段が提供されるようになる．

　本章では，既存の準備活動を評価し，コミュニティーが高齢者のための対策を有することの重要性を論じるとともに，生活の質（quality of life；QOL）を向上させるためのコミュニティーの備えと心理的な健全性，および前向きな適応能力の三者間にみられる関係について概念的なモデルが提示されている．

Ⅱ．従来の緊急準備の欠陥

　準備の活動では，ある集団に対する災害の影響を低減したり緩和したりすること，およびその結果に対する効果的な対応を進展させることが主眼となっている（International Federation of Red Cross and Red Crescent Societies, 2008b）．従来の緊急準備では，「警察，消防および公的事業部門」「救急医療サービス」および「緊急事態を管理する人員」への訓練（Office of Domestic Preparedness, 2002），ならびに個々の対策用具一式（防災対策キット）や，防災計画に関心をもつ市民のためのリスク伝達（Department of Homeland Security, 2008c）に重きをおいてきた．その結果，緊急事態対策活動は，主として市民および個人のレベルでは存在したが，両者が組み込まれるコミュニティーという脈絡からは離れてしまっている．災害対策および回復のレベルでコミュニティーという概念を体系化していないために，既存の対策の試みには欠陥が生じている．

1．非政府組織に対する訓練の欠如

　警察や消防といった市民の安全のための組織は何十年にもわたって実践活動に災害への準備を組み入れてきた．またアメリカ連邦政府および州政府は緊急事態の対策と対応の面で広範囲な能力を身につけてきた．司法計画室国内準備事務局（Office of Justice Programs Office of Domestic Preparedness）が2002年に発行した緊急事態対応者指針（emergency responder guidelines）には，緊急事態対応の責任を負い，しばしばファーストレスポンダー（*first responder*）と呼ばれる5つの主要グループ，すなわち，「法執行」「消防サービス」「救急医療サービス」「危機管理」「公共事業」が挙げられている（Office of Domestic Preparedness, 2002）.

2001年9・11同時多発テロ攻撃および2005年のハリケーン・カトリーナのあと，アメリカ国土安全保障省は，国家対応構想（National Response Framework）（Federal Emergency Management Agency〈FEMA〉, 2008a）のなかで，災害準備と対応における非政府組織（non-governmental organizations；NGO）の役割を認めた．連邦緊急事態管理庁（Federal Emergency Management Agency；FEMA）は「州および地域のファーストレスポンダーが人為的大惨事および自然災害を予防し，保護し，それに対応し，回復する」ための国内準備に関する訓練プログラムのカタログを編集している（FEMA, 2008c）．FEMAカタログには訓練の供与を民間組織およびアメリカ市民にまで拡大するとの記述はあるが，これらのグループはカタログ内のいかなる訓練の対象者としても加えられておらず，民間組織やアメリカ市民に関する記述のある訓練はほとんどない（FEMA, 2008d）.

FEMAによるコミュニティーと市民に関連する対策の試みは，次の2つの共同プログラムを主眼にしたものである．それらは，「市民活動団体」（Citizen Corps）（Department of Homeland Security, 2008a）および「地域緊急対応チーム」（Community Emergency Response Teams；CERT）（Department of Homeland Security, 2008b）である．これらのプログラムは，緊急事態準備のための調整と訓練が提供される地域の許容力に注目するものである．FEMAは，「トレーナー養成」モデルを用いて，CERT訓練カリキュラムを提供するとともに，従来のファーストレスポンダーを介して地域社会が対策を実行することを期待している．このようなプログラムによってコミュニティーの対策を普及させるための国家的試みがなされているにもかかわらず，プログラムによる訓練および有効性に関する組織的情報交換は，2008年9月にようやく開始された（Community Emergency Response Team, 2008）．FEMAがNGO，市民およびコミュニティーを緊急事態対策（すなわち，国家対応構想，訓練コースカタログ，市民活動団体，CERTプログラムなど）に組み入れる必要性を認めてはいるが，こうしたグループのための集中的かつ調整・統括された訓練が不足しており，既存の準備の取り組み方に欠落があることを反映している．

2．技術よりも市民の防災対策セットを重視

アメリカ連邦政府による個々の市民のための緊急事態対策の呼びかけでは，具体的な行動およびチェックリストに重点をおいてきた．本稿執筆時点で国家安全保障局のウェブサイト「*Ready America*」には，準備の3段階が挙げられている：①防災対策キットをそろえる，②計画を立てる，③情報を得る（Department of Homeland Security, 2008c）．こうした呼びかけは，対策を発展的プロセス（Perry and Lindell, 2003）とみなすのではなく，準備活動を，家庭内レベルの防災対策キット，緊急事態計画，および準備状況の質問に限定している．個人レベルの対策の必要性はあるものの，この活動は書類や一袋の必需品で終わってはならない．つ

まり訓練や演習および評価によって，緊急事態における計画・対応に不可欠な技術を向上させる機会が設けられるべきなのである（Perry and Lindell, 2003）．また，災害計画において個人をコミュニティーから分離するのは，災害体験がコミュニティーレベルの事象であること（Norris, 2002）や，とりわけ脆弱な集団にとっては緊急事態対応時のソーシャルネットワークや家族ネットワークが重要であることが配慮されていないからである．防災対策キットや緊急事態計画に合わせた技術の発達がなく，また広いネットワークとのつながりもないのならば，国の呼びかけによる今までどおりの個人的な準備活動が，安全と対応のための適切な対策とはなり得ないのである．

3．コミュニティーレベルでの演習不足

災害対応におけるコミュニティーの重要性は証明されているものの，これまで緊急対応の模擬演習は，地方自治体・州・連邦レベルの緊急救援隊員および危機管理担当職員を対象としているものであった（FEMA, 2008d）．複数省庁がかかわる訓練は，緊急対応のインフラを整備するうえで不可欠であるが，こうしたプログラムにコミュニティーを含めることによって，士気・団結・政府の対応準備への信頼性を大きく向上させることができるであろう．コミュニティーを基盤とする対応準備訓練によって，地域住民を強く勇気づけることを示した研究がいくつかあるものの，既存の研究は，主として準備対応担当者にとっての演習の役割が中心となっている．本章では，コミュニティー基盤の対応準備組織が，個人・地域の準備活動に非常に大きなプラスの効果をもたらし，対応準備プログラムがソーシャルサポート（社会的支援）の感性を高め，こうしたグループが官民連携した対応準備の新たなモデルとして機能しうることを示している（Simpson, 2002）．

4．緊急時の計画と対応におけるコミュニティーの定まった役割の欠如

災害の追跡調査によれば，被災者は，救護員よりも，インフォーマルあるいはコミュニティーからの援助や支援サービスを求めやすいことが指摘されている（North and Hong, 2000；Perry and Lindell, 2003）．2001年11月に公表されたRand調査によれば，9・11同時多発テロ以後，ストレスを感じると自己評価したアメリカ人は，その対処をコミュニティーに頼ったことがわかり，98％は他者と話したと述べ，90％は宗教に頼り，60％はグループ活動に参加，36％は寄付をするかボランティア活動をしたという（Schuster et al., 2001）．災害対応・復興に，即時，かつ長期の援助を提供する場合，コミュニティー・グループは災害対応の非公式パートナーである場合が多く，コミュニティーの人々との既存の結びつきを利用することで被災者へのサービスの隙間を埋めている．

ホワイトハウス報告書では，ハリケーン・カトリーナへの連邦政府対応の教訓として，NGOおよび宗教ベースのコミュニティー・グループを，「カトリーナ被災者が切実に求めている歩兵であり，思いやりの集団」であると述べている（The White Houses, 2006, p.49）．これらのグループによって本質的な支援がなされたが，地元の緊急対策センターの利用ならび

に対応策に関する情報が限定されていたため,グループは自治体・州・連邦レベルとの対応の調整ができなかった(The White House, 2006).国家緊急対応計画におけるNGOグループの定まった役割がないことが,ハリケーン・カトリーナへの対応の調整・統合の足枷になった(The White House, 2006).緊急対応の効率と実効性を向上させるには,こうしたグループが,緊急計画の体系のなかに組み込まれなければならない.

5.緊急準備における高齢者特有の懸念事項

災害においては高齢者に特有の問題が存在する.老化に伴う生理学的・知覚・認知の変化に加え,高齢者は慢性疾患からの負担が重く,健康な成人よりも身体面・感情面で脆弱になる(Aldrich and Benson, 2008).「1995年のシカゴ熱波」「2001年9・11同時多発テロ攻撃」「2003年のヨーロッパ熱波」「2005年のハリケーン・カトリーナ」の経験は,高齢者が家族や隣人に忘れ去られるという,高齢被災者の社会的孤立が死亡率の重大なリスクファクターであることを浮き彫りにした(Aldrich and Benson, 2008; Gibson, 2006; International Federation of Red Cross and Red Crescent Societies, 2004).全米退職者協会(AARP),FEMA,アメリカ赤十字社が発行した高齢者・障害者用の緊急対応準備資料は,個人向けの準備の推奨と同様に,防災対策キットの開発,災害計画の作成,同計画を家族・友人・介護人と議論することを重要視している(AARP, 2006; FEMA & American Red Cross, August 2004).こうした計画を構成する要素のひとつは,私的な支援ネットワークを把握することである ―― 数人の個人が高齢者の災害準備を手伝い,災害時には高齢者の安否確認をする(FEMA & American Red Cross, August 2004).また,障害のある高齢者が医療のために電気が必要である場合,地元の警察署,消防署,電力会社に登録するよう,災害準備資料で推奨されている.準備の推奨では,高齢者・障害者のために災害の局面をしっかり考え,計画するよう促されるものの,ここでも,地元のコミュニティーや代理の介護者が無視されており,こうした災害の準備などの責任の所在が個人に帰着されている.

私的な支援ネットワークを利用できるようにしたり,避難したり,適切な介護を受けるといったことを,衰弱した高齢者自身にさせるのは,災害の状況下で経験する数々の問題を考慮すれば,近視眼的である.障害・病気・社会的孤立で示唆されるのは,災害時の衰弱した高齢者の所在確認と避難戦略を改善する必要性である.すなわち,家や老人ホームに閉じ込められた高齢者の所在を確認し,災害からの復興期間を通して住居,適切な食事,十分な水,定期的な診療(薬の処方を含む)を確保する詳細な計画が緊急計画に含まれていなければならないのである.

Ⅲ.コミュニティーの準備とはなにか

コミュニティーは災害時に必須となる組織単位であり,災害の即時対応および長期的な復興は,ともにコミュニティーレベルで行われる.公衆衛生の取組み・変革を実行する最良かつ最

も効率的な手段は，共同で対応が求められる人々を一堂に集めることであると，過去の経験は示している．コミュニティーレベルでここに含まれるものは，既存の緊急救援隊員や地方自治体の代表者，ヘルスケア提供者，学校，宗教関連団体，コミュニティー組織，コミュニティーのメンバーである．Norris ら（2008, p.131）は，コミュニティーの回復力を「（災害の）混乱後，ネットワーク化した各種適応システムを，住民の機能と適応のための現実的な軌道に結びつけるプロセス」と説明した．この定義下では，コミュニティーの回復力とコミュニティーの準備は互いに置換できるかもしれない．すなわち，コミュニティーの回復力は，準備の取組みにおける意図した結果とも解釈できる．持続可能な生活の枠組み（sustainable livelihoods framework）ならびに Norris らの研究に基づけば，コミュニティーの準備は，既存のコミュニティーの資産・能力・強みを利用，調整して，混乱に適応し，対応することに焦点をあてたプロセスである（Norris et al., 2008；International Federation of Red Cross and Red Crescent Societies, 2004）．コミュニティーのメンバーは，コミュニティーの準備計画を通して，災害による身体・精神の後遺症と，コミュニティーの社会的機能について，いかにして対処するかを話し合い，目標や意思決定プロセスを総意により決め，行動計画に協調して取り組む（Norris, 2002；Norris et al., 2008）．災害をきっかけに，コミュニティーの準備は，進歩的で適切な対応と復興の活動を通して，回復力のあるコミュニティーを，機能面で実際的な軌道に乗せることができる．コミュニティーの準備とは，緊急救援隊員とコミュニティーのメンバーの間で共有される文書化された計画ではなく（Perry and Lindell, 2003），コミュニティーの既存の資源をどのように活用すれば，災害時においてのニーズを満たし，脆弱性に対処できるかを考えるプロセスである．

1．コミュニティーの準備，ソーシャルサポート，社会資本

災害をきっかけに，疲労と財政的困難の影響が出始めるにつれて，コミュニティーの団結や相互援助という，即時的に現れた効果は，個人間の対立や不協和音，支援の劣化に移行する可能性がある．つまり，被災するという痛みを伴うコミュニティーの体験は，初期の時点ではコミュニティーに団結を促すものの，のちに対立を生むかもしれないのである（Vlahov, 2002）．ストレスの大きさにかかわらず，ソーシャルネットワークの統合レベルは，総合的なウェルビーイング（well-being）に直接の影響があると仮定されているが（Kawachi and Berkman, 2001），災害後の前向きなソーシャルサポートは，精神的健康においてきわめて重要である（Norris and Kaniasty, 1996）．

ソーシャルサポートの研究では，一般的には次の3つの現象が詳細に説明されている．①社会の統合，②ソーシャルネットワークの構造，③社会関係の機能品質である（Gottlieb, 1985；House, Umberson, and Landis, 1988）．コミュニティーやソーシャルネットワーク，個人間のそれぞれのレベルでのソーシャルサポートには，所属すること（コミュニティーレベル）・結束すること（ソーシャルネットワークレベル）・つながり合うこと（個人間レベル）（Lin, Ye, and Ensel, 1999）を通じて，メンタルヘルスへの異なる影響が描かれている．ソー

シャルサポート機能とは，物資や金銭面の有形援助，精神的な支援，情報面の支援，評価支援を提供することであると説明される（House, 1981）．1989年のハリケーン・ヒューゴ（Hurricane Hugo）[注1]後のソーシャルサポートの動員についてのKaniastyとNorris（1995）の研究によれば，被災者は，非被災者よりも支援を授受しており，災害で最も大きな損害（被害）を受けた者が，より多くの支援を受け，有形支援（物質的，金銭的）が最も意味のある支援であったという．ハリケーン・ヒューゴおよびハリケーン・アンドリュー（Hurricane Andrew）[注2]に関するその後のNorrisとKaniasty（1996）の研究によれば，ソーシャルサポートという認識によって，受け取ったソーシャルサポートと災害後の心理的苦痛との間で，関係の調整がなされていた．つまり「ソーシャルサポートが継続して利用可能である」と認識されれば，受けた支援は，災害後の被災者の心理的苦痛に対し，長期的な前向きな効果となるが，その反面，災害のストレスのなかで「支援ネットワークが衰えた」と認識されると，ソーシャルサポートによるストレス緩和効果は働かなくなる可能性がある（Norris and Kaniasty, 1996）．これらの研究によって，災害の影響があったコミュニティーに享受される「認識される支援」を最大にするうえで，災害時においてもコミュニティーの関係を維持すること，ソーシャルサポートを動員すること，ネットワークの結びつきを維持することの重要性が指摘されている．

　ソーシャルサポートに加えて，社会資本が，ソーシャルネットワークを介してその便益へのアクセスを提案することで，個人の対処能力を高め，ストレスの影響を和らげるものと考えられている（Hawe and Shiell, 2000）．社会資本は，信用ならびに相互関係から発達しており，ミクロとマクロの両レベルで機能し，ネットワークのメンバーは資産や機会，他の便益を交換することができる（Hawe and Shiell, 2000）．社会資本は，ミクロのレベルでは，ネットワーク内を統合する働きをし，またネットワーク外と連携させるものであるが，マクロのレベルでは，ネットワークのメンバーへの利益や大規模社会での活動や，活動が既得権益に縛られない正当な制度との間で相乗効果を生み出すと考えられている（Hawe and Shiell, 2000；Woolcock, 1998）．災害の状況下では，社会資本によって，互恵的な共同行動を行うことで心理的な苦痛が低減されることがある（Nakagawa and Shaw, 2004）．ソーシャルネットワークを介して，またはソーシャルネットワークの間で，支援の流れを牽引する社会資本の力に加え，災害に対応している大規模社会の組織統合による相乗作用が，苦悩を生じさせることにも回復をもたらすことにもなる（Woolcock, 1998）．

　Norrisら（2008）は，社会資本は，災害時にあって，コミュニティーの回復力の中心に位置する4つのネットワーク化された能力のうちのひとつであると述べている．彼らのモデルでは，社会資本は，経済発展や情報通信，コミュニティー能力とリンクしている．社会資本は，社会のネットワーク構造，社会の支援，社会にすでに組み込まれているもの，組織的結びつきと協力，市民参加，場所への愛着，コミュニティー意識から成立している（Norris et al., 2008）．ハリケーン・カトリーナが過ぎたのち，被災者たちは，長期にわたり，自宅やコミュニティーからの避難を余儀なくされた（Galea et al., 2008）．既存のソーシャルネットワーク

やコミュニティー意識，その場所への愛着が損なわれる経験に加え，連邦政府の資金援助に関する発表の不明瞭さや不完全さのため，政府支援への信頼を失った（The White House, 2006）．社会資本の衰えや他のストレス要因の結果，ハリケーン・カトリーナによる災害の影響を受けた地域の住民にはPTSDによる苦悩が増加した（Galea et al., 2008）．コミュニティーの準備と回復力を目指す戦略は，多層化したソーシャルネットワークや社会資本に加えて，災害後に前向きとなる機能を改善させるための，地元の政治，法律，経済の部門間の結びつきにかかっている（Adger et al., 2005；Norris et al., 2008）．

1）高齢者とソーシャルサポート

個人が大きな損失を被りコミュニティーが破壊されたとき，その災害の体験は高齢者の健康状態への打撃となり，身体の健康に大きな影響を及ぼす（Phifer, Kaniasty, and Norris, 1998）．身体，認知，感覚，医療のニーズに起因する脆弱性に加えて（Aldrich and Benson, 2008），高齢者は，経済的な蓄えの少なさやソーシャルサポートの弱さのため，災害の影響を受けやすい傾向がある（Thompson et al., 1993）．ハリケーン・ヒューゴに関するある研究によれば，若年成人や中年成人と比較すると，高齢者は災害後に支援を提供する可能性も，受け取る可能性も最も低かった（Thompson et al., 1993）．したがって，高齢者は，次のようなパターンのいずれかを，経験しうるのである（Kaniasty and Norris, 1995）．すなわち，ネグレクト（ハリケーン・カトリーナでみられたように，若い人々よりも高齢者が受ける援助が少ない）パターン（Gibson, 2006），または，思いやりのパターン（最も援助の必要な人々を援助すること，互恵，社会的規範，親子のきずながネグレクトパターンを克服する）である．ハリケーン・ヒューゴのあと，けがをした高齢者や脅威にさらされた高齢者が，思いやりのパターン（pattern of concern）どおりに，若年成人と同じくらい物資と情報の支援を受けた．この思いやりのパターンでは，高齢者は生涯銀行（長年かけて培ってきた関係）から必要なソーシャルサポートを引き出して，ストレス時に必要な支援の利用ができる能力があったと示した点である（Kaniasty and Norris, 1995）．他方では，ハリケーン・ヒューゴ後に同様の損失を受けたコミュニティーでは，財産や金銭的な損失を被った高齢者が，ネグレクトのパターンのとおり，援助が必要であると認識されにくい傾向があった（Kaniasty and Norris, 1995）．

2．コミュニティーの準備の概念的モデル

図1-4-1のコミュニティーの準備の概念的モデルでは，QOL向上のための心の健康および，前向きな適応機能の関係が紹介されている．コミュニティーの準備によって，社会的団結・信頼・コミュニティー内のコミュニケーションが向上することに加え，知識や技術が直接提供され，災害が引き起こす精神的な後遺症が低減される．

モデルの第1段階では，コミュニティーの準備の取組みが，準備計画のプロセスで議論・訓練を通じてコミュニティーのメンバーと団体に緊急準備の知識を提供する．知識は適用可能な技能に応用される．具体的な技能に加え，計画のプロセスによってコミュニティーの社会資本とソーシャルサポートネットワークが強化される．さまざまな利害関係者間の調整やコミュ

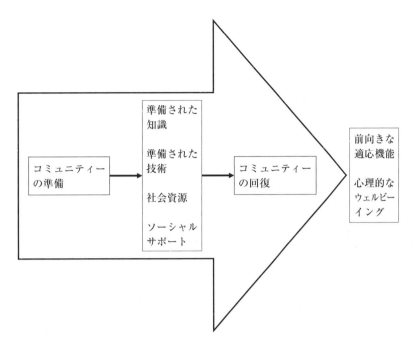

図1-4-1　コミュニティーの準備の概念的枠組み

ニティーとのかかわりで，組織的なつながりが形成され，ソーシャルサポートネットワークが拡大し，コミュニティーの多くのレベルで既存のネットワークの結びつきが強まる．地方自治体が系統的に参加することで，州（国家）と社会との間で相乗効果が高まり，共通目標の設定，信用の向上，コミュニティーの社会的団結につながる．コミュニティーの準備計画で促されるコミュニティーの情報交換作業によって，支援資源の実際的かつわかりやすい入手の方法につながり，これにより被災者たちの心理状態が前向きになっていく．知識・技能・社会資本・社会的支援の発展を通じて，コミュニティーの準備の取組みでコミュニティーの回復力が高まる．緊急事態に備えた計画があれば，コミュニティーは，災害対応への適応性をもたらす情報交換機能を高めていく（Norris et al., 2008）．モデルの最終段階では，コミュニティーの回復力によって，常時，とりわけ危機に直面した際に，コミュニティーの適応力が前向きに機能し，心の健康が増進する．

Ⅳ．コミュニティープランの作成

　連邦災害対応計画（federal disaster response plans）は，災害後の短期復興への対応であり（FEMA, 2008a），長期のニーズや復興には，コミュニティー自体が評価，対処する必要がある．災害後にコミュニティーが前向きに機能するためには地元レベルでの共通の目標，明確な役割，準備資源設定の開発が不可欠である．コミュニティーの準備の取組みの根幹には，公衆衛生の介入がある．この介入によって，災害対応・復興活動に携わる人々の関係が結ばれ，

強められることで，コミュニティーの回復力と能力は向上し，よりよいコミュニティーの健全化につながる．

以下のアドバイスは，コミュニティーの健全性を向上させるため，高齢者を含むさまざまな利害関係者との協力を通してコミュニティーの準備が定着するいくつかの方法の概要を示したものである．

1．緊急準備・対応におけるコミュニティー内組織の役割を定義

ホワイトハウスの報告書，「ハリケーン・カトリーナで学んだ教訓」（Lessons Learned from Hurricane Katrina）では，国家全体の対応計画の取組みに NGO を加えることが提案され，「計画プロセスに NGO を関与させ，その人員に資格を与え，共同対応への関与に必要な資源の支援を提供」するよう，州政府・地方自治体に奨励した（The White House, 2006, p.49）．2008 年の国家対応大綱（National Response Framework）のもとでは，全国的に用いられる緊急対応のひな形，国家インシデント管理システム（National Incident Management System）に基づき，NGO や民間部門に定められた役割が与えられている（FEMA, 2008a）．民間部門の役割は，「必須インフラの保守と，混乱発生時に通常の商取引および必須インフラを迅速に再稼動させる計画の実行」であり，NGO の役割は，「必要時に不可欠なサービスの任務を遂行すること」である（FEMA, 2008a, p.7）．国家対応大綱では，統一かつ多層的な緊急対応における民間部門と NGO の体系的な統合が必要であると強調されてはいるものの，計画においてはこれらのグループをどのように統合するか，緊急事態においては，国家インシデント管理システムのなかでこれらがどのように機能するかについて，情報がほとんど示されていない．こうした団体の主要な役割や行動の詳細を示すはずの FEMA の対応協力者指針（Response Partner Guides）の発表が遅れており，コミュニティーによるこれらの指針に基づく緊急対応計画の遂行や既存の準備活動への取組みに，同グループの受け入れが遅れることにも結びついている（FEMA, 2008a, b）．

1）コミュニティー組織に特化した準備訓練の提供

対応計画を成功させるためには，協力者すべてが，基本レベルの実行力をもち，認定基準を満たすように訓練されなければならない（FEMA, 2008a）．緊急救援隊員向けには数多くの訓練プログラムがあるものの（FEMA, 2008c），緊急準備・対応における NGO や民間部門組織の活動については，その役目と範囲，ならびに国家インシデント管理システムのもとで，新規の訓練プログラムで対処されるべきである．

2．準備と復興におけるコミュニティーならびにコミュニティー組織の役割の認識

2001 年 9・11 同時多発テロの経験で教えられたことは，世界貿易センターへのテロ攻撃後にストレスを感じた者の 90％ が宗教やコミュニティー活動に支援を求めたことであった（Schuster et al., 2001）．教師，聖職者，コミュニティーのリーダーなどのコミュニティーの世話人（caregiver）は，常時，とくに危機に直面したときにコミュニティーへの支援の最前

線で奉仕する監視（管理）者（gatekeeper）とみなされている（Neighbors, Musick, and Willams, 1998）．高齢者，アフリカ系アメリカ人，社会経済的に低い身分の者など，過去に心の健康サービスを十分に活用していない傾向があるグループに対しては，災害後のコミュニティーのケアへのアクセスを改善するために，アウトリーチ（既存の体制を超えてサービスを提供すること）が必要である（Kaniasty and Norris, 1995；Neighbors, Musick, and Willams, 1998；Van Citters and Bartels, 2004）．宗教的対処やスピリチュアル（精神的）ケアなどの，ケアの提供というコミュニティー本来の本質的な役割を，メンタルヘルス対応の最前線と認識したり（Roberts et al., 2003），災害対応に前向きな要素でより広く認識すること（Meisenhelder, 2002）によって，既存のメンタルヘルス提供者とコミュニティーから認められたメンタルヘルス提供者との間のコミュニケーションが改善され，その結果，コミュニティー全体のサービスが改善する．これに加えて，長期にわたる災害からの復興はコミュニティーでなされているため，コミュニティー組織の取組みを認めることが，公衆衛生界や政府とこれらの団体との関係を改善させる第一歩である．

1）コミュニティー組織との協力によるコミュニティーメンタルヘルス・プログラムの開発

　1995年のオクラホマシティー連邦政府ビル爆破事件後，この大規模なテロ爆破事件の生存者に対して短・中期の治療介入を行うため，革新的なコミュニティーメンタルヘルス・プログラムが開発された（Call and Pfefferbaum, 1999）．ハートランド計画（Project Heartland）は，危機カウンセリング支援・訓練プログラム（Crisis Counseling Assistance and Training Program；CCP）を形作っているFEMAと連邦メンタルヘルス・サービスセンターにより資金が提供され，同爆破事件の影響を受けた個人に危機カウンセリング，支援グループのアウトリーチ，教育の支援を行った（Call and Pfefferbaum, 1999）．同プログラムは成功したものの，次のようないくつかの大きな問題に直面した．すなわち，「本来の集中したサービスを必要としている個々人に気づけなかった」ため，心的外傷の反復曝露や，二次的な心的外傷でスタッフの士気が下がり，同プログラムが専門家から批判され，その有効性は体系的に評価できなかったのである（Call and Pfefferbaum, 1999, p.955）．しかし，世界貿易センターへのテロ攻撃が2001年に起きたとき，危機カウンセリング支援・訓練プログラムは，公教育，アウトリーチ，危機カウンセリング・サービスを対象とする類似の短期プログラムをニューヨーク市で開始したが，そのリバティー計画（Project Liberty）と名づけられた同プログラムは，ハートランド計画と同じように，長期のメンタルヘルス治療には特化していなかった（Felton, 2002）．

　プログラムの記録によれば，リバティー計画は，2001年10月〜2002年3月の間に91,146人に対し42,025回のサービスを実施した（Felton, 2002）．実際にサービスを実施した人数ならびに，2001年9・11同時多発テロ事件の結果としてPTSDを経験するであろうと推定されたニューヨーク市地域の住民数527,790人との間の支援の乖離（Herman, Felton, and Susser, 2002）で示唆されるのは，復興と回復を促進するためには，リバティー計画のような個別のアプローチに加え，コミュニティーに準拠するアプローチや，コミュニティーを中心とする

アプローチの必要性である（Vlahov, 2002）．2001年9・11同時多発テロ事件後，人々は支援サービスを以前より積極的に求めていたようであるが，コミュニティーの団体と，リバティー計画のようなサービス提供制度との間のズレは，ニューヨーク都市圏で2002年4月までに何らかの援助や支援を求めた人が，3人中1人のみということの説明となるのではないだろうか（American Red Cross in Greater New York, 2002）．

2）コミュニティーの世話人の心を和らげ，報告を聞く手続きの構築

災害後，救護員は，高レベルの心的外傷やストレスに繰り返しさらされることで，二次的な心的外傷や共感疲労，燃え尽き感を経験する可能性がある（Roberts et al, 2003）．2001年9・11同時多発テロによる世界貿易センターへのテロ攻撃後，アメリカ赤十字社は，スピリチュアルケアのボランティア向けに交替緩和システム（shift defusing system）を導入し，これには，各標準業務手続きにかかわる聖職者の交替従事，交替後の報告が含まれていた（American Red Cross, 1995；Roberts et al., 2003）．2002年の聖職者および災害救護員についての研究によれば，世界貿易センターへのテロ攻撃後，ニューヨーク市においてアメリカ赤十字社のボランティア参加者は，他の援助団体へのボランティア参加者よりも共感疲労の発生率が低かった（Roberts et al., 2003）．アメリカ赤十字社はボランティア参加者の心の健康を最優先し，対応する者が役割を果たせない場合，対応への取組みが損なわれるおそれがあると主張している（Marcus, 2000）．したがって，災害の規模や復興プロセスの長さを十分に考慮したうえで，対応にかかわる多くの人たちの心の健康を守るシステムが構築されなければならない．また，メンタルヘルスの世話人，既存の緊急救援隊員，地方自治体，他のコミュニティー組織においては，疲労や燃え尽き感を防ぐためにも世話人によるサービスが必要である．

3）社会資本強化のための市民，学術，健康，コミュニティー組織間の連携と架け橋の構築

2001年9・11同時多発テロで学んだ教訓のひとつは，公衆衛生の提供者は，保健機関の枠組みを超えて，学校，宗教団体，コミュニティー組織，軍隊，公共サービス団体にまで拡大させ，住民の大多数のところに届かなければならないという点である（Susser, Herman, and Aaron, 2002）．コミュニティーで既存のファーストレスポンダーが他のサービス提供者と結びつけば，コミュニティーメンバーと各組織が，専念するための公衆衛生の準備や対応に備えた適切で行き届いた計画が策定できるであろう．さらに，コミュニティーに権限が与えられれば，コミュニティーの資産，能力，容量に応じた計画が作成できるであろう（International Federation of Red Cross and Red Crescent Societies, 2004）．その結果，コミュニティー内でのリスクコミュニケーション（危機意識合意）やチェック機能，緊急時の対応が向上し，社会的結束（きずな）が強まり，士気も高まる．

災害への共同対応には，さまざまなレベルでの数多くのグループによる調整が必要となるため，コミュニティーの準備には，複数官庁同士のネットワークと相互理解が中心的な形態でなければならない．市民，健康，産業，学術，コミュニティー組織の間で，（互いに）信頼ある関係を進展させることで，連携がつくられ，コミュニティーにおける支援ネットワークの範囲と能力が拡大し，社会資本が強化される．コミュニティー内の多様な組織間で（情報や物資な

どの）交換がなされ互恵関係になることに期待するのは，マクロのレベルでの相乗効果と統合性を向上させ（Woolcock, 1998），準備の計画・実行をするための，実効性を大きく高めることである．合意の形成，行動計画の策定，災害対応に必要とされる技能の訓練，コミュニケーション計画を作成することで，コミュニティーは，コミュニティーの回復力となる適応能力の発展が始まる（Norris et al., 2008）．コミュニティーの準備のプロセスは，組織間の結びつきを創成・促進する役割を果たすが，このような連携は他の領域における共同行動に活かすことができる．

3．共有資源を革新的な方法で利用し，準備を改良する

1）緊急時にコミュニティー組織を安全空間として利用する

　災害時には，職場や家に帰れない場合や，住むことができない場合が多く，また通信障害が起きている可能性もある．しかし，宗教ベースの団体や奉仕団体は，このような状況でも門戸が開かれている可能性が高い．2001年9・11同時多発テロ事件後，多くの人々はこうした場所に —— 身体的にも，情緒的にも —— 避難した．このようなコミュニティー組織には提供できる空間が存在する可能性があり，とくに宗教団体には，基本的なカウンセリング訓練を受けたリーダーがいる．こうした団体を緊急時の「安全空間」(safe spaces) と認識することで，人々（被災者）はコミュニティーのメンバーに会い，基本的な危機カウンセリングを受けることができるうえ，対処能力や治癒力を強めるべく，他者との結束感やコミュニティー意識が育まれるであろう．

2）緊急医療物資をコミュニティー組織に保管し，コミュニティーリーダーや世話人に使用法を教示する

　多数の死傷者が出る災害では，病院のシステムが逼迫する可能性がある．そこで，緊急医療物資をコミュニティー団体で保管することで，医療提供者がコミュニティーに派遣されたとき，そのコミュニティー内でトリアージや基本的な医療を行うなど，病院機能への負担を減らすことができる．さらに，自動除細動器（AED）のような心肺蘇生（CPR）機器を支給して，コミュニティー組織のリーダーが基本的な応急手当ての訓練をすることは，一般的な救急対応とコミュニティーの公衆衛生の取組みにおいて，その実効性が高まり，彼らがより積極的な役割を果たせるようになる．

3）情報配信を拡大するためにコミュニティーリーダーを緊急警報システムに加える

　宗教および，その他のコミュニティーリーダーには，礼拝や会報，他の方法を介して多くの人々に情報を広める力がある．信頼できる情報源として，彼らのメッセージは，高齢者を含めて，ネグレクトされた人たちや，届きにくい人たちにとっての，関連性があり，目を引くものとして受け止められることがある．緊急警報通信の配信リストにこうした世話人を含めることで，彼らは適用情報を，それを聞く方法がほかになかった人たちにまで広く届けることができるのである．

4) コミュニティー組織と協力して準備の訓練を供与

コミュニティーにおいて，準備の取組みに位置づけられる便益は，さまざまな組織の間で形成される結びつきである．こうしたグループ間の連携を強固にする一つの方法は，特定のコミュニティー機関（たとえば警察署や消防署）を準備の指導役に指定し，地元管区内の警察署に基本的準備訓練をコミュニティー組織に提供するよう要請することである．準備訓練をコミュニティーに移すことで，より多くの個人がこのプロセスにかかわる機会をもち，より多くの個人がコミュニティーの準備の取組みに積極的に参加することになる．さらに従来の仕事の役割や内容から離れて互いに交流することで，準備の指導役に指定された機関はコミュニティーの利害関係者と接してコミュニティーの有用性や資源，力量を把握するのである．

4．コミュニティー準備の計画に高齢者を含める

コミュニティーの準備の過程で，高齢者は過去の経験や，対処戦略（方法），知恵を提供してくれている．Norris と Murrell（1988）のケンタッキー州での高齢者研究によると，過去の災害経験は，その後の災害でもたらされる不安を低減することがわかった．高齢者はストレスのマイナス面の影響を受けないわけではないが，生涯を通じてストレスの多い状況を切り抜けてきた能力がある，それは，成功した対処戦略を反映しているからかもしれないのである．コミュニティーの取組みは，高齢者の知恵，経験，広い視野からの恩恵を受ける．その一方で高齢者は，災害への計画・対応ならびにソーシャルサポートネットワークの発展に役割を見いだすという恩恵がある．肉体的な災害復興の労働は適切でないが，高齢者は金銭的，情緒的，情報提供，査定支援という別のかたちのものを被災者に提供することができる（Norris and Murrell, 1988；Thompson et al., 1993）．事実，高齢被災者による選択の規定と選択過程を判定する方法（Banerjee et al., 2009；Barrett and Gurland, 2001；Gurland and Gurland, 2008a, b）を用いることで，高齢者は，被災者の QOL 低下判定の助けとなる優れた人材である可能性があり，したがって，災害時の QOL の保全ならびに向上が円滑になる可能性がある．危機時にソーシャルサポートが提供される場合，高齢者が自分も危機時の支援が利用可能であると認識できる可能性が高くなり，その結果，体験することで心の健康が改善するのである．

また高齢者固有の視点で，準備計画における専用住宅，避難ならびに医療ニーズについての条件が示される可能性がある．高齢被災者の管理で最適な実施法が提案されている報告書では，携帯可能な医療記録の準備，高齢者特有のニーズに適合する収容施設の開発を含め，災害時には，高齢者向けに調整されコミュニティーを基盤とするケア提供システムを再現する重要性が述べられている（Baylor College of Medicine and American Medical Association, 2006）．高齢者への準備として整理された手法には以下の4つが含められている．①コミュニティー規模の災害計画への高齢者の参加，②災害前に地元の緊急対策センターで整理されている高齢者の名簿と所在，③緊急計画や対応においてすべての協力者が利用できて特定の用途に応じている統一データベース，④自宅，あるいは避難後に高齢者の健康と安全を確保する重層的支援ネットワーク（multilayered support network）の構築である．

V．まとめ

　災害時では，資源は希少であり，高齢者や障害者などの最も援助が必要なグループは，しばしばネグレクトされることがある（Aldrich and Benson, 2008；Gibson, 2006；Kaniasty and Norris, 1995）．しかし，思いやりのパターン（pattern of concern）によって，災害時に，援助が最も必要とされる人々への援助の提供が増加する（Kaniasty and Norris, 1995）が，ハリケーン・カトリーナのあと，高齢者の突出して高い死亡率が示すように，高齢者への援助の動員が確保されているわけではないのである（Gibson, 2006）．コミュニティーの準備のネットワーク内に高齢者を組み入れることで，計画を高齢者固有の問題に向き合わせ，彼らの能力や適正，彼らの長年の互恵関係を取り入れて，ソーシャルサポートに利用することができる．

【訳　注】
注1　ハリケーン・ヒューゴ：ハリケーン・ヒューゴは1989年にバージン諸島とプエリトリコを直撃し，その後発達して，サウスカロライナ州チャールストンを直撃した．アメリカ大陸に上陸後も勢力拡大を続けて，ノースカロナイナにまで被害が及んだ．
注2　ハリケーン・アンドリュー：ハリケーン・アンドリューは，1992年にアメリカ合衆国に大きな被害をもたらした大型のハリケーンで，バハマ北西部，続いてフロリダ州南部のマイアミ，ルイジアナ州南西部のモーガン市を襲った．フロリダ州南部を中心に大きな被害を生じた．死者は65人．

【文　献】
AARP：Dealing with disaster. Author, Washington, D.C.（2006）.
Adger WN, Hughes TP, Folke C, et al.: Socialecological resilience to coastal disasters. *Science*, **309**（573）：1036-1039（2005）.
Aldrich N, Benson WF：Disaster preparedness and the chronic disease needs of vulnerable older adults. *Preventing Chronic Disease*, **5**（1）：A27（2008）.
American Red Cross：Disaster mental health services；Participant workbook. Author, Washington, D.C.（1995）.
American Red Cross in Greater New York：Critical needs in the aftermath of September 11, findings from surveys；Two months and five months later. Strategic Surveys International, New York（2002）.
Banerjee S, Willis R, Graham N, et al.: The Stroud/ADL Dementia Quality Framework；A cross-national population-level framework for assessing the Quality of life impacts of services and policies for people with dementia and their family carers. *International Journal of Geriatric Psychiatry*, **25**：26-32（2009）.
Barrett VW, Gurland BJ：A method for advancing quality of life in home care. *Home Health Care Management and Practice*, **13**（4）：312-321（2001）.
Baylor College of Medicine & American Medical Association：Recommendations for best practices in the management of elderly disaster victims. Baylor College of Medicine, Harris County Hospital District, American Medical Association, Care for Elders, and AARP, Washington, D.C.（2006）.
Call JA, Pfefferbaum B：Lessons from the first two years of Project Heartland, Oklahoma's mental health response to the 1995 bombing. *Psychiatric Services*, **50**（7）：953-955（1999）.
Community Emergency Response Team：Local certification training. *Community Emergency Response Team（CERT）National Newsletter*, **1**（1）：6-8（2008）.
Department of Homeland Security：About citizen corps.（2008a）. Retrieved November 1, 2008, from http://www.citizencorps.gov/about.shtm
Department of Homeland Security：Community Emergency Response Teams（CERT）.（2008b）. Retrieved November 1, 2008, from http://www.citizencorps.gov/cert/index.shtm
Department of Homeland Security：Ready America.（2008c）. Retrieved October 5, 2008, from http://www.ready.gov/america/index.html
Federal Emergency Management Agency：National response framework（FEMA Pub. No. P-682）. Author, Washington, D.C.（2008a）.

Federal Emergency Management Agency : National response framework resource center ; Response partner guides. (2008b). Retrieved November 23, 2008, from http://www.fema.gov/emergency/nrf/responsepartnerguides.htm

Federal Emergency Management Agency : Training and exercise integration (TEI) course catalog. (2008c). Retrieved November 1, 2008, from http://www.fema.gov/pdf/government/training/tei_course_catalog.pdf

Federal Emergency Management Agency : Training and exercises. (2008d, June 10, 2008). Retrieved November 1, 2008, from http://www.fema.gov/government/training/index.shtm

Federal Emergency Management Agency, & American Red Cross : Preparing for disaster for people with disabilities and other special needs (No. FEMA476 or A4497). Federal Emergency Management Agency, Jessup, MD (2004, August).

Felton CJ : Project Liberty ; A public health response to New Yorkers' mental health needs arising from the World Trade Center terrorist attacks. *Journal of Urban Health*, **79** (3) : 429-433 (2002).

Galea S, Ahern J, Resnick H, et al.: Psychological sequelae of the September 11 terrorist attacks in New York City. *New England Journal of Medicine*, **346** (13) : 982-987 (2002).

Galea S, Tracy M, Norris F, et al.: Financial and social circumstances and the incidence and course of PTSD in Mississippi during the first two years after Hurricane Katrina. *Journal of Traumatic Stress*, **21** (4) : 357-368 (2008).

Gibson MJ : We can do better ; Lessons learned for protecting older persons in disasters. AARP, Washington, D.C. (2006).

Gottlieb BH : Social networks and social support ; An overview of research, practice, and policy implications. *Health Education & Behavior*, **12** (1) : 5 (1985).

Gurland BJ, Gurland RV : The choices, choosing model of quality of life ; Description and rationale. *International Journal of Geriatric Psychiatry*, **24** : 90-95 (2008a).

Gurland BJ, Gurland RV : The choices, choosing model of quality of life ; Linkages to a science base. *International Journal of Geriatric Psychiatry*, **24** : 84-89 (2008b).

Hawe P, Shiell A : Social capital and health promotion ; A review. *Social Science and Medicine*, **51** (6) : 871-885 (2000).

Herman D, Felton C, Susser E : Mental health needs in New York State following the September 11th attacks. *Journal of Urban Health*, **79** (3) : 322-331 (2002).

House JS : Work stress and social support. Addison Wesley, Reading, MA (1981).

House JS, Umberson D, Landis KR : Structures and processes of social support. *Annual Reviews in Sociology*, **14** (1) : 293-318 (1988).

International Federation of Red Cross and Red Crescent Societies : World disasters report ; Focus on community resilience. Kumarian Press, Sterling, VA (2004).

International Federation of Red Cross and Red Crescent Societies : Disaster management ; About disasters. (2008a). Retrieved November 1, 2008, from http://www.ifrc.org/what/disasters/about/index.asp

International Federation of Red Cross and Red Crescent Societies : Disaster management ; Preparing for disasters. (2008b). Retrieved November 1, 2008, from http://www.ifrc.org/what/disasters/preparing/index.asp

Kaniasty K, Norris FH : In search of altruistic community ; Patterns of social support mobilization following Hurricane Hugo. *American Journal of Community Psychology*, **23** (4) : 447-477 (1995).

Kawachi I, Berkman LF : Social ties and mental health. *Journal of Urban Health*, **78** (3) : 458-467 (2001).

Lin N, Ye X, Ensel WM : Social support and depressed mood ; A structural analysis. *Journal of Health and Social Behavior*, **40** (4) : 344-359 (1999).

Marcus EH : Disaster mental health services. *The Internet Journal of Rescue and Disaster Medicine*, **1** (2) (2000).

Meisenhelder JB : Terrorism, posttraumatic stress, and religious coping. *Issues in Mental Health Nursing*, **23** : 771-782 (2002).

Nakagawa Y, Shaw R : Social capital ; A missing link to disaster recovery. *International Journal of Mass Emergencies and Disasters*, **22** (1) : 5-34 (2004).

Neighbors HW, Musick MA, Williams DR : The African American minister as a source of help for serious personal crises ; Bridge or barrier to mental health care? *Health Education and Behavior*, **25** (6) : 759-777 (1998).

Norris FH : Disasters in urban context. *Journal of Urban Health*, **79** (3) : 308-314 (2002).

Norris FH, Murrell SA : Prior experience as a moderator of disaster impact on anxiety symptoms in older adults. *American Journal of Community Psychology*, **16** (5) : 665-683 (1988).

Norris FH, Kaniasty K : Received and perceived social support in times of stress ; A test of the social support deterioration deterrence model. *Journal of Personality and Social Psychology*, **71**（3）: 498-511（1996）.

Norris FH, Friedman MJ, Watson PJ, et al.: 60,000 disaster victims speak ; Part Ⅰ. An empirical review of the empirical literature, 1981-2001. *Psychiatry*, **65**（3）: 207-239（2002）.

Norris FH, Friedman MJ, Watson PJ : 60,000 disaster victims speak ; Part Ⅱ. Summary and implications of the disaster mental health research. *Psychiatry*, **65**（3）: 240-260（2002）.

Norris FH, Stevens SP, Pfefferbaum B, et al.: Community resilience as a metaphor, theory, set of capacities, and strategy for disaster readiness. *American Journal of Community Psychology*, **41**（1-2）: 127-150（2008）.

North CS, Hong BA : Project CREST ; A new model for mental health intervention after a community disaster. *American Journal of Public Health*, **90**（7）: 1057-1058（2000）.

Office of Domestic Preparedness : Emergency responder guidelines. Office of Justice Programs, Washington, D.C.（2002）.

Perry RW, Lindell MK : Preparedness for emergency response ; Guidelines for the emergency planning process. *Disasters*, **27**（4）: 336-350（2003）.

Phifer JF, Kaniasty KZ, Norris FH : The impact of natural disaster on the health of older adults ; A multiwave prospective study. *Journal of Health and Social Behavior*, **29**（1）: 65-78（1988）.

Roberts RSB, Flannelly KJ, Weaver AJ, et al.: Compassion fatigue among chaplains, clergy, and other respondents after September 11th. *The Journal of Nervous and Mental Disease*, **191**（11）: 756（2003）.

Schuster MA, Stein BD, Jaycox L, et al.: A national survey of stress reactions after the September 11, 2001 terrorist attacks. *New England Journal of Medicine*, **345**（20）: 1507-1512（2001）.

Simpson DM : Earthquake drills and simulations in community-based training and preparedness programmes. *Disasters*, **26**（1）: 55-69（2002）.

Susser ES, Herman DB, Aaron B : Combating the terror of terrorism. *Scientific American*, **287**（2）: 70-77（2002）.

Thompson MP, Norris FH, Hanacek B : Age differences in the psychological consequences of hurricane Hugo. *Psychology and Aging*, **8**（4）: 606-616（1993）.

Van Citters AD, Bartels SJ : A systematic review of the effectiveness of community-based mental health outreach services for older adults. *Psychiatric Services*, **55**（11）: 1237-1249（2004）.

Vlahov D : Urban disaster ; A population perspective. *Journal of Urban Health*, **79**（3）: 295（2002）.

The White House : The federal response to Hurricane Katrina ; Lessons learned（Report to the president of the United States）.（2006, February）. Retrieved October 5, 2008, from http://www.whitehouse.gov/reports/katrina-lessons-learned/

Woolcock M : Social capital and economic development ; Toward a theoretical synthesis and policy framework. *Theory and Society*, **27**（2）: 151-208（1998）.

第5章
高齢者と介護者のための自助ツール

　2006年現在，アメリカ合衆国の65歳以上の高齢者の人口は3700万人（全人口の12%を超える）である（National Center for Health Statistics, 2008）．高齢者年齢の中央値は74.8歳（U.S Census Bureau, 2009）であり，85歳以上の超高齢者は530万人を超える．高齢者の絶対数は増加し続けていくが，1946〜1964年の間に生まれた，いわゆるベビーブーマーの世代が65歳以上となる2030年には，65歳以上の高齢者の比率は全体の約20%程度で比較的安定する見通しである．一方で，超高齢者の比率はベビーブーマー世代が高齢者の仲間入りをする2030年以降，大きく膨らむことが予測されている．

　最長年齢までいれると，年齢層が50年近くにまたがる65歳以上の高齢者は均一の性質をもった集団ではない．表1-5-1に示すようにさまざまな面で多様な特性を有する．

　全年齢層と比較すると，高齢者では女性，白人，寡婦（寡夫），障害がある，独居，前年と同じところに住んでいる，持ち家がある，退職している，外国生まれであるといった特徴がある．高齢者は高等学校卒業の資格をもっていたり，労働人口となっていることは少ないが，他の年齢に比して，貧しい人は少ない．外傷や手術のあとのリハビリテーション目的で一時的に入所した人も含めると，約4.3%の人が介護施設に一度は入ったことがある．85%の人は何の障害もなく暮らしており，80%の人は貧困レベルの1.5倍の収入がある．75%は白人であり，12%が黒人である．英語を話せない人は8.6%しかいない．これまで述べた因子はどれも生活の質（quality of life；QOL）低下を示すものではないが，いくつかの因子は安全・安心を得るための機会が得られるかどうかにかかわっている．アメリカの在宅高齢者のうち，約20%は65歳以上の虚弱高齢者であり，生活機能低下や生命の危機が2年以上にわたって続いている（Saliba et al, 2001；Wenger et al, 2003）．さらに，介護施設入所経験が一度でもある高齢者のうち4.3%は虚弱状態である（Pandya, 2001）．

　したがって，65歳以上の高齢者の約1/4の人は災害時や緊急時に自分の力だけで対応できず，援助を必要とすると考えるべきである．多くの虚弱高齢者，とくに85歳以上では公的でない無償（家族など）の介護者がついているのが現状である．

表1-5-1　アメリカの総人口と65歳以上人口の特性比較

カテゴリー特性	総人口	65歳以上人口
性別（女性）	50.8%	58.0%
平均年齢	36.4歳	74.8歳
白色人種	74.1%	85.2%
独居	27.3	44.9
寡婦（寡夫）	6.4	31.6
前年と同じ場所に居住	83.4	93.1
持ち家	57.5	88.4
従軍経験がある（退役軍人）	10.4	24.5
（精神的/身体的）障害がある	15.1	40.9
学歴がハイスクール修了未満	16.0	27.2
アメリカ国内以外の出自	12.5	13.0
非常にうまく英語を話すレベル未満	8.6	8.1
有業率	64.5	14.5
貧困	13.3	9.9

(U.S. Census Bureau : Population 65 years and over in the United States, 2005-2007 American Community Survey 3-year estimates〈Table S0103〉. 2009)

　さらに，これらの介護者自身も多くは65歳以上の老老介護となっている点は注目に値する（Spillman and Black, 2005）．つまり，高齢者の75%は災害時において，自力で対応できるだけでなく，他の虚弱な高齢者の援助や必要な助言までできるのだということは強調しておきたい．

　年齢や障害のあるなしにかかわらず，多くの人は精神的な復元力（resilient）をもっており，災害や不幸な事態に遭遇しても，自力で生活機能や心理面での回復をもたらすことができる．けれども，なかには，長きにわたって絶望感や無力感，心的外傷後ストレス障害（posttraumatic stress disorder；PTSD）に悩まされる人たちもいる（Bleich, Gelkopf, and Solomon, 2003；Maguen, Papa, and Litz, 2008）．このような人たちは事態への対処についての援助を必要としている．つまり，回復に重要なことは，自己効力感（Bleich, Gelkopf, and Solomon, 2003）を増し，日常生活をそれまでどおりに行っていけるという自信（Maguen, Papa, and Litz）を取り戻すための方策があるということである．

　本章では，災害時において，健康状態の維持，疾患の再発評価，疾患対応に関しての自助プログラムの例を紹介する．災害時に虚弱な高齢者援助を行うための準備，災害時の過ごし方，その後の回復への方策などについて，簡便に利用できる自助ツールについての考え方を提示する．この章が，災害から簡単には立ち直れない虚弱高齢者のために有用であることを願う．

I. 災害や緊急事態による健康障害

　復元力（resiliency）とは，不幸な事態に打ち勝つための技術を獲得したり，対処ができる

ようになる過程であるとされており (Gerrard, Kulig, and Nowatzki, 2004), 容易に測定が可能である (Connor, 2006). 予備能の低さから, 日常的環境においても高齢者は若年者に比べて, 復元力が弱い (Finkelstein et al., 1983; Katz et al., 2004). 高齢者は感染症による死亡率が若年者に比べて高い (Morens, Folkers, and Fauci, 2004). 高齢者は免疫力低下により, 原因の如何を問わずストレスに弱い (Barakat et al., 2002; Bradley, 1999; Helget and Smith, 2002; Katz et al., 2004; Madjid and Casscells, 2004; Salerno and Nagy, 2002; Solana and Mariani, 2000). 災害から2年以上経過しても, 被災者の身体的, 心理的な影響は残存している (Maltais et al., 2000).

　災害や緊急事態の被災者たちは, 被災しなかった人たちよりも自分たちの健康状態を平均以下に評価しやすく, PTSDや重度のうつ状態, 不安を示すことが多い. これらの精神症状は, 同様の状態の経験の既往や貧困 (Chen et al., 2007), 救急援助者との言語, 文化の違い (Shiu-Thornton et al., 2007), 経済的損失 (Acierno et al, 2006), 住まいが変わること (Acierno et al., 2007; Chung et al., 2005), それまでの健康状態 (Somasundaram and van de Put, 2006) などにより増強される. 普段からの強力なソーシャルサポート (社会からの援助) は, 災害や緊急事態が起こったときに生じる身体的, 精神的変調に対しての防御となり (Acierno et al., 2007; Lating and Bono, 2008), 災害の受け入れや対応する力を増す (Gerrard, Kulig, and Nowatzki, 2004). これまでに成功した支援のひとつが, 自助プログラムである. これは, 災害時において被災者たちがかかえる病気の自己管理を行う援助となる.

Ⅱ. 医療における自助モデル

　自助プログラムは病的状態の管理において確固とした歴史をもっている. 自助プログラムの多くは訓練された専門家が指導する, 相互連携する小グループによって構成され, 個人的体験を共有することが勧められ, 病気に対する対処方法を向上させることが求められる. このような形式でよく知られている自助グループには, アルコールアノニマスや, 摂食障害アノニマス, ニコチンアノニマスのように, 嗜癖に打ち勝つための12ステップモデルも含まれている. この12ステッププログラムは, 持続的な行動変容の効果があることが確かめられている (Vederhus and Kristensen, 2006).

　他のプログラムはより教育的なもので, 慢性疾患に対処するため, 自身の健康管理の見直し, 健康プログラムの指導者とともに健康管理を効果的に行うこと, 疾患をかかえることで起こる日々の課題をうまくさばいていくことなどを, どのようにやっていけばよいかなどが指導される. 関節炎は効果的な自助プログラムにより, 長期的な健康状態維持と医療費軽減を達成した疾患のひとつである (Arthritis Foundation, 2007; Kowarsky and Glazier, 1997; Lorig, Mazonson, and Holman, 1993). 関節炎自助グループの活動に参加することで, 疾患に対する知識が増え, 自信を取り戻し, 孤立感やうつ気分が減少して, 疼痛が減り, 受診回数が減ったという結果が得られている.

摂食障害自助グループの成果はそれほど明確でなく，成功の度合いはそれぞれのグループがどのようなゴールを設定しているかによって違う．1対1の個別カウンセリングを行っているプログラムでは，肥満の人の体重減少という点で，一般企業が営利目的で行うダイエットプログラムより効果が劣っているという（Heshka et al., 2003）．しかしながら，摂食障害防止のオンラインプログラムに参加した人には，摂食における態度や行動面で改善がみられている（Manwaring et al., 2008）．肥満改善のための集団型生活スタイル改善プログラム（Pettman et al., 2008）では，よりマンパワーを必要とする個別介入に比べても体組成の変化，心血管-代謝系，運動機能において遜色がない．これらのプログラムはソーシャルサポートが得られることや自己管理手法のテクニックを身につけることでより効果的であるとされている．

Ⅲ．セルフケアプログラム

多くのセルフケアプログラムはグループ形式ではなく，個人参加か，介護者同伴で行われる．視覚，聴覚，四肢の運動に障害がある糖尿病患者の包括的教育プログラムである「Tool Chest」（Bartos et al., 2008）は，個人的に取り寄せることができ，自らの力で疾患管理を行うのに十分な知識を身につけることができるようになっている．この「Tool Chest」により，どこにいけば血糖測定装置や注射器やポンプを使用するときに使う拡大鏡，音声ガイド付き処方箋（talking label prescription）などが手に入るのかを記した情報を，関連施設の電話番号やホームページなどの情報とともに取得できる．治療関連症状チェックリスト（Therapy-Related Symptom Checklist）は新しい，画期的ながん患者用の，評価ツールである．Williamsら（2006）の研究によると，このチェックリストは疼痛管理，体調を快適に維持するためのセルフケアを行ううえで重要な役割を果たしている．使用者の報告によると，チェックリストを使うことで，病気や治療にどのように向き合うのか，しっかりした考え方ができるようになったという．

心的外傷（トラウマ）に苦しむ患者たちのための自己評価キットも有用であることが示されている．うつ病患者が使える，いくつかの自記式心理検査法が紹介されている（Valente and Saunders, 2005）．たとえば，Zungの自記式うつ病評価スケール（Zung, Richards, and Short, 1965）や，自殺念慮があるかどうかを評価するHopelessnessスケール（Beck et al., 1974）などである．これらの検査は自記式であるため，自分がひどいうつ状態にあるのか，自殺リスクがあるのかについて明らかにすることを，身近な介護者が患者自身に促しやすくなる．このような検査キットを使用することにより，患者と心理士，援助者たちとの意思疎通がよくなり，医療上の意思決定が向上することや，状態が悪くなったときに，いつ専門家に相談すればよいかといったタイミングを自ら決める能力が向上することが示されている（Valente and Saunders, 2005）．

Zimmermanら（2006）は，どの時点でうつ病患者の治療を開始すべきかを決定するうえで重要な3つの領域について，簡便で単一の検査方法の開発と妥当性評価を行った．3つの領

域とは，①症状の重症度，②心理社会的機能，③ QOL である．この検査は負担が小さく，介護者が本人に勧めやすい．多くの心理士や援助者によると，このような検査により医療機関への患者の受け渡しが容易になり，治療効果判定のための正確な資料となりうるという．郵送式の自記式うつ病検査は，医師による問診と同じくらいの有効性があるという（Mallen and Peat, 2008）．自記式検査法は PTSD のリスクが高い人たちへも応用されるようになってきた（Connor, Foa, and Davidson, 2006）．

不安障害の患者に対する，オンラインを使った自己治療もよく行われている（Farvoldon et al., 2005）．参加者はまずスクリーニング検査の質問に答え，毎週ごとにある精神力動的面接を受ける．面接を受け終わったあと，2回目のスクリーニング検査を受け，オンラインで日記をつけ，個別の電子メールによる援助を受け続けることを勧められる．このプログラムにより，パニック発作の頻度と重症度が軽減することが示されている．うつ病の自己治療と病気に関する情報サイト（ホームページ）はオンラインで配信されており有用である（Griffiths and Christensen, 2007）

Ⅳ．復元力（resiliency）の促進

復元力を高め，増進することで，余病併発や死亡率の低下を最小限にすることができる（Lating and Bono, 2008；Nucifora et al., 2007）．高齢者における復元力の促進は，災害の経過のなかで，まず災害に対する事前の準備を行うこと（Boscarino, Figley, and Adams, 2003）や，災害後の高齢者への早期介入（Lating and Bono, 2008），災害を乗り切ったあとの健康状態に関する注意深い観察（Bryant, 2006；Chung et al., 2004；Connor, 2006），心的外傷に立ち向かう援助を行うこと（Foa, 2006）でしだいに醸成される信頼感，自信と関連している．信頼は復元力を高める．緊急時の備え（emergency preparedness）において信頼感の醸成は重要である．最近は自然災害や人的災害時に対する地域保健体制（Alexander, Larkin, and Wynia, 2006），病院（O'Sullivan et al., 2008），介護施設（Castro et al., 2008）における信頼，連携確立がほとんどない状況である．したがって，高齢者の総合的災害対策計画のなかで各自が使える個人用自助ツールの必要性がきわめて高くなっている．これらのツールは災害時の恐怖レベルを下げ（Boscarino, Figley, and Adams, 2003；Salcıǧlu and Başoǧlu, 2008），QOL が崩壊することを最小限にとどめ（Ross and Bing, 2007），個人の安全性を高める（Johnson et al., 2006）．また，精神的安定をもたらし（Blessman et al., 2007），文化的，人種的に適切な情報を供給する（Bryant and Njenga, 2006；Carter-Pokras et al., 2007；Constantine et al., 2005；Eisenman et al., 2006）．さらに，メンタルケアへの偏見（Carlos-Otero and Njenga, 2006）も含めた，PTSD に対する対処方法を向上させる（Chung et al.）．このようなツールを用いることで災害時およびその後の高齢者の余病併発と死亡率を下げることができる．

これら個人用自助ツールが機能し，有効に使用されるためには，高齢者の検証に十分に耐えなければならない（Arsand and Demiris, 2008）．すでに，いくつかの自助ツールが作成され

てきたが，長期間の有効性検証を行えている例はほとんどない．たとえば，カナダでは4種類の地域型緊急時の備えプログラムが作成されたが，災害時の有効性が検証されたのは2種類のみである（Public Health Agency of Canada〈PHAC〉, 2008）．これらのプログラムは高齢者を社会資源として取り込み，地域レベルでの災害対策プログラムの計画，作成，周知，実行の各段階でそれぞれ役割を担ってもらうようにした．それにより高齢者にとって，より親しみやすく機能しやすいものとなった．

カナダのマニトバ州レッド川は，地方にある農村地帯であるが，そこで2004年に「District Gardian Program」が施行された．このプログラムは，地域住民の同定，各個人に必要な医療等の情報，利用できる社会資源をデータベースとして維持管理している．住民は計画段階から参画し，データベース作成に必要な情報を提供した．このシステムは2007年のこの地域の水道供給を危険にさらした洪水の際に有効性が試され，地域の秩序と安定に十分有用であることが示された（PHAC, 2008）．

カナダのケベック州フェルランド゠エ゠ボイユロー（Ferland-et-Boilleau）におけるGroupe d'Action Communautaire de Santé Bénévole Inc.（GACSB）は地域住民のQOL向上に役立っている．このGACSBは1996年の洪水のとき，高齢者と専門家の協働関係において中心的役割を果たした．高齢者がGACSBを運用するうえで重要な役割を担ったのである（PHAC, 2008）．

オンタリオ州トロントには1912年から地域連携プログラムとしてセント・クリストファーハウス（St. Christopher House）がある．この地域は多文化・多言語であるため，セント・クリストファーハウスはさまざまな様式（formats）で，情報伝達を行わなければならなかった．高齢者自身が実施した高齢者自身のための緊急時の備えプログラムのなかで3つの成功例がある．「Health Action Theatre（HATS）」は緊急時の備えを無言劇で伝えるものである．「In the Picture」は災害に関する情報などの翻訳サービスを行う．もう1つの「Group Effective Leadership」は災害時に高齢者自身がどのように責任ある指導性を発揮できるかを教示するものである（PHAC, 2008）．

カナダのマニトバ州ウィニペグ市の「For Seniors, By Seniors」は，高齢者の復元力促進と地域ネットワークづくりを支援するためのプログラムである．このプログラムは地域の高齢者グループ同士のネットワークの輪を広げる支援を行う．その目的は災害時に911システム（救急医療コール体制）の過度の負担を軽減することにある．このプログラムには災害時の行動に関して30分間のレクチャーが含まれているが，これは高齢者に警告を与えるというより，いざというとき，どうすればよいのかを知ってもらうためのものである．このプログラムには，ほかに高齢者専用の在宅用サバイバルキット組み立てセットも含まれている（PHAC, 2008）．

上述したプログラムはすべて，高齢者自身が，緊急時において指導的立場となることや，初期対応の仕方を教えるための例である．つまり，これらは高齢者向けであるとともに高齢者自身が実施するものなのである．これらの訓練プログラムを確実に実施するために，地域ネットワークが役立っている．

虚弱高齢者（frail older persons）の自立を促進するツールもいくつかある．これらの自立促進ツールが成功するかどうかは，これまで述べてきたものとはいくぶん異なる社会的なつながり，とくに家族の協力が鍵となる．「Vial of LIFE（命の小瓶）」（Lifesaving Information for Emergencies, Vial of LIFE Project, 2006）は，こうしたツールのひとつである．薬瓶のような形（時には二つ折りの財布のような形）をした容器が使用される．この容器には使用者の身体状態，処方，アレルギーの有無などの医学的状態をまとめた記録が入れられている．これにより，容器内の記録を見ることで身体面の危機的状況に対する医学的情報を得ることが可能となる．この容器はその形により，冷蔵庫の中，財布の中，自動車のダッシュボードの中などに納められる．実際，記録のコピーをあちこちに置いておくことで，いざというときに医療・ケアのスタッフが簡単に情報を手に入れることが可能となる．「Vial of LIFE」プロジェクトの目的は，すべての高齢者にこの容器を配布することである．書式はインターネットを通じて無料でダウンロードできる．このプログラムの価値はインターネット検索回数で知ることができる．ボーイスカウト，病院，地域の高齢者援護団体，消防署などで使われた「Vial of LIFE」の数千に及ぶ事例は閲覧可能である．

医療緊急警告サービス（なかでも Lifeline® が最もよく知られている）は，生活範囲が自宅に限定され，自力では対応できないような高齢者や障害者を援助するための緊急電話連絡を行うシステムである．転倒その他の緊急事態が発生した場合，利用者が携帯している器具のボタンを押すと，担当者につながり，そこから以前，その利用者を診たことがある救急施設に連絡がはいる仕組みである．このシステムは技術を通して孤立した生活を送る高齢者の社会的支援の輪を広げるために設計されている．このシステムの有効性を検証した研究報告はなされていないものの，多くの模倣事例があることから，こうしたやり方へのニーズは大きいと思われる．本人と家族のどちらがよりこのシステムを必要としているかについての報告はまだない．

国際赤十字社のホームページに掲載されている利用者本位型（person-centered）緊急対応ツールがある（http://www.redcross.org/general/0,082,0_914440,00.html）．このホームページは各年齢層によって異なった防災対策キットの作り方を教示している．高齢者に特化したものではないが，状況によって必要な物を組み合わせたりすることで使いやすいものにできる．高齢者用の防災対策キットは，より小さく，軽くて，個々の利用者に合ったものでなければならない（Tumosa, 2004）．また，その防災対策キットのなかには，最低でも1週間分の薬剤，利用可能なケアおよび社会資源に関する情報が含まれていなければならない．さらに，懐中電灯，名札，反射鏡などの防災グッズも必要である．アメリカのミズーリ州セントルイスの赤十字社では，災害時指導者養成プログラムを実施する会を立ち上げた．そこでは，高齢者自身が防災対策キットの組み立てを他の高齢者に指導する．Gateway Geriatric Education Center において行われている防災対策キット組み立て指導者養成プログラムの効果検証において，患者に対して予期せぬほどの効果が認められた（Bales and Tumosa, 2009）．このプログラムの参加者には2つの防災対策キットが渡される．1つは単に別の人に教示するためのもの，もう1つは参加者が選んだ高齢者を指導するための防災対策キットである．9か月後，養成された

指導者からの報告によると，3か所の大停電が生じた際に，緊急避難所において，参加者が指導した人たちが防災対策キットを使いこなしていたという．さらに，大停電の際，凍結した道路をあちこち走り回ったが，防災対策キットを持っていたことで指導者自身も安心できたという．これらのことから，このような防災対策キットが個人的な安全の信頼感をもたらすことがわかる．

　高齢者が自助ツールを使うための援助を行ううえで，有用な情報源のひとつが「public service announcement（PSA）」である．PSA の有効な使い方がアメリカ退役軍人省（U.S. Department of Veterans Affairs；VA）（2009）で提示された．VA は退役軍人（その50％以上は65歳以上の高齢者）に2009年の退役軍人カレンダーを配布した．その2009年のカレンダーには12の PSA が掲載されていた．そこには VA の健康に関するホームページにアクセスする方法や防災対策キットの使用方法，戦闘の影響による PTSD，自殺念慮に対応できる支援情報への連絡方法などが含まれていた．この方法は自分への自信獲得と自立への促進という面できわめて強力なメッセージとなっている．

　緊急時の以前・最中・以後のすべての段階において，コミュニケーションはきわめて重要である．コミュニケーションによって心理的パニックに陥ることを防ぎ，復元力を促進することが可能となる．このコミュニケーションは，文化的な適合性があり，わかりやすく，簡単にアクセスできるものでなければならない（Severance and Yeo, 2006）．緊急対応において模範となるようないくつかのプロジェクトに関して，「Workshop Report」（PHAC, 2008）のなかで見ることができる．上述したセント・クリストファーハウスでは HATS において，地域に根差し，住民の文化の違いに配慮した，高齢者向けの参加型教育プログラムを行っている．「アクション・スタディー・プロジェクトグループ（Interprofessional Disaster/Emergency Preparedness Action Studies〈IDEAS〉Project Group）」のネットワーク（http://www.ideasnetwork.ca）は，トロントにおける，緊急時対応と被災者ケアのためのオンライン型教育プロジェクトである．マニトバ州ウィニペグ市の「For Seniors, By Seniors」では，緊急対応のための聞き取り支援グループ訓練が行われている．これらのプログラムにおいては，広範囲の地域住民をまとめて協同作業を進め，緊急時に相互援助できるように構成されている．

　インターネットは，緊急時対応のための情報を利用者に提供するネットワークのひとつである．このウェブを利用した方式には，いくつかの組織が情報を提供している．アメリカ合衆国連邦緊急事態管理庁（Fedral Emergency Management Agency of the United States；FEMA）（http://www.fema.gov/）は家族，個人向けにオンライン上で災害情報を提供している．そのなかには，災害時に家族や財産を守るために準備すべきことや，対応方法の情報のページ「Prepare for a Disaster」（FEMA, 2009b），災害時に FEMA を通して援助を求める方法のページ「Apply for Assistance」（FEMA, 2009a），災害後の応急処置および復旧のための情報のページ「Recover and Rebuild」（FEMA, 2009c）などが含まれている．アメリカ合衆国全体に広がる緊急時ウェブ対応専用ホームページも整備されている．しかし，オンラインで利用できる情報は必ずしも高齢者向けとはいえない．Ohio Valley Apparachia Regional Geriatric Education Centers(OVAR GEC)は 2009 年に高齢者向け緊急対応ホームページを立ち上げた．このサイトでは高齢者のニーズに合う緊急時対応のオンライントレーニングを提供している（Johnson et al., 2006）．

インターネット情報はコンピュータ利用になじみのある若年層にも，高齢者層にもたいへん便利で使い勝手のよいツールである．しかし，高齢者の多くはコンピュータの使用経験に乏しく，操作技術に習熟していない．地域のコミュニティーカレッジ等でのコンピュータ学習プログラムを推進することで，高齢者のインターネット操作の知識を向上させることができる．

V．まとめ

高齢者向けの自助ツールは，災害時の対応のみでなく，その後の生活復旧援助まで多くのものが作成されてきた．けれども，文化，人種，言語の違いを克服するために，さらに多様な器具，用品を用いたツールが作られつつある．貧困層で，言語の問題もある高齢者の健康維持のためのツールでは，言葉を用いずに絵図を用いる方法が有効である．たとえば，テロリストの脅威レベルに関して「緑」「青」「黄色」「オレンジ」「赤」などの色を使って，レベルの高さを示す方法はきわめて有効な方法である．一方で，色覚異常の人には役に立たないという欠点もある．

他の多くの健康プログラムと同じように，緊急対応プログラムは，災害等の脅威の大きさや対応方法の変化などにより，常に進化し続けるものである．災害に関する知識や対応方法が進展するにつれて，自助ツールも適正に変化していくべきである．自助ツールは，被災者や，身近にいる専門知識をほとんどもたない介護者にも，容易に使いこなせるものでなければならない．また，自助ツールは，使用者である高齢者の意見をよく反映させて作成されるべきである．最後に，自助ツールはできるかぎり，普遍的で全世界で使用可能であることを目指す必要がある．緊急対応のための新しい自助ツールを作成するうえでの合言葉は，「新しい脅威や機会に常に敏感であれ」「作成にあたっては高齢者の意見をよく聞け」「高齢者の自立自尊を促すことを進めよ」である．

【文　献】

Acierno R, Ruggiero KJ, Kilpatrick DG, et al.: Risk and protective factors for psychopathology among older versus younger adults after the 2004 Florida hurricanes. *The American Journal of Geriatric Psychiatry*, **14**：1051-1059（2006）．

Acierno R, Ruggiero KJ, Galea S, et al.: Psychological sequelae resulting from the 2004 Florida hurricanes；Implications for postdisaster intervention. *American Journal of Public Health*, **97**〔Suppl. 1〕：S103-108（2007）．

Alexander GC, Larkin GL, Wynia MK：Physicians' preparedness for bioterrorism and other public health priorities. *Academic Emergency Medicine*, **13**（11）：1238-1241（2006）．

Arthritis Foundation：Arthritis Foundation self-help program.（2007）. Retrieved January 6, 2009, from http://www.arthritis.org/self-help-program.php

Arsand E, Demiris G：User-centered methods for designing patientcentered self-help tools. *Informatics for Health & Social Care*, **33**（3）：158-169（2008）．

Bales C, Tumosa N：Minimizing the impact of complex emergencies on nutrition and geriatric health；Planning for

Prevention is key. *In* Handbook of clinical nutrition and aging, ed. by Bales CW, Ritchie CS, 2nd ed., 635-654, Humana Press, New York (2009).

Barakat LA, Quentzel HL, Jernigan JA, et al.; Anthrax Bioterrorism Investigation Team : Fatal inhalational anthrax in a 94-year-old Connecticut woman. *The Journal of the American Medical Association*, **287** (7) : 898-900 (2002).

Bartos BJ, Cleary ME, Kleinbeck C, et al.: Diabetes and disabilities ; Assistive tools, services, and information. *The Diabetes Educator*, **34** (4) : 597-598, 600, 603-605 (2008).

Beck AT, Weissman A, Lester D, et al.: The measurement of pessimism ; The hopelessness scale. *Journal of Consulting and Clinical Psychology*, **42** (6) : 861-865 (1974).

Bleich A, Gelkopf M, Solomon Z : Exposure to terrorism, stress-related mental health symptoms, and coping behaviors among a nationally representative sample in Israel. *The Journal of the American Medical Association*, **290** (5) : 612-620 (2003).

Blessman J, Skupski J, Jamil M, et al.: Barriers to at-home-preparedness in public health employees ; Implications for disaster preparedness training. *Journal of Occupational and Environmental Medicine*, **49** (3) : 318-326 (2007).

Boscarino JA, Figley CR, Adams RE : Fear of terrorism in New York after the September 11 terrorist attacks ; Implications for emergency mental health and preparedness. *International Journal of Emergency Mental Health*, **5** (4) : 199-209 (2003).

Bradley SF : Prevention of influenza in long-term-care facilities ; Long-Term-Care Committee of the Society for Healthcare Epidemiology of America. *Infection Control and Hospital Epidemiology*, 20 (9) : 629-637 (1999).

Bryant RA : Recovery after the tsunami ; Timeline for rehabilitation. *Journal of Clinical Psychiatry*, **67** 〔Suppl. 2〕 : 50-55 (2006).

Bryant RA, Njenga FG : Cultural sensitivity ; Making trauma assessment and treatment plans culturally relevant. *Journal of Clinical Psychiatry*, **67** 〔Suppl. 2〕 : 74-79 (2006).

Carlos-Otero J, Njenga FG : Lessons in posttraumatic stress disorder from the past ; Venezuela floods and Nairobi bombing. *Journal of Clinical Psychiatry*, **67** 〔Suppl. 2〕 : 56-63 (2006).

Carter-Pokras O, Zambrana RE, Mora SE, et al.: Emergency preparedness ; Knowledge and perceptions of Latin American immigrants. *Journal of Health Care for the Poor and Underserved*, **18** (2) : 465-481 (2007).

Castro C, Persson D, Bergstrom N, et al.: Surviving the storms ; Emergency preparedness in Texas nursing facilities and assisted living facilities. *Journal of Gerontological Nursing*, **34** (8) : 9-16 (2008).

Chen AC, Keith VM, Leong KJ, et al.: Hurricane Katrina ; Prior trauma, poverty, and health among Vietnamese-American survivors. *International Nursing Review*, **54** (4) : 324-331 (2007).

Chung MC, Werrett J, Easthope Y, et al.: Coping with post-traumatic stress ; Young, middle-aged, and elderly comparisons. *International Journal of Geriatric Psychiatry*, **19** (4) : 333-343 (2004).

Chung MC, Dennis I, Easthope Y, et al.: Differentiating posttraumatic stress between elderly and younger residents. *Psychiatry*, **68** (2) : 164-173 (2005).

Connor KM : Assessment of resilience in the aftermath of trauma. *Journal of Clinical Psychiatry*, **67** 〔Suppl. 2〕 : 46-49 (2006).

Connor KM, Foa EB, Davidson JR : Practical assessment and evaluation of mental health problems following a mass disaster. *Journal of Clinical Psychiatry*, **67** 〔Suppl. 2〕 : 26-33 (2006).

Constantine MG, Alleyne VL, Caldwell LD, et al.: Coping responses of Asian, Black, and Latino/Latina New York City residents following the September 11, 2001 terrorist attacks against the United States. *Cultural Diversity & Ethnic Minority Psychology*, **11** (4) : 293-308 (2005).

Eisenman DP, Wold C, Fielding J, et al.: Differences in individual-level terrorism preparedness in Los Angeles County. *American Journal of Preventive Medicine*, **30** (1) : 1-6 (2006).

Farvolden P, Denisoff E, Selby P, et al.: Usage and longitudinal effectiveness of a Web-based self-help cognitive behavioral therapy program for panic disorder. *Journal of Medical Internet Research*, **7** (1) : e7 (2005).

Federal Emergency Management Agency : Apply for assistance. (2009a). Retrieved July 10, 2009, from http://www.fema.gov/assistance/index.shtm

Federal Emergency Management Agency : Prepare for a disaster. (2009b). Retrieved July 10, 2009, from http://www.fema.gov/plan/index.shtm

Federal Emergency Management Agency : Recover and rebuild. (2009c). Retrieved July 10, 2009, from http://www.

fema.gov/rebuild/index.shtm

Finkelstein MS, Petkun WM, Freedman ML, et al.: Pneumococcal bacteremia in adults ; Age-dependent differences in presentation and in outcome. *Journal of the American Geriatrics Society*, **31**（1）: 19-27（1983）.

Foa EB : Psychosocial therapy for posttraumatic stress disorder. *Journal of Clinical Psychiatry*, **67**〔Suppl. 2〕: 40-45（2006）.

Gerrard N, Kulig J, Nowatzki N : What doesn't kill you makes you stronger ; Determinants of stress resiliency in rural people of Saskatchewan, Canada. *The Journal of Rural Health*, **20**（1）: 59-66（2004）.

Griffiths KM, Christensen H : Internet-based mental health programs ; A powerful tool in the rural medical kit. *The Australian Journal of Rural Health*, **15**（2）: 81-87（2007）.

Helget V, Smith PW : Bioterrorism preparedness ; A survey of Nebraska health care institutions. *American Journal of Infection Control*, **30**（1）: 46-48（2002）.

Heshka S, Anderson JW, Atkinson RL, et al.: Weight loss with self-help compared with a structured commercial program ; A randomized trial. *The Journal of the American Medical Association*, **289** : 1792-1798（2003）.

Johnson A, Howe JL, McBride MR, et al.: Bioterrorism and emergency preparedness in aging（BTEPA）; HRSA-funded GEC collaboration for curricula and training. *Gerontology & Geriatrics Education*, **26**（4）: 63-86（2006）.

Katz JM, Plowden J, Renshaw-Hoelscher M, et al.: Immunity to influenza ; The challenges of protecting an aging population. *Immunologic Research*, **29**（1-3）: 113-124（2004）.

Kowarsky A, Glazier S : Development of skills for coping with arthritis ; An innovative group approach. *Arthritis Care and Research*, **10**（2）: 121-127（1997）.

Lating JM, Bono SF : Crisis intervention and fostering resiliency. *International Journal of Emergency Mental Health*, **10**（2）: 87-93（2008）.

Lorig K, Mazonson P, Holman HR : Evidence suggesting that health education for self-management in patients with chronic arthritis has sustained health benefits while reducing health care costs. *Arthritis and Rheumatism*, **36**（4）: 439-446（1993）.

Madjid M, Casscells W : Influenza as a bioterror threat ; The need for global vaccination. *Expert Opinion on Biological Therapy*, **4**（3）: 265-267（2004）.

Maguen S, Papa A, Litz BT : Coping with the threat of terrorism ; A review. *Anxiety, Stress, and Coping*, **21**（1）: 15-35（2008）.

Mallen CD, Peat G : Screening older people with musculoskeletal pain for depressive symptoms in primary care. *The British Journal of General Practice*, **58**（555）: 688-693（2008）.

Maltais D, Lachance L, Fortin M, et al.: Psychological and physical health of the July 1996 disaster victims ; A comparative study between victims and non-victims. *Sante Mentale au Quebec*, **25**（1）: 116-137（2000）.

Manwaring JL, Bryson SW, Goldschmidt AB, et al.: Do adherence variables predict outcome in an online program for the prevention of eating disorders? *Journal of Consulting and Clinical Psychology*, **76**（2）: 341-346（2008）.

Morens DM, Folkers GK, Fauci AS : The challenge of emerging and reemerging infectious diseases. *Nature*, **430**（6996）: 242-249（2004）.

National Center for Health Statistics : Older Americans 2008 ; Key indicators of well being.（2008）. Retrieved January 9, 2009, from http://www.agingstats.gov/agingstatsdotnet/Main_Site/Data/Data_2008.aspx

Nucifora F Jr, Langlieb AM, Siegal E, et al : Building resistance, resilience, and recovery in the wake of school and workplace violence. *Disaster Medicine and Public Health Preparedness*, **1**〔Suppl. 1〕: S33-37（2007）.

The Ohio Valley Appalachia Regional Geriatric Education Centers : Bioterrorism and emergency preparedness. （2009）. Retrieved July 10, 2009, from http://www.mc.uky.edu/aging/bioterrorism_and_emergency_preparedness.html

O'Sullivan TL, Dow D, Turner MC, et al.: Disaster and emergency management ; Canadian nurses' perceptions of preparedness on hospital front lines. *Prehospital and Disaster Medicine*, **23**（3）: 11-18（2008）.

Pandya S : Nursing homes fact sheet.（2001）. Retrieved January 4, 2009, from http://www.aarp.org/research/longtermcare/nursinghomes/aresearch-import-669-FS10R.html

Pettman TL, Misan GM, Owen K, et al.: Self-management for obesity and cardio-metabolic fitness ; Description and evaluation of the lifestyle modification program of a randomised controlled trial. *The International Journal of Behavioral Nutrition and Physical Activity*, **27** : 53（2008）.

Public Health Agency of Canada : Workshop report. Second International Workshop on Seniors and Emergency Preparedness, Winnipeg, Manitoba（2008）. Retrieved January 8, 2009, from http://www.phac-aspc.gc.ca/seniors-aines/alt_formats/pdf/pubs/emergency-urgence-eng.pdf

Ross KL, Bing CM : Emergency management ; Expanding the disaster plan. *Home Healthcare Nurse*, **25** (6) : 370-377 (2007).

Salcioğlu E, Başoğlu M : Psychological effects of earthquakes in children ; Prospects for brief behavioral treatment. *World Journal of Pediatrics*, **4** (3) : 165-172 (2008).

Salerno JA, Nagy C : Terrorism and aging. *The Journals of Gerontology Series A Biological Sciences and Medical Sciences*, **57** (9) : M552-554 (2002).

Saliba D, Elliott M, Rubenstein LZ, et al.: The vulnerable elders survey ; A tool for identifying vulnerable older people in the community. *Journal of the American Geriatric Society*, **49** (12) : 1691-1699 (2001).

Severance J, Yeo G : Ethnogeriatric education ; A collaborative project of Geriatric Education Centers. *Gerontology & Geriatrics Education*, **26** (4) : 87-99 (2006).

Shiu-Thornton S, Balabis J, Senturia K, et al.: Disaster preparedness for limited English proficient communities ; Medical interpreters as cultural brokers and gatekeepers. *Public Health Reports*, **122** (4) : 466-471 (2007).

Solana R, Mariani E : NK and NK/T cells in human senescence. *Vaccine*, **18** (16) : 1613-1620 (2000).

Somasundaram DJ, van de Put WA : Management of trauma in special populations after a disaster. *Journal of Clinical Psychiatry*, **67** [Suppl. 2] : 64-73 (2006).

Spillman BC, Black KJ : Staying the course ; Trends in family caregiving. AARP Public Policy Research Institute and the Urban Institute (Research Report Pub. ID 2005-17), 1-40 (2005, November). Retrieved January 5, 2009, from http://www.aarp.org/research/housing-mobility/caregiving/

Tumosa N (eds.) : Emergency preparedness. *Aging Successfully*, **26** (3) : 1-24 (2004).

U.S. Census Bureau : Population 65 years and over in the United States, 2005-2007 American Community Survey 3-year estimates (Table S0103). (2009). Retrieved January 5, 2009, from http://factfinder.census.gov/servlet/STTable?_bm=y&-geo_id=01000US&hqr_name=ACS_2007_3YR_G00_S0103&-ds_name=ACS_2007_3YR_G00_

U.S. Department of Veterans Affairs : 2009 Salute to Our Veterans calendar. (2009). Retrieved January 15, 2009, from www.myhealth.va.gov

Valente SM, Saunders J : Screening for depression and suicide ; Self-report instruments that work. *Journal of Psychosocial Nursing and Mental Health Services*, **43** (11) : 22-31 (2005).

Vederhus KJ, Kristensen O : High effectiveness of self-help programs after drug addiction therapy. *BMC Psychiatry*, **6** : 35 (2006).

Vial of LIFE Project. (2006). Retrieved January 1, 2009, from http://www.vialoflife.com/

Wenger NS, Solomon DH, Roth CP, et al.: The quality of medical care provided to vulnerable community-dwelling older patients. *Annals of Internal Medicine*, **139** (9) : 740-747 (2003).

Williams PD, Piamjariyakul U, Ducey K, et al.: Cancer treatment, symptom monitoring, and self-care in adults ; Pilot study. *Cancer Nursing*, **29** (5) : 347-355 (2006).

Zimmerman M, Ruggero CJ, Chelminski I, et al.: Developing brief scales for use in clinical practice ; The reliability and validity of single-item self-report measures of depression symptom severity, psychosocial impairment due to depression, and quality of life. *Journal of Clinical Psychiatry*, **67** (10) : 1536-1541 (2006).

Zung WW, Richards CB, Short MJ : Self-rating depression scale in an outpatient clinic ; Further validation of the SDS. *Archives of General Psychiatry*, **13** (6) : 508-515 (1965).

第6章
ボランティア
災害時の役割と活用

Ⅰ. 災害時の対応にはコミュニティー活動が大切

　災害が起きたときには，コミュニティー全体が影響を受ける．そのため，「すべての人が生き残るために必要な支援を得ることができ，だれ一人取り残されない」ことを保証することは，コミュニティーリーダーが背負うべき責任である．ファーストレスポンダー（first responder，即時救援隊）は災害が起きたとき，すぐに対応できるよう訓練されている．しかし，2001年9月11日の同時多発テロ事件（以下，9・11同時多発テロ）やハリケーン・カトリーナの被害の際，われわれが経験したように，ファーストレスポンダーは悲劇的な出来事に続く膨大な需要を満たすことはできない．それゆえに，ファーストレスポンダーの業務を補うことのできる，他の人員を含めた災害対策計画を作り上げること，それがコミュニティーリーダーの責任である．訓練を受けたボランティア団体は，ファーストレスポンダーの業務の一部を代わりに分担することができる．

　このようなボランティア団体に加えて，コミュニティー自体もまた，災害が起きたときに確実に動員でき，援助できる自発的ボランティアを組織することの重要性を考える必要がある．

　災害が発生するそのとき，それが自然災害であれ人為的な災害であれ，その災害への対策および災害直後の支援，また市民を守るコミュニティーの力を再建するために，災害時緊急対策計画を準備しておくことが重要である．ボランティアはその役割を果たすことが可能であり，それはまた義務でもある．多くのコミュニティーにおいてボランティアは，災害時や災害直後の医療の供給および慈善活動のために不可欠である（Padraig, 2008）．コミュニティーレベルでの介入は，そのコミュニティーが問題に対処し解決する能力を高め，災害後には防災機能を強化し維持する助けとなる（Somasundaram et al., 2003）．

　本章では，ボランティアを志願する人の傾向，ボランティアへの勧誘と育成，高齢者がボランティアとして援助することの利点，とくに災害時に高齢者を援助するためにボランティアを利用することなど，災害対策としてのボランティアの必要性を示したい．

また，この章においては可能な限り，実際に緊急時にボランティアが利用されているような，エビデンスに基づいた活動の事例を紹介する．しかしながら，この章では，このような活動のエビデンスを広範囲にわたって判断しようとするものではない．最新の調査によると，緊急対策のいくつかの分野では，エビデンスのあるやり方は，まだ基準として用いられていない（Perry and Lindell, 2003；Ronan and Johnson, 2005）．

II. 災害に備える

住民からの基本的ニーズ，とくに災害後のニーズを満たす準備という点において，そのコミュニティーレベルがどのくらいなのかということはほとんど知られていない（Adams and Canclini, 2008）．災害前や災害時および災害後に，できるかぎり多くの地域資源を利用するための緊急時対策計画の立案に時間と資金を費やすことはコミュニティーにとって大きな利益である．つまり，これは地域住民に緊急対策に関する危機管理の認識と，安全への認識を与えると同時に，コミュニティーをもっと活気あるものにすると考えられるからである．コミュニティーの回復力は，次の4つの主要な順応能力から明らかになるものであって，それは「経済発展」「社会資本」「情報通信」，そして災害事前対策の戦略をともに供給し「共有する能力」である（Norris et al., 2008）．これらの4つの要素は，本章全体に反映されている．ボランティアを活用して，コミュニティーの災害対策プランを発展させるためには，コミュニティーの能力育成だけではなく，コミュニティーの社会資本の利用が重要である．社会資本の基本的な意義は，個人からの投資，アクセス，利益を得るために有用なネットワーク構築がなされていることである（Norris et al., 2008）．緊急時対策に関しては，社会資本を利用するコミュニティーは，その地域の回復を目指すと同時に，個人のニーズを満たすための活動を行うグループの人たちから協力を得られる．また，災害時にコミュニティーをサポートするボランティアがいることで，人々は，ボランティアや同様のグループに目を向け，このことが，避難などが必要なその状況において，速やかな行動につながる（Norris et al., 2008）．加えて不可欠なのは，さまざまな区域からボランティアを募集することで，緊急時対策計画が地域の状況（文化的多様性など）に対して，きめ細かい介入があるということを示すことである．

III. コミュニティーにはリーダーが必要である

ボランティアを含め，コミュニティーの緊急時対策計画を発展させるための最初のステップは，そのコミュニティーのリーダーを決めることである．災害に備えるには「リーダーシップ」が重要な鍵となるため，コミュニティーは，災害に対してきちんと向き合えるリーダーをもつべきである（Gibson and Hayunga, 2006）．いかなるコミュニティーにも公式にしろ非公式にしろリーダーは存在する．コミュニティーや既存の組織，情報を扱う場所など，社会全体の関係性のなかに，このようなリーダーを見いだし，緊急時に彼らをボランティアとして招集する

ことが，緊急時に迅速で継続的なサポートサービスを行ううえでの鍵となる（Norris et al., 2008）．リーダーたちを緊急時対策計画の策定に参加させることは，リーダーとコミュニティーメンバーが計画を実行しようとする動きをより確実なものにする．ハザード研究の文献では，効果的なリーダーの存在は，人々に役割を与え，情報を確実に伝え合う点でより不可欠なものであるとしている（Ronan and Johnson, 2005）．そのため，コミュニティーリーダーを決めて育成することは，コミュニティーの回復力の確立および社会資本そのものへの重要な投資となる．コミュニティーを救済するための最初のステップは，地域を，緊急時対策計画に，またそれを支持し実施しようとする個人の存在により注目させることによって，地域を変える必要性に気づくことであると示している研究がある（Ronan and Johnson, 2005）．非常事態対応計画を策定すべく，地域住民を団結させることを目的としたリーダーの採用と養成の一例は，ニューヨーク危機管理事務所（New York City Office of Emergency Management）と契約を結んだ Empowerment Institute によって実施された「All Together Now」と呼ばれる試験プログラムである．Empowerment Institute では，コミュニティー密着型の行動修正（変化）と緊急対策の備えのための専門家が活動している．2年間の試験プログラムで彼らは，ニューヨークの5つの自治区の40のビル建造物と同区画に住む3,800人の住民に対して，災害に強いコミュニティーづくりためのトレーニングをビル建造物と住民に対し同区画レベルで施行した．

リーダーとしての技術を高めるうえでのさまざまな問題があるなかで，リーダーたちは，①お互いに助け合うための近隣住民によるチームをつくること，②緊急時に支援システムを動かすこと，③避難計画を立てて準備すること，④リーダーらと同じビル建造物や同区画に住む高齢者や障害者を見つけだし，援助すること，そして⑤建物を維持するためのビル建造物や同区画の開発委員会を設置するなどといったトレーニングを受ける（Empowerment Institute, 2009）．「All Together Now」プログラムは，地域の高齢者や身体障害者の補助についてトレーニングする点で独特なものであった．コミュニティーの高齢者や身体障害者のサポートは，緊急時対策において重要であるが，2001年9・11同時多発テロ事件や度重なるハリケーン被害のなかでは見落とされてしまった点でもある．以下では，この点についてさらに深く掘り下げていく．

Ⅳ．地域ボランティアと災害

コミュニティーメンバーは，そのコミュニティーにおける災害に，最初に対応することになるため，公的な組織からの支援が来るまでの間，自分たちだけで行動できるように，準備をしておかなければならない（Glass, 2001）．また，コミュニティーメンバーは，自分のコミュニティーや住民たちのニーズも把握しておくべきである．

そのため効果的な災害対策プランを立てるためには，災害時によりリスクの高くなる人々を含めた災害に弱い区域に精通しているリーダーをもつべきである（Glass, 2001）．これらの

リーダーと地域の行政機関は，地域の災害対策を推進するにあたって相互に働きかけ高い効果を生むために，緊急対策組織（たとえば，アメリカ赤十字社の地域支部，地域の緊急対策チームなど）との協力体制を敷くべきである（Glass, 2001）．地域の対策が進めば進むほど，地域は災害時や災害後によりよい対応ができる．多くの研究は，緊急対策組織と協力し合うことができなかったとき，支援は失敗に終わることを示している．効果的な支援が万全な準備のもとで行われ，連携がとれているときには，そのような失敗は起こらない（Gillespie and Murty, 1994）．災害後の地域住民の健康と安全は，住民の能力と地域の行政機関による災害への備えによっている（Adams and Canclini, 2008）．

V．緊急時の援助のためのボランティア募集

緊急時に住民のボランティア活動を実行するために，ボランティアと地域のリーダーを募り育成しておくことは重要である．地域の対策に参加するボランティア募集では，①その地域の強度と地域の能力を発揮させること，②災害後の地域の自給自足の手助け，に重点をおいた能力を重視すべきである．地域での活動に参加するという気持ちの有無がボランティアに応募すること，およびボランティアの期間の判断に影響を与える（Dovidio et al., 2006）．

いったんリーダーが採用され，育成されると，次のステップは緊急時対策として，他の地域ボランティア活動に従事することである．この課題は，災害時に他者を援助する第一歩は自分自身のための対策であると，人々に納得させることである（Glass, 2001）．「All Together Now」プログラムが示したように，リーダーとボランティアは，災害とはどのようなものであるか，災害の起こりそうな地域，そのような災害の影響によって現れる危険性について理解する必要がある（Glass, 2001）．すべてのボランティアが緊急時対策として，まず，はじめに自分と自分の家族を守るための訓練を受ける．いくつかの調査では，家族レベルで計画を立てて備えることがより効果的な対策につながることが証明されている（Ronan and Johnson, 2005）．ボランティアとして緊急時に対するよりよい理解と計画をもつことに限らず，自分自身のためのきちんとした計画をもっておくこともまた，安全管理の認識を与え，災害時に他者の援助に重点をおくことを可能にする．

リーダーの選定とボランティア募集を含め，地域が緊急時対策計画に取り組むことは，一般の人々が，緊急時のニーズに気づくためのよい機会をつくり，また災害前や災害時，災害後の実質的な違いを生むのは自分自身なのであると感じさせることを可能とする（Skinner, 2008）．

VI．ボランティアの動機

ボランティアの動機に関する研究の重要なテーマは，個々の動機，ボランティアを組織し動かすための個人的なつながり，およびボランティアに参加することで生じる副次的な価値など

である（Padraig, 2008）．個人がボランティアに参加する最も一般的な2つの理由は，役に立っていると感じたいという願望，および生き生きとした身体活動をしたいという願望である（Kerkman, 2003）．ある研究はボランティアをする動機として，①他者に対する利他的で人道的な関心の価値を表すこと，②新しい経験を得る，もしくは専門的な技術を使うこと，③社会的関係を強め重要な人物に好まれる行動をすること，④キャリア関連の利益を得ること，⑤自分自身に対するネガティブな考えを減らして個人の問題に向き合うこと，⑥精神的に成長すること，の6つを明らかにしている（Dovidio et al., 2006）．別の研究では類似の動機として，達成感を得ること，友好関係を築くこと，自らの能力を認識することの3つを明らかにしている（Rouse and Clawson, 1992）．

　Ellis（2001）は，とくに災害時や災害後に多くの人々がボランティアをしたいという強い願望をもち，それは彼らが「なにかをしなければならない」という非常事態におかれたためであることを見いだしている．Ellis は，他の研究においても，ボランティアが，怒りのはけ口や無能力感の克服として，建設的で集団的な行動をとることを発見したと報告している．彼らの自己防衛的な心理は，生存者の捜索や救援，親族を失った悲しみを慰めるなどの利他的行動として発現することがある．またボランティアをすることで満足感や個人的な達成感が得られること，自分たちが状況を変えているという実感も人々がボランティアを志願する理由であると報告されている（Adler, 2004）．

　ボランティアをする他の動機は，必要とされている，役に立っていると感じたいという願望であり，人生の目的をもつことは長寿の鍵となる．社会科学的研究の発展による，ボランティア活動の価値についての研究の結果，驚くべき成果が得られた．ボランティア活動の価値は，ただ参加者が自分自身についての評価がよくなるということを超えている．事実，ボランティア活動は，彼らが健康に生活することを助け，寿命を延ばすことさえする（Adler, 2004）．ボランティアたちが自分自身への認識を改める機会を作り出し，無能力感を克服したいなどの個人的な動機は，地域のリーダーが緊急時対策において，人々にボランティアの役割を与えるために利用することができる（Ellis, 2001）．

Ⅶ．だれがボランティアになるのか

　ボランティアへの参加を決めることは，他の多くの社会的行為と同じように，しばしば他者の行動に強く影響されることがある（Dovidio et al., 2006）．しかしながら，歴史的な，想像を超えるような出来事はボランティアとして参加しようという心理を刺激する（Dovidio et al., 2006）．2001年9・11同時多発テロ以降の1週間のボランティア活動は，2000年の同じ時期と比べて2～3倍に増加していた（Dovidio et al., 2006）．もともと共感性の高い人々の多くが，事件のあとに自発的なボランティアになったことが報告されている（Dovidio et al., 2006）．

　RouseとClawson（1992）は，成人のボランティア団体のなかで85％がリタイアした65

歳以上の人で，ほぼ3/4は若者とともに活動しており，高齢者ボランティアの60%は既婚であることを報告している．成人のボランティア団体の構成には，男女差はほとんどなく，男性が49%，女性が51%であり，またほとんどの人が子どもをもつ親である（Rouse and Clawson, 1992）．両親がボランティア活動をしている場合は，10歳代の子どももボランティア活動をする可能性が高い（Dovidio et al., 2006）．

アメリカ合衆国では，最近の調査でアフリカ系アメリカ人によるボランティア活動の著しい増加が報告されているが，ヨーロッパ系アメリカ人に比べて少数民族のボランティアへの参加は少ない（Dovidio et al., 2006）．しかしながら，教育や収入，他の社会経済的な要素が統計的に補正されると，人種，民族的な差はほとんど消失する（Dovidio et al., 2006）．

その他の社会的慣習として，ボランティア活動に一貫して関連づけられるものは宗教団体である．最近の研究では，この関係性が人種や民族の垣根を越えて影響を与えることがわかっている（Dovidio et al., 2006）．

ある調査によると，若者とともに活動する人も成人の団体で働く人も，ともに訓練は必要であると考えていることが示されている（Rouse and Clawson, 1992）．

Ⅷ．緊急時ボランティアの育成

地域住民は，まさに開発を待つばかりの手つかずの社会資源である（Kerkman, 2003）．ボランティアたちは，訓練を受け，派遣され，確立された危機管理システムのもとで管理されたときに価値ある資源へと変わる（Points of Light Foundation, & Volunteer Center National Network, 2002b）．ボランティアたちは，彼らが順応し，自給自足し，危険性に気づき，また危機管理の専門家のもとでの管理を進んで受けるときに，危機管理システムへの素晴らしい参加者となる（Points of Light Foundation, & Volunteer Center National Network, 2002b）．地域のリーダーはこのようなボランティアに訓練を施し，明確な役割を割り当て，引き継ぎや維持を計画し，災害時や災害後の感情面での支援のための精神力をつくる必要がある．理想をいえば，ボランティアは確立された組織と提携して特定の災害に対応するための訓練を受けるべきである．2002年4月，United Parcel Service（UPS）とPoints of Light Foundation and Volunteer Center National Networkとアメリカ合衆国連邦緊急事態管理庁（Federal Emergency Management Agency；FEMA）はNational Leadership Forum on Disaster Volunteerismを招集した．会議の結果，ボランティアのための地域レベルでの道具の供給，教育，道具の設置場所の提案を行う組織の構築などが必要であることが明らかになった．（Points of Light Foundation, & Volunteer Center National Network, 2002a）．次に，National Voluntary Organizations Active in Disaster（VOAD）が，緊急対策のすべての時期において計画指導とボランティアの管理を行うことを目的とした国際ボランティア管理委員会を設立した（Points of Light Foundation, & Volunteer Center National Network, 2002b）．委員会はまた，無所属であったり，時として問題があり，組織にうまく取り込めないでいるボランティア

の管理方法についても試案を作成した．

IX．自発的なボランティアのための計画

　自発的なボランティアのための計画は重要である．これらのボランティアは地域の復興に対応し，貢献することに熱心であるが，たいていの場合，その役割をきちんと果たすための十分な訓練を受けていない（Points of Light Foundation, & Volunteer Center National Network, 2002b）．援助したいと強く願っていても，つながりをもたず，災害防除の訓練を受けていなければ，そのようなボランティアが被災地に到着したとしても，実際は救助作業や復旧作業を遅らせるだけである（Points of Light Foundation, & Volunteer Center National Network, 2002b）．ボランティアを必要とする慈善組織とボランティア志望者との連携を行っているある組織は，2001年9・11同時多発テロやハリケーン・カトリーナのような大きな災害以降，ボランティア団体からの電子メールや電話が増えたと述べている（Wilhelm, 2002）．『Bowling Alone；The Collapse and Revival of American Community』[注1]の著者であるRobert Putnamは，アメリカ人のもつ市民としての責任感は，大きな災害以後に目覚めたと述べている（Wilhelm, 2002, p.28）．2001年9・11同時多発テロ攻撃以降，ニューヨーク市では，アメリカ赤十字社にボランティアとして登録した人数は史上最多となった．アメリカ赤十字社は管理できる限界までのボランティアを受け入れていたが，ボランティア志願者のほとんどは拒否された．他の組織は依然としてボランティア不足であったにもかかわらずである（O'Brien, 2003）．当時，組織からの連絡を受け，ボランティアをその能力と経験に応じて割り当てることができる情報センターは存在していなかった．しかし，このことがあって以降，ニューヨーク市のLower Manhattan Development Associationは，ボランティア登録所を設立した．また「VolunteerMatch.org」のようなホームページサイトのなかには，長期的な視野で，非常事態にも素早く対応できるよう努めているものもある（Ellis, 2001）．

　緊急時ボランティアのための，すべての情報センターは，ボランティアの能力，経験，有用性を評価するための簡単な面接を行うべきである（Center for Volunteer and Non-profit Leadership of Marin County, 1999）．さらに，企業，奉仕団体，宗教団体は，ボランティアが，コミュニティーの即時的および長期的な復興のためのニーズを満たす手助けができるように，計画の発展に協力すべきである（Center for Volunteer and Non-profit Leadership of Marin County, 1999）．

X．高齢者ボランティア

　有効活用されないままであるが，さまざまな能力をもつ高齢者は，緊急時対策，救援，リハビリプログラムのどれにおいても，価値の高いボランティアとなり得る（HelpAge International, 2007）．災害時にそういった機会が与えられれば，高齢者は彼らのコミュニティーにお

いて，その役割を果たすことができる．サンフランシスコの Civic Ventures の社長である Marc Freedman は，リタイアした人々が，健康と長生きのために，ボランティアとしてもっと活動的な役割を求めていることを見いだしている（Kerkman, 2003）．多くの研究が，ボランティア活動に従事する高齢者は，より集団としての幸せを感じており，より質の高い生活を楽しんでいると報告している（Adler, 2004）．また，高齢者ボランティアは，そうではない高齢者に比べて，ただ幸せであるだけではなく，身体的に健康であるという研究結果もある（Adler, 2004）．

高齢者ボランティアの募集の鍵となるのは，彼らに協力を求める機会をさまざまに広げることである（Kerkman, 2003）．ある研究の結果から，コミュニティーの能力強化，市民活動への参加と従事，社会的統合，スキルの習得，そしてサクセスフルエイジングを含めた多くの観点が，高齢者ボランティアから求められていることが明らかになった（Glasgow, 2008）．高齢者ボランティアは，権力よりも目的の達成や協力することなどに動機づけられる．そのためボランティアの責任者は，高齢者が大きな達成感を得てボランティアとしての地位を築く手助けのために，高齢者の特異性とともに，それに応じた管理体制を考えることが大切である（Rouse and Clawson, 1992）．

高齢者ボランティアの募集を行っている団体には，シニアセンター，教会，キワニスやロータリークラブのような民間奉仕団体が含まれている．その他の組織として Senior Corps に運営されている Retired and Senior Volunteer Program（RSVP）の地方支部が利用でき，全国的に支部を設置している．引退した医師や看護師，ソーシャルワーカー，心理学者，その他の健康の専門家もまた，優秀なボランティアとなることができる（Wilhelm, 2002）．高齢者との提携を通じてコミュニティーの能力を構築することは，災害からのコミュニティーの回復力を高める（HelpAge International, 2007）．

高齢者ボランティアが体力面やその他の制限を受けていたとしても，彼らは，災害前，災害時，災害後に，きちんと役割を果たすことができる（Kerkman, 2003）．ボランティア活動に従事する高齢者の強みのひとつは，若いときに多くの衝撃的な体験をしており，それを切り抜けてきたことである．この体験は若い世代を慰め，安心させ，元気づけるうえで役立つ（O'Brien, 2003）．ある研究によると，高齢者のなかには若者以上に素早く緊急事態から立ち直ることができる人もいて，それは人生の幅広い経験を生かしてのことであるという（Public Health Agency of Canada, 2008）．衝撃的な出来事の間やその後も，高齢者ボランティアは回復力と安定性を示すことができる．災害という状況でボランティア活動をすることは，高齢者にとってその経験，知恵，技術を共有するよい機会になる（Rouse and Clawson, 1992）．

また高齢者は緊急時対策計画の組み立ての段階にも参加すべきである．いくつかの調査の結果，高齢者が認識するニーズと援助組織の認識は，食い違う可能性があることが明らかとなっている（Public Health Agency of Canada, 2008）．高齢者，とくに専門職からリタイアした人は，災害時や緊急時において高齢者を探し出し，災害に弱い区域を特定し，個々やコミュニティーのニーズを見極め，それに対処し，また災害後の影響を評価する手順を組み立てるため

の手助けとなる（Public Health Agency of Canada, 2008）．

XI．すべての緊急時対策計画に高齢者と障害者の援助計画を含むべきである

　災害への準備と復旧対応からなる総合的緊急対策と，災害時の高齢者対応についての認識を広めて公教育を強化することは重大な必要性を有している．高齢者は救助作業員や救急隊員にとって「見えない」存在である（Gibson and Hayunga, 2006）．高齢者に重点をおく世界最大の国際的救援組織である「HelpAge International」は，調査の結果，救援組織は災害時の高齢者のニーズがわからないことがあると報告している（Gibson and Hayunga, 2006）．その調査はまた，強い精神力を必要とする状況下では高齢者が弱い立場にあることも明らかにした．緊急時の混乱のなかで，高齢者にとって食糧を集めたり救助を求めて歩き回ったりすることは困難である．さらに研究の結果，ほとんど共通して，高齢の地域住民からの緊急時対策計画に関する相談が少ないことが示された（Gibson and Hayunga, 2006）．

　地域の対策のために高齢者からの助言を得ることは，体力的，社会的，環境的，経済的要因が高齢者にもたらすリスクについて，緊急時の作業員がよりよく理解する助けになる（Public Health Agency of Canada, 2008）．災害は高齢者，とりわけ身体や認知能力や精神面に深刻な問題をかかえている人にとってはとくに衝撃が大きい．（Rosenkoetter et al., 2007）．健康面に不安がある高齢者は，避難するうえで支障が出るだけでなく，災害後に合併症が出現するリスクが高くなる（Rosenkoetter et al., 2007）．2005年11月に全米退職者協会（AARP）によって行われたHarris Interactive Surveyの結果のなかでとくに重大なのは，50歳以上の中・高齢者，約1300万人が災害時の避難において援助を必要としているという点である（Gibson and Hyunga, 2006）．しかしながら最近まで，救援担当機関においても，災害時および災害後に高齢者を収容する特別な対策は策定されていなかった．

　アメリカ国際長寿センター（International Longevity Center）が2001年9・11同時多発テロでのテロリストによる攻撃後に行ったある調査から，Office of Emergency Managementやアメリカ赤十字社，FEMAなどの緊急時のファーストレスポンダーである組織は，緊急事態において高齢者や障害者を見つけ出したり，避難させたり，援助するための特別な計画を，当時，もっていなかったことが明らかになった（O'Brien, 2003）．高齢者には健康，栄養，必要な援助の利用について特別なニーズがあるが，これらが災害対応プログラムにおいて十分な配慮がなされることはめったにない（HelpAge International, 2007）．高齢者のニーズは独特であるため，そのようなニーズに対応するには災害対応を修正することが不可欠である（Rosenkoetter et al., 2007）．

　いくつかの研究で，災害時と災害後に継続的な対処が必要である独特のニーズをもった特別な人々（高齢者や障害者）の存在が示された（Glass, 2001）．ハリケーン・カトリーナやリタのような最近の災害は，高齢者にとって効果的な対策の必要性を改めて強調している（Rosenkoetter et al., 2007）．高齢者たちは，依然として緊急時対策計画やプログラムから排除され

ることが一般的である（Public Health Agency of Canada, 2008）．

　今日，アメリカ赤十字社のような緊急組織は，高齢者や障害者のための器具や支援計画を有しているが，次に重要なステップは，災害時に弱者たちと協同で活動し，緊急組織とともに弱者のニーズに応えられるボランティアを育成することである．最近ではボランティアを育成するうえで便利なツールが開発されている．

　高齢者たちは災害時に自分の身を守る方法をほとんど知らない，ということを明らかにした研究がある（Rosenkoetter et al., 2007）．緊急対策についての公教育が急務となっている．高齢者や障害者のためにもっと多くのことをしなければならない（Gibson and Hayunga, 2006）．もし，高齢者が対策法を知らなければ，もし，知ることができなければ，または，もし，彼らが対策の必要性を知らなければ，それは定義上，危険な状況であるといえる（Rosenkoetter et al., 2007）．高齢者に対して災害が起こることを正確かつ適切に伝えることは重要である（Rosenkoetter et al., 2007）．まえもって災害について正確でタイムリーな情報を伝えておくことはとくに重要であり，そのなかには高齢者に向けて，個々の状況に合わせたきめ細かいメッセージも加えて発信されるべきである（Public Health Agency of Canada, 2008）．公的な情報発信は，災害時のさまざまな決定がどのように行われるか，どのような緊急対策がとられるべきか，そして高齢者はどこで情報を入手できるのかなどを説明することで，地域住民の受け入れを促進する鍵となるであろう（Rosenkoetter et al., 2007）．またこれらの話し合いに高齢者を参加させ，緊急時にどのようにして高齢者を見つけ出すべきか，また情報の入手法はどうするべきかを相談することがとくに重要である（Public Health Agency of Canada, 2008）．このようなとき，教育的な情報を作成し，シニアセンターや宗教団体，食糧配給所など低所得の高齢者が集まる地域に割り当てるためにボランティアが募集される．

　地域の自治会等は，高齢者，とくに身体面と精神面に病気や障害がある人，災害時の医療や移動について援助を必要とする人を支援し，彼らがどこにどうやって行きつくかを知るだけでなく，計画立案への参加を推進するために，「特別需要登録」（special needs registry）を行う必要がある（Rosenkoetter et al., 2007）．災害時に公的機関のみに予算が振り向けられ，その他の人道支援組織や救援組織が資金不足に陥っているなかで，地域活動は高齢者を災害復興サービスと結びつけておく重要な役割を担っている（Public Health Agency of Canada, 2008）．コミュニティーレベルでの緊急時対策計画の策定はとくに必要である．近隣住民であるリーダーや区画の管理人を対策に従事させることは，災害時に弱い立場にある人々の存在の見落としを防ぐために効果的である（Gibson and Hayunga, 2006）．

XII. メンタルヘルス・サービスを行うボランティア

　災害後のメンタルヘルス・サービスを，生存者だけでなくボランティアにも施すことについての考察も重要である．ソーシャルサポート（社会からの援助）がもつメンタルヘルスを維持する力は，何度も証明されてきた（Somasundaram et al., 2003）．災害はすべての社会的ネッ

トワークに影響を及ぼすため，メンタルヘルスサポートの需要は支援ネットワークの能力を簡単に超えてしまう（Somasundaram et al., 2003）．そのため，メンタルヘルス・サービスを行ったり，災害が起きたときに専門のボランティアを確実に集めるためには，ソーシャルワーカーや精神科医を募集しておく必要がある．

　ボランティアもまたメンタルカウンセリングを受ける必要がある．たとえボランティアが災害前に訓練を受けていたとしても，実際に危機に直面したときの対処法を理解することは非常に困難である．災害は精神的に過酷な体験や，人によっては試練となりうる環境を生み出す．それゆえにボランティアへのメンタルヘルス面での支援が必要なのである（Novotney, 2008）．災害から何週間か経ったあとでも，多くの活動的な専門家やボランティア・ヘルパーは，いまだ最前線で活動しているであろう．しかし，不運にも他者を助ける側の人たちの精神的，体力的なニーズはしばしば忘れられるものである（Center for Volunteer and Non-profit Leadership of Marin Country, 1999）．

　災害に対する支援と関心は，はじめのうちは高いが，復興がすべて終わるまで続くことはめったにない（Somasundaram et al., 2003）．もしかすると，災害調査から学べる課題で最も重要なことは，壊滅的な災害に引き起こされたストレスは，たいていの場合は長く続く，ということかもしれない（Somasundaram et al., 2003）．このように，災害への対応はすべての緊急時対応のうちのひとつとして，精神的な面に注意を継続してはらうことも含んでいる（Somasundaram et al., 2003）．

　コミュニティーが緊急時対応計画を策定するとき，災害時や災害後に，住民だけでなく，専門家やボランティアに対してのメンタルヘルス・サービスを行うボランティア・セラピストを確保しておくことが不可欠である．

XIII. ボランティアと災害後の働き

　災害後のさまざまな問題に対して，ボランティアは最も役立つ存在であろう．救助活動とコミュニティーの団結は，はじめのこそ十分に存在するが，最後までは続かず，災害の衝撃のあとでは，とくに精神力が続かなくなる（Norris et al., 2008）．救援組織との連携の失敗は，災害後の支援サービスに溝を生じさせる（Gillespie and Murty, 1994）．コミュニティーリーダーとボランティアは，住民たちが地域の再建について，混乱している時期に会議を開きブレインストーミングすることで，その溝を埋めることができる（Somasundaram et al., 2003）．計画を立てて，コミュニティーが協力し合うことは，コミュニティーが団結し立ち直っていくことを確実にするために不可欠である．これは喪失の現実を何とか受け入れ，正面から見つめるだけでなく，地域に参加し地域の問題について話し合い，共通の目標に向かってともに行動を起こすための助けとなる（Ronan and Johnson, 2005）．このようにしてコミュニティーを団結させることは，個人にとっても地域にとっても治癒の過程を提供する．

　リーダーを参加させることで地域の緊急時対応計画を組み立てること，地域のボランティア

を募り育成すること，そしてその過程に高齢者を参加させることは，災害に対しての，地域の回復力を構築する手助けとなり，それは災害時や災害後の住民の状態をよりよくする．災害に備えることとは社会を変えることである（Norris et al., 2008）．

　これまで論じたことをまとめると，ボランティア活動とはアメリカ人の「なせばなる」の精神の一部である．ボランティアを組織するための社会の変革は，政府の呼びかけやもともとのコミュニティーリーダーの教育によって自発的に引き起こされるものである．「The Peace Corps」と「Teach for America」は，明確な目的をもったボランティアの組織に成功した2例にすぎない．災害時の支援のために同様のプログラムを開発することは，だれにとっても価値あるものになるであろう．

【訳 注】
注1　柴内康文訳：孤独なボウリング；米国コミュニティの崩壊と再生．柏書房，東京（2006）．

【文 献】

Adams LM, Canclini SB : Disaster readiness ; A community-university partnership. *Online Journal in Issues in Nursing*, **13**（3）（2008）．

Adler R : The volunteer factor. *Aging Today*, **25**（44）（2004, July-August）. Retrieved September 7, 2009, from http://www.civicventures.org/publications/articles/the_volunteer_factor.cfm

Center for Volunteer and Non-Profit Leadership of Marin County : Building our community ; Disaster preparedness.（1999）. Retrieved September 7, 2008, from http://www.cvnl.org/community/disaster_prep.html

Dovidio JF, Piliavin JA, Schroeder DA, et al.: The social psychology of prosocial behavior. Lawrence Erlbaum Associates, Mahwah, NJ（2006）．

Ellis SJ : A volunteerism perspective on the days after the 11th of September.（2001, October）. Retrieved October 20, 2008, from http://www.energizeinc.com/hot/01oct.html

Empowerment Institute : All together now ; Neighbors helping neighbors create a resilient New York City.（2009）. Retrieved September 7, 2009, from www.empowermentinstitute.net/atn/

Gibson MJ, Hayunga M : We can do better ; Lessons learned for protecting older persons in disasters［Brochure］. AARP Public Institute, Washington, D.C.（2006, May）．

Gillespie D, Murty S : Cracks in a post disaster service delivery network. *American Journal of Community Psychology*, **22** : 639-660（1994）．

Glasgow N : Older people as volunteers ; Motivations, contexts, opportunities and challenges. Paper presented at the annual meeting of the American Sociological Association, Sheraton Boston and the Boston Marriott Copley Place, Boston, MA.（2008, July 31）. Retrieved January 11, 2009, from http://www.allacademic.com/meta/p242908_index.html

Glass TA : Understanding public response to disasters. *Public Health Reports*, **116** : S69-73（2001）. Retrieved January 11, 2009, from http://www.pubmedcentral.nih.gov/picrender.fcgi?artid=1497258&blobtype=pd

HelpAge International : Older peoples associations in community disaster risk reduction, a resource book on good practice.（2007）. Retrieved September 7, 2009, from http://www.helpage.org/Resources/Manuals#R5ZH

Kerkman L : Tips for recruiting and managing older volunteers. The Chronicle of Philanthropy（2003, September）. Retrieved January 10, 2009, from http://philanthropy.com/jobs/2003/10/08/20031024-636748.htm

Norris FH, Stevens SP, Pfefferbaum B, et al.: Community resilience as a metaphor, theory, set of capacities, and strategy for disaster readiness. *American Journal of Community Psychology*, **41** : 127-150（2008）．

Novotney A : Postgrad growth area ; Disaster mental health［Electronic version］. Grad PSYCH, 6（1）（2008）. Retrieved September 7, 2009, from http://gradpsych.apags.org/jan08/postgrad.html

O'Brien N : Emergency preparedness for older people［Issue Brief Spring 2003］. International Longevity Center-USA, New York（2003, Spring）．

Padraig M : The give and take of volunteering ; Motives, benefits, and personal connections among Irish volunteers. *Voluntas*, **19**（2）: 125-139（2008）．

Perry RW, Lindell MK : Preparedness for emergency response ; Guidelines for the emergency planning process. *Disasters*, **27** : 336-350 (2003).

Points of Light Foundation, & Volunteer Center National Network : Preventing a disaster within the disaster ; The effective use and management of unaffiliated volunteers. Author, Washington, D.C. (2002a). Retrieved January 11, 2009, from http://www.pointsoflight.org/disaster/disaster.cfm

Points of Light Foundation, & Volunteer Center National Network : Managing spontaneous volunteers in times of disaster ; The synergy of structure and good intentions. (2002b.). Retrieved January 11, 2009, from http://www.pointsoflight.org/downloads/pdf/programs/disaster/brochure.pdf

Public Health Agency of Canada : Building a global framework to address the needs and contributions of older people in emergencies (Cat. No. HP25-5/2008EPDF). Author, Ottawa, Ontario (2008). Retrieved January 11, 2009, from http://www.phacaspc.gc.ca/seniors-aines/pubs/global_framework/pdfs/UN_GlobalFwk08_engPDF_web.pdf

Ronan KR, Johnson DM : Promoting community resilience in disasters ; The role for schools, youth, and families. 2nd ed., Springer Publishing, New York (2005).

Rosenkoetter MM, Covan EK, Cobb BK, et al.: Populations at risk across the lifespan ; Empirical studies — Perceptions of older adults regarding evacuation in the event of a natural disaster. *Public Health Nursing*, **24** (2) : 160-168 (2007).

Rouse SB, Clawson B : Motives and incentives of older adult volunteers. *Journal of Extension*, **30** (3) : 1-10 (1992).

Skinner R : CPTV special underscores need for emergency services volunteers [6:00 am posting]. (2008, September 12). Message posted to http://citizencorps.blogspot.com/2008/09/cptv-special-underscores-need-for.html

Somasundaram D, Norris FH, Asukai N, et al.: Natural and technological disasters. *In* Trauma interventions in war and peace ; Prevention, practice, and policy, ed. by Green BL, Friedman MJ, de Jong JTVM, et al., 291-318, Kluwer Academic/Plenim, New York (2003).

Wilhelm I : Turning good will into action. *The Chronicle of Philanthropy*, **14** (16) : 27-29 (2002).

第Ⅱ部

災害時に必要な高齢者への医療対応

第1章
災害時の高齢者に対する心理社会的・薬理学的介入

　災害時に高齢者の後遺症としてよくみられる反応が多くの研究によって明らかになるなか，重大な主題が浮かび上がってきた．それは，典型的な反応というものはないということである．実際のところ，次々と発表される論文は，こうした人々を対象とした公式な評価手法や治療法とは異なるものである．これらの研究論文は，実際に活動している臨床家が正しい方向に向かって取り組むべき一般的な領域を指し示してはいるが，こうした業務は，経験の個別性や背景，微妙な違いに十分配慮すべきなのである．本章では，災害時に高齢者が経験する症状の主な領域について，他章の見解をまとめ，回復力や生活の質（quality of life；QOL）を高める仲介要因・緩衝要因を特定する．筆者らはまた，災害に対する一般的な症状と特異な反応の双方に敏感でかつ一体化した介入について概説する．そこでは，症状のこうした両面がいかに変化し，それゆえ時間とともにいかに動的に評価されなくてはならないかを強調したい．最終的には，包括的で，かつ個別化された建設的な評価を行うような意思決定過程に臨床家を導きたいと思っている．したがって，こうした評価をすることで，災害にうまく対処して回復力を高めるような，効果的で根拠のある折衷的な介入が実現する．上記の介入方法は，心理社会的かつ薬理学的な取組みであり，最も効果的な介入のために，これら治療法をいかに組み合わせるかということになろう．

Ⅰ．包括的かつ，個別化された評価

　第Ⅰ部で述べたように，災害反応に関する多くの研究論文では，高齢者を含む個々人の「通常の」反応が詳述されているだけでなく，時間経過とともに現れる症状の質を動的にとらえることの重要性も強調されている．災害前，災害時，災害後の各反応がかなり重複していることもしばしばあるが，臨床家は，静的な評価過程 ── ある人が初期段階で「うまく対処している」とみなして，こうした対処反応がこの先も続くと思い込むこと ── は慎まなければならない．Krause（2004）は実際，災害関連の臨床症状がなくなるのに数年かかることを指摘し，

研究者や臨床家は災害に対する人の反応を，幅をもって縦断的にとらえるべきであるとした．さらに，それ以前に心的外傷（トラウマ）となる事象にさらされた経験や，それまでの精神医学的・認知的・内科的症状が，現在の症状を緩和させたり悪化させたりする可能性もある．

　このように評価過程は複雑なため，人の機能のあらゆる局面を考慮し，時間をかけてこうしたモダリティを継続的に評価し直す戦略が必要である．Lazarus（1981）は7つのこうした機能の様相を強調したが，災害に対する高齢者の反応を理解する際には，この論文でもその点が指摘されているように，「精神性」（spirituality）ないし「実存領域」（existential domain）を，8番目の領域としてこの章では加えたい．同様に，災害時に高齢者のQOLを維持するにあたり，中心的な役割を果たす「選択の自由」（choice and choosing）（Gurland and Gurland 2008a, b）に注意がはらわれなければならない．選択の自由の下位領域にはさらに，Banerjeeによるエンパワメント，尊敬，アイデンティティも含まれる（Banerjee et al., 2009）．以上をまとめると，活動中の臨床家は，行動，情動，認知，知覚，イメージ，対人関係，生理，精神性の各領域を含む，人の経験のすべての領域にわたって個人を評価することになる．次に示す表は，災害の連続した時間軸を通して人が経験する症状を包括的に詳述したものであるが，これらの症状の相互作用を評価しなければならない．こうした全人的な定位が人の経験を最もよくとらえおり，より明確で特化した治療につながるであろう．加えて，こうした症状の多くから回復するという仮定こそが期待されるベースラインとなることを，臨床家は肝に銘じるべきである．別の言い方をすれば，誤って臨床症状とみなされたものを正常化すること，それこそが災害後の人の健康にとって最優先されるのである．

　災害時のメンタルヘルスを担う臨床家は，災害前，災害時，災害後が個人の災害反応にどのように影響を与え相互作用しているかを理解するため，心的外傷事象以前の個人のベースラインとなる機能を知っていなければならない．こうした相互作用は，臨床家に包括的な評価の道具を与えるだけでなく，災害前の機能を組み込んだ非常に具体的な介入戦略へと導いてくれる．表2-1-1に，臨床家が調査すべき8つのモダリティ評価の指針を示す．各領域内の例は，そのすべてを含むべきということではなく，臨床家の質問を促し関連情報を明らかにするためのものである．最終的には，これらの領域は，独立したカテゴリーではなく，連続して相互に作用しあう経験の領域とみなされるべきであろう．高齢の災害被害者にあっては，こうした情報の大部分を伝えきれないことにも留意すべきである．こうした場合に臨床家は，できるかぎり多くの情報を得るため，主要な情報提供者を見つけておく．評価過程では，家族，地域，施設スタッフ，同僚，宗教関係者などが役に立つ．

　個々人がさまざまな介入戦略にいかに反応するかというのと同じように，これらすべての領域は，災害に対する個人の極端な反応におおいに影響を与える．破壊を伴わない災害であっても，効果的な治療ではこうした臨床分野を考慮する．なぜならば，災害経験とは，それだけでそうせざるを得ないものなのである．災害とこれまでの全経験のベースラインのモダリティとの間の潜在的な相互作用に注目しよう．災害は，過度に常同的で強迫的な生活を送っている個人にどのように影響するのか？ 災害は，依存性人格障害者の，すでにもっている過度な対人

表2-1-1 災害前・ベースライン時点での包括的評価の領域

行動	自立した生活技能・自立能力 平均的な全般的活動レベル レジャーなど，特定の活動にかける時間と，それが他のモダリティに及ぼす効果 日課，あるいは個人の日常をスケジュール化する儀礼行為
情動	全般的な情緒機能や情緒不安定 情動の質や強さ 既往の気分障害あるいは脆弱性 情緒的な自己像
知覚	聴覚，視覚，その他の感覚器官を通した知覚能力 病状に伴う痛み 全般的な感受性・感覚への定位
イメージ	自己効力感等の自己像 加齢過程での動的な自己像 自己効力感の自己認識 既存の対処イメージ 「ナラティブ」「人生のクライマックス」のイメージ
認知	全般的な認知状態・関連性 認知症の有無 特定の記憶障害 処理スピードの問題 世間，自己，他者，加齢過程に対する姿勢
対人関係	社会や家族からの支援のレベル 社会的な自己像 専門家やスタッフの支援 社交的か？ 依存しているか？ 独断的か？
生理	医学的問題・投薬・既往歴 現在の医学的評価 加齢に伴う健康状態の変化の評価 高血圧のように，災害で悪化する特定の医学的問題
精神性	宗教的信念 人生の実存的所在 回顧的で明確な目的や意味合い 把握されている主な業績や功績，遺産

依存的な感情にどのように影響するのか？ 災害による負傷は，既存の慢性痛を悪化させるのか？ たとえば既存の認知機能障害が災害で悪化すれば，強迫的で感情的に激しく不安定になり，混乱して失見当識となり，長年の不安定な対人関係と葛藤のせいで家族からも社会からも支援を受けられず，肉体的な苦痛のある医学的に脆弱な人が出てくるであろう．こうした仮想上の患者は臨床的には混乱するであろうが，その一方で，たいていの人がもつ複雑さが過小評価されがちである．なぜならば，過去，現在，そして災害の経験という個々人の微妙な差異は，真に個々人の特有の違いを生み出すからである．高齢者では，こうした複雑性が強まる．また，

表 2-1-2 災害時の症状領域と包括的評価

行動	自己調節スキル（能力），基本的セルフケアに注意をはらわない 焦燥，全般的な活動レベルの低下 引きこもりや孤立 日課の中断・不規則な生活リズム
情動	強烈な情緒不安定，打ちのめされている 失感情 人やものに対する痛みを伴う喪失感 怒り，恐怖，不安，罪の意識 既往の気分障害が悪化
知覚	知覚が過重負担状態・聴覚，視覚，その他の感覚器官を通した知覚の障害が悪化 災害によるけが，あるいは災害で悪化した病状に伴う痛み 感覚の失見当（せん妄）
イメージ	侵入的で繰り返し現れる恐ろしい災害のイメージ 対処したり，他者を援助することが自分では力不足だというイメージ （自分や他者の）死のイメージ
認知	認知機能障害がある・失見当識 確かな情報がないために混乱状態が悪化 集中できない，注意散漫になりやすい 既存の記憶障害が悪化 世間，自己，他者に対する基本的な姿勢が変化，安心安全の欠如
対人関係	死ないし，けがにより社会や家族の支援を失う 社会や家族の自己イメージが根本的に変化する 社会的引きこもりや孤立を引き起こす転居
生理	災害によるけが 心的外傷（トラウマ）・ストレスによる合併症 既存の医学的問題が悪化 精神科を含む医療につながらない 加齢に伴う健康状態の変化も含めた，上記の悪化 高血圧とその合併症の悪化
精神性	宗教的信念に対する「根源的な」疑念・「なぜ」という問いかけ 「すべて失くした」という感覚 「無力感」の蔓延

　さきの仮想上の患者は，臨床的に問題となる領域やその相互作用が際立つかわりに，災害に対しうまく対処しようとする反応についても，個々のモダリティやその相互作用においてその程度が強く現れる．依存的な人は自立的な人よりも，臨床家の支援を必要とするであろう．

　表 2-1-2 は，個人が，災害に対する即時反応として一般的に経験する症状を表したものである．高齢者に顕著な症状が十分表現されている．この表を見て，症候群と同様に個々の特異な症状に対しても，適切な介入とはどのようなものかを考えてほしい．不適切な介入や先を見越しすぎる介入とはどのようなものか？ 失見当識のクライエントが，災害についての実存的な「なぜ」という問いかけ —— なぜこの災害は起きたのか？ なぜこんなにひどい痛みや喪失

があるのか？──に，目下答えられるかどうかを見極めることが重要である．混乱し，誤解している人にはなにが必要なのか？　痛みで消耗している人は，たとえ適応が良好であっても，基本的な衛生状態やセルフケアに注意をはらえるのか？　大切な人を失ったばかりの人が，「大丈夫ですよ」といった第三者的な安心を求めているのか？　それともそっと寄り添って喪失に配慮するのか？

　この「なぜ」という問いかけを読めば，こうした状況下にある人を支援する方法について，しっかりとした現実的かつ有益な考えが浮かんでくるであろう．実際，これこそが，災害時のメンタルヘルスケアの大部分を網羅する第1原則，すなわち，その時点で最も支援を必要としている人にきわめて基本的な支援を提供すること，である．時間，場所，人についての基本的な再認識，正確な情報提供，迅速な医療支援紹介（付き添い），大切な人やペットとのつながり，悲嘆に暮れる人に言葉ではない保証を与える（寄り添う），こういったことが，前述の心性にとって，潜在的に的を射たメンタルヘルス介入と考えられている．結局のところ，実際の評価が，包括的かつ効率的な介入方法が明らかになることもしばしばあるのである．

　表2-1-2で示した個々の症状に対しては，臨床家が柔軟に工夫して考案した直接的・間接的な介入方法がある．しかしながら，問題の本質がこうした個々のモダリティを越えて潜在的に多面的で双方向的であることを考えると，介入戦略はより複雑になってくる．たとえば，明らかに望ましい鎮静効果や気晴らし効果のある技法でも，これらを含めたあらゆることを無意味であると思い込む高齢者では，その効果がみられない．Lazarus（1981）が「点火順序の確立」(establishment of a *firing order*) として記述したなかでは，こういった領域の相互作用にも取り組むべきとしている．社会的引きこもりを例にして考えてみよう．人が孤立したい原因は，強い不安と恐怖である．そして不安と恐怖は，よくよく調べてみると，繰り返し湧き起こる災害のイメージによって散発的に引き起こされる．こうした例では，引きこもりの根源や周辺の原因は，きわめてイメージ特有なものである．こういった症状の相互作用をうまく取り扱うには，臨床上真っ先にまず誘発的なイメージをターゲットとし，被害者に対して相反するイメージを与えることである（Lazarus, 1981）．

Ⅱ．回復力と災害メンタルヘルス

　既述の，災害の効果を和らげる要因を，基本に立ち返って再検討してみる必要がある．これまで，多くの回復要因が論文で特定されてきた．前節では，災害直後に頻繁に現れる症状に焦点をあてたが，直近の研究の多くで，こうした症状の表出を介在する要因や，災害後の高齢者の回復力を予測する因子に注目が集まっている．潜在的に回復力を促進する要因，そして臨床家が促進すべき主な要因は，以下のとおりである（Acierno et al., 2006；Bolin and Klenow, 1988；Krause, 1987；Lawson and Thomas, 2007；Melick and Logue, 1985；Norris et al., 2002；Norris, Friedman, and Watson, 2002；Seplaki et al., 2006；Ticehurst et al., 1996；Watanabe et al., 2004；Weems et al., 2007）．

- 災害事象にさらされた程度，落ち着いたものと継続中のもののいずれも
- 本人が把握している家族の支援
- 本人が把握している地域の支援
- 社会経済的状況，教育水準
- 文化
- 男性性
- 本人が把握している公平性
- 災害前の精神病歴
- 災害事象の象徴的な意味合い

　回復力の要因評価から生じる介入は次のとおりである．①災害にさらされる機会を制限する，②実際の，あるいは本人が把握している家族および地域支援，③差別なく受けている行政支援，④適応的な方法でその経験を個人が組み立てようとすることへの援助，である．公式な介入モデルは，GreeneとGraham（2006）による回復力と強化モデル（Resiliency-Enhancing Model；REM）のような枠組みとして，回復力を効果的に用いながら発展し活用されている．介入について次節で概観しているとおり，こうした要因は明らかに，災害時に高齢者を援助する最善の方法の下地となっている．

Ⅲ．個別的でダイナミックな，回復力をベースにした介入の取り組み方

　災害時と災害後には，どのような臨床的介入や支援をしたらよいのか．これは，災害メンタルヘルス介入を論じる文献においては，おそらく現在進行形で最も活発に議論しなければならない問題であろう．依然として答えの出ない質問は以下のとおりである．①最も効果的なのはどのような介入戦略か，また，それはどの時点で行うべきか？　②特定の介入で潜在的に有害なものはあるのか？　③介入は個別化に配慮しつつ，どれくらい均一化されるべきか？
　災害に関連した状況で評価すべき症状と同じように，治療介入もまた，時間的に敏感でなければならない．災害の真っ最中で次々に明らかになる惨劇のなかでの介入は，災害6か月後の後遺症に苦しむ人に向けた介入とは，明らかに異なる．このため，本節では，臨床評価戦略と回復力を促進する要因について述べた前節を統合し，高齢の災害被害者に対し，長期間にわたってどのような介入を行ったらよいのかを確認する．そして，本章の後半では，災害からの回復の追跡段階として，災害時，直後，災害後の長期間のそれぞれの段階において，心理社会的・薬理学的の両面からの介入戦略を概観し，それをまとめたい．

Ⅳ．根拠から情報を得る災害時の介入

　災害時の介入は，支援者に対して，まず安全を推進・確保し，心身ともに快適性を高めて痛

みや不快を減らし，内面の安定を促進する環境を与えるよう指導する，基本的な現実主義に則って実行される．Hobfoll ら（2007）は，「根拠から情報を得た」（evidence-informed）（これは，「根拠に基づく」〈evidence-based〉実践を明らかにする妥当な国内研究が不足していたために言い換える必要があった）実践を行う災害メンタルヘルスの臨床家に向けた，臨床的な指針を与えることを目指した出版物のなかで，災害に対して介入戦略をいかに展開すべきかという階層的な経過を概説している．さらに，対象となるこうした領域はまた，第一線の研究者や開業医による委員会が 2007 年に出版した『Evidence-Based Early Psychological Intervention for Victims/Survivors of Mass Violence ; A Workshop to Reach Consensus on Best Practices』（National Institute of Mental Health〈NIMH〉, 2002）のなかの "Mental Health and Mass Violence Review" のなかで至った合意と一致している．これを読むと，この内容が臨床上の手助けになるばかりか，非常に広範で多様性のある異種の論文を統合しようとしたことがわかる．具体的には，災害の欲求段階（個人の今現在の喫緊課題に相当する臨床評価と介入を導くもの）に相当するような以下の点が推奨されている．

(1) 完全感を助長する：現実を促進し，完全感への気づきを促すことが，災害メンタルヘルスの臨床家にとって最初の介入方法となる．これには，継続中の実際の災害の脅威を和らげたり，災害の二次的な心の痛みを軽くしたりすることも含まれる．心の痛みは，必要な医療につながりにくい．たしかに，個人的な安全や安心感が得られなければ，どのような介入であっても，それは誤った方向へ導くだけでなく無駄なものともなる．ただ，高齢者が示す臨床問題によっては，安全を提供することや最低限でも安全感を促進することが，複雑化するおそれがある．

(2) 個々人の平穏を促進する：脅威が管理できるレベルになっても，人は災害で高まった心理反応を治めるのに，かなり苦労することが多い．このように落ち着くことができないと，自分自身で，まだ安全ではないと体全体で示すような心的なきっかけを誘発しかねない．こうなると，過覚醒のサイクルを長引かせ，ひいては強迫的となってしまう．こうした初期の不適応反応は極度に不快なだけでなく，それが長引く場合は，精神科的に予後が悪くなる．災害で症状が長引くリスクのある人を落ち着かせるには，深呼吸や気分転換といったごく基本的な援助技法が役立つ．気晴らし程度の，あるいは生産的・援助的活動を奨励するような基本的なグループ活動には，過敏な神経系を鎮める働きがある．

(3) 対処や克服といった，個人（自己）とコミュニティーの効力感を高める：強烈な苦痛症状を管理するため，基本的な対処スキルはこうした初期段階で伝える一方で，個人と地域住民は，自分たちにこの経験を「乗り切る」能力があることを信じ，自分たちの努力の結果として，快方に向かうことを実感しなければならない．もし，ある対処戦略が，無駄で効果がないとみなされたり，やり遂げる能力を超えていると思われるなら，人々がその戦略を使う可能性は低い．「私はできる」または「われわれはともに乗り切れる」という自信は，危機の最中に生じる強烈な感情を実際にコントロー

ルしてくれるどのような介入にも優っている．コミュニティーレベルでは，災害は本質的に地域を圧倒し，「すべてが破壊された」そして「われわれは二度と回復できない」というような不適切な思いを住民に与えてしまう．臨床家が万事うまくいくと示すことは，無礼で説得力がないと受け止められるが，節度ある考え方は，個人やコミュニティーレベルでは奨励されていい．なぜなら，それによって「お膳立て」されて，活発な対処に没頭できるようになるからである．

(4) つながりを助長する：個人や家族，コミュニティーにあって独りぼっちではないと感じることは，個々人の現在の感情的な強迫を和らげ，さらには予後を改善しうる大切な要因である．社会や家族からかなりの支援を得られると感じることが，災害直後の個人の回復力を支える重要な要因であることは，知っておくべきである．また，グループ指向の援助行動・活動は，落ち着きを取り戻させるほかに，つながりを助長する．

(5) 希望をもつ：災害時に，すべてが失われたように思えるときは，前に進み続けることこそがしばしば基本的な希望の感覚となる．事態は悪くなる一方であるといった気持ちが高まって，災害で個人が体験した痛みや苦しみ，喪失のすべてが悪化しているならば，その人は，支持的な援助から恩恵を受ける能力が損なわれている．災害は時間的な背景を破壊するため，個人の時間感覚をゆがめて消耗させるのである．コミュニティーで共有する希望はまた，災害メンタルヘルスの臨床家が育まなければならない．

災害後の，個人のこうした症状や基本的なニーズを考えると，治療においては，次のような介入が進んでいくべきであるとの一貫した結論になろう．すなわち，基本的な安全感を確信させ，自己鎮静できるスキルを与え，人とのつながりを助長し，最終的に，個人やグループに対し，自分たちでコントロールして乗り切れるという感じをもってもらう，といった援助をする介入である．災害反応の初期段階では，この4要素すべてが「心理的応急処置（Psychological First Aid；PFA）」（NIMH, 2002, p.24）の提供として周知されつつある．PFAは，NIMHの"Mental Health and Mass Violence Review"に記述されているように，災害関連のストレスの直接の影響を低減することに焦点をあてた一連の戦略である（NIMH, 2002, p24）．Hobfollら（2007）の効果的な介入のための階層的な方法も，災害反応の次の段階に適合している．

V．災害後の症状領域と包括的評価

表2-1-3は，災害が引き起こした直接の脅威が減弱したのちに，高齢者が災害反応として一般的に経験する症状を一覧にしたものである．多くの症状が災害時から持続している反応であるが，この段階に典型的な新たな症状も現れる．こうした症状はかなり重複しているものの，ベースラインとなる災害アウトリーチ介入で得たものよりも，かなり深刻なレベルでの診療を

表 2-1-3　災害後の症状領域と包括的評価

行動	自己調節スキル（能力），基本的セルフケアに注意をはらわない 焦燥，全般的な活動レベルの低下 引きこもりや孤立 日課の中断・不規則な生活リズム
情動	強烈ではないが，依然として情緒不安定 あるきっかけで気分が不安定に 打開したいが，断続的な失感情で動揺 あるきっかけで起こる，人やものに対する痛みを伴う喪失感 怒り，恐怖，不安，罪の意識 既往の気分障害が悪化
知覚	知覚が過重負担状態 聴覚，視覚，その他の感覚器官を通した知覚の障害が悪化 災害によるけが，あるいは災害で悪化した病状に伴う痛み 感覚の失見当（せん妄）
イメージ	災害関連の刺激に再びさらされたことによる，侵入的で繰り返し現れる恐ろしい災害のイメージ 視覚や情動，その他環境的なきっかけで現れるイメージ 対処したり，他者を援助することが自分では力不足だというイメージ （自分や他者の）死のイメージ
認知	認知機能障害がある・失見当識 確かな情報がないために混乱状態が悪化 集中できない，注意散漫になりやすい 既存の記憶障害が悪化 世間，自己，他者に対する基本的な姿勢が変化，安心安全の欠如
対人関係	死ないし，けがにより，社会や家族の支援を失う 社会や家族の自己イメージが根本的に変化する 社会的引きこもりや孤立を引き起こす転居
生理	災害によるけが 心的外傷（トラウマ）・ストレスによる合併症 医学的問題が悪化して慢性状態になる 精神科を含む医療へのかかわりに消極的 あるきっかけで，過覚醒になったり，それがもとで心血管系の問題が起こる 加齢に伴う健康状態の変化も含めた，上記の悪化
精神性	宗教的信念に対する「より深い」疑念 なぜという質問が怒りや失望につながる 喪失の大きさが，より確固たるものになる 災害事象に「無力感」を覚える

要する人たちについて，臨床家が評価を始める最初の機会となる．臨床家は，急性ストレス障害（acute stress disorder；ASD）や PTSD（posttraumatic stress disorder）関連症状の可能性となる最初の兆候を見つけなければならない．それらは事象後少なくとも 6 か月で発症，診断される．PFA の介入は，表 2-1-3 にある症状の多くに有益ではあるが，それでも，従来

の心理療法的・薬理学的な正規の介入が望ましい．

VI. 長期的な災害後の症状とその評価

　表2-1-4では，災害とその直接の影響が弱まってかなり経ってからも，依然として有害な災害反応をもつ人が経験する症状を一覧にしてある．災害時と直後の反応からこうした症状が長引いている人はまれではあるが，とくに初期段階で未治療の場合には，慢性症状がなかなか消えない．この時点での評価の中心は，ASD，心的外傷後ストレス障害（posttraumatic stress disorder；PTSD）の症状とその治療になる．表2-1-4は，ASDとPTSDの症状を集めて，多様な類似チャート型式にしたものである．

　こうした症状領域を，独立した出来事ではなく相互作用とみなすことは，より緻密で効果的な治療指示につながる．以下の介入は基本的な心理療法的カテゴリーに分類され，介入効果は症状のように相互作用的となる．たとえば，行動的介入は人の認知やそれに続く情動に影響を与えるため，その相乗効果が期待できるものであり，災害メンタルヘルスの臨床家によって促進されるものである．

1. 行動的介入

　行動的介入は非常に基本的であり，問題の核心を引き起こしたり長引かせたりする環境要因と症状の緩和に焦点をあてていることが多いため，災害メンタルヘルスの臨床業務にうまく適合している．この介入カテゴリーに含まれるのは，気晴らしを基本とした介入である．すなわち，深呼吸や弛緩訓練といった基本的な対処スキルの指導や，行動・心理症状について，より洗練された機能的な分析をすることである．後者の技法には，潜在的に症状を引き起こす環境誘因を検討することなどがある．症状の重症度をセルフモニタリングしたり，時には苦痛の主観的単位尺度（Subjective Unit of Distress Scale；SUDS）で正式に測定したりする．また，苦痛を減らす可能性のある活動に注意をはらったり，記録をとってみる．引き金となる状況を避け，苦痛を和らげる技法を取り入れ，対処・回復行動を促進・助長することはすべて，行動モデルに当たる介入である．

2. 認知的介入

　認知的介入は，適応と健康を促進する考え方に重きがおかれている．Beck（1995）とEllis（2001）は，人の考え方や態度を変化させるための構造化された正式な手法を発表しているが，この手法は災害メンタルヘルスにも採用されるべきであろう．このモデルの基本方針を保持したまま，回復について不合理な考え方を議論したり，回復力に的を絞った態度を促進したり，災害そのものを合理的に受け入れられるような再構築の奨励を目指す．

表 2-1-4 急性ストレス障害と心的外傷後ストレス障害の長期的災害症状

行動	自己調節スキル（能力），基本的セルフケアに注意をはらわない 焦燥，全般的な活動レベルの低下 引きこもりや孤立 日課の中断・不規則な生活リズム
情動	強烈ではないが，依然として情緒不安定 あるきっかけで気分が不安定に 打開したいが，断続的な失感情で動揺 あるきっかけで起こる，人やものに対する痛みを伴う喪失感 怒り，恐怖，不安，罪の意識 既往の気分障害が悪化
知覚	知覚が過重負担状態 聴覚，視覚，その他の感覚器官を通した知覚の障害が悪化 災害によるけが，あるいは災害で悪化した病状に伴う痛み 感覚の失見当（せん妄）
イメージ	災害関連の刺激に再びさらされたことによる，侵入的で繰り返し現れる恐ろしい災害のイメージ 視覚や情動，その他環境的なきっかけで現れるイメージ 対処したり，他者を援助することが自分では力不足だというイメージ （自分や他者の）死のイメージ
認知	進行中の認知機能障害がある・失見当識 誤った情報に基づく思い込みによって，過度の恐怖と絶望を生み出している 集中できない，注意散漫になりやすい 既存の記憶障害が悪化，進行中 世間，自己，他者に対する基本的な姿勢が変化，安心安全の欠如
対人関係	死ないし，けがにより，社会や家族の支援を失う 社会や家族の自己イメージが根本的に変化する 社会的引きこもりや孤立を引き起こす転居
生理	災害によるけが 心的外傷（トラウマ）・ストレスによる合併症 医学的問題が悪化して慢性状態になる 精神科を含む医療へのかかわりに消極的 あるきっかけで，過覚醒になったり，それがもとで心血管系の問題が起こる 加齢に伴う健康状態の変化も含めた，上記の悪化
精神性	宗教的信念に対する「より深い」疑念 なぜという質問が怒りや失望につながる 喪失の大きさが，より確固たるものになる 災害事象に「無力感」を覚える

3．対人関係に基づく介入

　対人関係に基づいた介入は，さまざまな水準でのつながりを強める．病気になった人とその家族，行政スタッフ，宗教関係者，ペット，あるいはもっと直接的な人，そして災害メンタルヘルスの臨床家との間の関係を強化することである．災害の生存者はたいてい，早期および長

期の回復に先立って，危機の最中における他者とのつながりの経験を詳しく語ることが多い．このように，この領域は徹底して強調すべきである．さらに，このカテゴリーでの介入もまた重点的に取り組むべきであり，個人や家族，社会の喪失を胸に刻むことである．

4．イメージに基づく介入

イメージに基づく介入は，今現在の苦痛を和らげるだけでなく，対処スキルを身につけるような使い方もされる．苦痛を和らげる例としては，弛緩促進のイメージのほか，落ち着きや安全感を促進する手段となるイメージがある．これはまた，災害に関連したイメージ，繰り返し侵入してくるイメージにとって代わるものでもある．未来に基づくイメージは，災害で頻繁に起こる一時的な喪失感を元の状態の戻し，人々が希望を取り戻すのを助ける．対処のイメージのほうは，クライエント自身に，自分は強くて回復力があると思わせ，より厳密にいえば，災害メンタルヘルスの臨床家から教わったとおりに対処技法を駆使するイメージをもたせるような働きがある．

5．精神力動的，かつ実存的なモデル

このモデルはきわめて広範で，クライエントがこうした臨床問題に対する介入を指向する場合にのみ使われるべきであるが，その領域は，多くの人々の回復に先立つものとみなされている．この介入はとくに，高齢者の実存的な問題が後年深刻化する際，また，加齢に伴う実存的な不安が災害経験と相互に強く作用しあう際に用いられるとよい．全般的にこのモデルは，災害というものを，名前をつけたナラティブ（narrative，体験を物語ること）の枠組みのなかに取り込み，何らかの意味合い，または出来事としての意味合いをもたせるよう促す．あるいは，この経験を，目的に溢れ有意義な人生を送っているといった大きな意味に統合させ始める人もいる．こうした介入の過程では，実際に苦痛が「増す」ものもあるため，題材を処理する準備ができたときにのみ活用されるべきことも注意してほしい．しかし，これらの臨床領域は多くの人の予後に影響を与え続けるものであり，少なくとも評価・治療過程には取り入れられるべきである．

Ⅶ．高齢者における心的外傷後ストレス障害の精神薬理学および治療と，精神病理学的症候群

高齢の災害被害者や，ASDやPTSDの症状や兆候が，今現在出現している人に向精神薬を使う際には，抗うつ薬や精神安定薬，睡眠薬，必要ならば抗精神病薬など，あらゆるカテゴリーの投薬と処方量増加に注意が必要である．高齢者に薬剤を投与する場合は，一般的にできるかぎり低用量で開始し，個々人の臨床反応や副作用に応じて徐々に増量する．通常歳をとると，どのような薬でも腎臓と肝臓での代謝が落ちる．向精神薬も例外ではないため，投薬量を調整しなければならない（Flint, 2004）．薬剤や活性代謝物の蓄積を避けるために，最短の半減期

で向精神薬を選択するのが一般原則である．たとえば，高齢者にベンゾジアゼピン系薬物を選ぶ場合には，活性代謝物を伴って数日間蓄積する持続時間の長いジアゼパムよりも，肝臓で代謝しないロラゼパムを選ぶ．

　前述のように，向精神薬の使用は，症状が重く患者の機能を圧倒していることから心理療法だけでは間に合わない，あるいは薬剤併用で心理療法の効果が上がる，といったときに限るべきである．向精神薬は，災害の深刻な局面においても，情緒的支援や心理的な癒しが十分足りているときには使ってはならない．状況的に起こる軽度〜中等度の不安や抑うつならば，この章ですでに論じた非薬物戦略に短期間で反応するであろう．したがって，投薬治療のために精神科医に照会すべき時期はいつであるのかという問題が生じるのである．

　さらにわれわれは，クライエントの症状の程度と激しさ，自律神経機能障害，そして苦痛の全般的なレベルを調べなければならない．試験投薬が潜在的な副作用のリスクよりも重いときには，リスク便益分析が究明されなくてはならない．すべての向精神薬には，転倒，歩行困難，鎮静作用，精神錯乱，感覚障害，低血圧，口渇，便秘といった身体症状が現れる可能性がある．高齢者は，心理的な苦痛から服薬を嫌がるなど，服薬自体を性格の弱さととらえがちである．高齢者のPTSD薬剤治療に関する研究論文は少なく，具体的には高齢者への試験薬剤（Mohamed and Rosenheck, 2008）とする研究に限定される．その一方で，希死念慮や妄想的思考，圧倒的な不安，活動に支障が出るほどの恐怖やパニックが起こるような深刻なうつの兆候があるときには，薬物療法が望ましいと思われる．

　投薬が開始されたなら，臨床家は，効果がみられるレベルまで投薬量を漸増させ，週単位をベースに症状が緩和するまでクライエントを見守る．大きな災害時には，心理的な援助に反応できないほどの不安や恐怖やパニック症状などで打ちのめされているクライエントに対し，ロラゼパムのような短い半減期のベンゾジアゼピン系薬物を短期間使用することもある．前述のとおり，薬剤の選択にあたっては，その人の苦痛や急性・慢性の医学的問題，服薬の全体量のほか，転倒，鎮静作用，混乱といったリスク要因を考慮すべきであろう．バルビツール酸塩，メプロバメート，ジアゼパムなどの鎮静薬は体内に蓄積するため，避けるべきである．

　無症状とはいえ，別の心的外傷を経験しているPTSD既往歴のある人は，再発の危険性がある．適応があれば，選択的セロトニン再取り込み阻害薬（selective serotonin reuptake inhibitor；SSRI）の投与を開始する．これは不安やパニックに対する選択薬であり，また，うつ症状の改善にも効果が期待できる．SSRIはPTSD薬物治療の第1選択薬と考えられているが，この種の薬物治療が行われるときでさえ，反応割合が60％を超えることはまれで，十分な寛解に至る患者は20〜30％に満たない（Schoenfeld, Marmar, and Neylan, 2004）．シタロプラムやエスシタロプラムなどの薬剤は，高齢者の副作用が比較的無害との分析結果が出ており，1日あたり5〜10 mgの初期投与量で開始できる．セルトラリンは，回避行動や過覚醒のある若年成人のPTSDに効果があったが，心的外傷の追体験症状には効果がなかった（Brady, Pearlstein, and Asnis, 2000）．

　現時点では，セルトラリン，パロキセチン，フルオキセチン，フルボキサミン，シタロプラ

ム，エスシタロプラムという6つのSSRIが全世界で入手できる．PTSD治療でアメリカ食品医薬品局（Food and Drug Administration；FDA）の承認を得ているのは最初の2剤のみであるが，その他の薬剤もPTSD治療目的で一般的に使われている．二重盲検試験は行われていないものの，非盲検試験の証拠からは，フルボキサミンとエスシタロプラムはともにPTSDに有益なことが示唆されている（Davidson et al., 1998；Robert et al., 2006）．SSRIやセロトニン・ノルアドレナリン再取り込み阻害薬（serotonin-noradrenaline reuptake inhibitor；SNRI）など，高齢者のうつを緩和するその他の薬剤は，高齢者においては三環系抗うつ薬よりも耐性が高く，心臓血管の副作用も少ない．トラゾドンは夜間の鎮静に効果があり，うつ病からくる不眠症の補助療法として広く用いられている．

　悪夢や慢性不眠症は人をおおいに消耗させる．これらに対しα_1遮断薬（交感神経α受容体遮断薬）のプラゾシンを使って成功した例があり，著しい起立性低血圧を起こさずに同薬はこうした症状を改善させると思われる（Peskind et al., 2003）．睡眠薬は一般的に不眠症治療で用いられる．高齢者では，若年成人に比べて高頻度に睡眠薬を使用している．残念なことに，高齢者の睡眠薬使用については十分な研究がなされていないため，薬効がいつも優れているとは限らない．高齢者の不眠治療には通常，ベンゾジアゼピンと非ベンゾジアゼピンのほか，トラゾドン，バレリアン，メラトニンなどの薬剤が使われる．適切に選択した薬剤を使い，低用量から治療を開始し，患者を注意深く見守る．こうすることで，よくみられる無用な副作用を最少限に抑えることができる（Tariq and Pulisetty, 2008）．高齢者についての数少ないデータによれば，不眠症治療においては，ゾピクロン，ゾルピデム，ザレプロン，エスゾピクロン，ラメルテオンには穏やかな効き目があり，良好な忍容性を示すとされている（Dolder, Nelson, and McKinsey, 2007）．PTSDの長期治療における睡眠薬の使用指針はなく，また，PTSDを抑えるためにとくに推奨されている薬物療法もない．

　深刻な不安や妄想・幻覚のある精神病，統合失調症や双極性躁病といった潜在的・慢性的な合併疾患が心的外傷によって再燃するときは，抗精神病薬が検討されるべきであろう．リスペリドンはPTSDの代替療法として，回避行動や失感情の改善には根拠がないものの，とくに増強戦略としては経験的に最も強く支持される薬剤である．患者がSSRIにさほど反応しない場合の補助療法として，リスペリドンは効果を発揮するであろう．

　表2-1-5は，ASDやPTSD治療における抗うつ代替薬の再調査のなかで，Bergerら（2009）が行った非高齢者研究のデータをまとめたものである．

Ⅷ．効果的で個別化された統合的な介入戦略

　本章では，災害に対し時間経過とともに変化する高齢者の反応の変動を臨床的に組み立て，評価過程から得られる治療指針の概要について説明した．高齢と災害，また，災害に対する個々人の反応や，与えられた災害メンタルヘルス介入への反応といった特異な要因との相互作用の複雑さに，読者は深く印象づけられたと思う．まとめると，災害メンタルヘルスの臨床家

表 2-1-5　若年成人を対象とした向精神薬の適応と一般的な投与量

薬剤分類	薬剤名	投与量（若年成人対象）	適応
抗うつ薬	SSRI：シタロプラム，セルトラリン，パロキセチン，エスシタロプラム，フルボキサミン，フルオキセチン	25～150 mg/日	全般的な PTSD 症状群の第 1 選択薬
	SNRI：ベンラファキシン		過覚醒を除く陽性臨床反応
	トラゾドン	25～100 mg/就寝時	不眠症，合併したうつ病，過覚醒
ベンゾジアゼピン系薬剤	アルプラゾラム，ロラゼパム	0.5～2 mg/日	不安やパニック症状の短期治療，抗うつ薬を臨床効果がみられるまで漸増中に
抗精神病薬	リスペリドン	1～4 mg/日	精神病のある PTSD 治療，悪夢の緩和，SSRI の補助療法
	オランザピン	5～10 mg/日	覚醒症状の短期緩和，不眠症
	クエチアピン	25～300 mg/日	補助療法，睡眠の質改善，生々しい夢や悪夢の緩和
抗けいれん薬	バルプロ酸	500～1,500 mg/日	過覚醒と回避行動症候群の改善
	ラモトリジン	平均 380 mg/日	過覚醒と回避行動症候群の改善
	カルバマゼピン	300～1,200 mg/日	衝動性や攻撃性の改善
	トピラマート	平均 150 mg/日	追体験症状の改善
アドレナリン作動性効果遮断薬	プラゾシン	平均 13 mg/日	覚醒症状，鮮明な悪夢，不眠症の緩和
	プロプラノロール	120～160 mg/日	過覚醒と追体験症状の改善

SSRI；選択的セロトニン再取り込み阻害薬，SNRI；セロトニン・ノルアドレナリン再取り込み阻害薬，PTSD；心的外傷後ストレス障害

は，行動，情動，感覚，イメージ，認知，対人関係，生理，精神性・実存の各モダリティに及ぶ，包括的な評価に沿って進むべきである．なおかつ，こうした領域は，静的に独立したものではなく，加齢と災害経験の両方に影響を受けた人間の体験というダイナミックな領域とみるべきである．基本的な現実主義とクライエント指向の協力体制を合わせたこうした臨床の枠組みとその運用は，高齢者が災害からうまく回復し，正常な状態に戻って高いレベルの主観的な幸福を得られるよう手助けするものである．

【文　献】

Acierno R, Ruggiero KJ, Kilpatrick DG, et al.: Risk and protective factors for psychopathology among older versus younger adults after the 2004 Florida hurricanes. American Journal of Geriatric Psychiatry, 14（12）：1051-1059（2006）．

Banerjee S, Willis R, Graham N, et al.: The Stroud/ADL Dementia Quality Framework ; A cross-national population-level framework for assessing the quality of life impacts of services and policies for people with dementia and their family carers. International Journal of Geriatric Psychiatry, 25：26-32（2009）．

Beck JS : Cognitive therapy ; Basics and beyond. The Guilford Press, New York (1995).

Berger W, Mendlowicz M, Marques-Portella C, et al.: Pharmacologic alternatives to antidepressants in post traumatic stress disorder ; A systematic review. Progress in *Neuro-Psychopharmacology & Biological Psychiatry*, **33** : 169-180 (2009).

Bolin R, Klenow D : Older people in disaster ; A comparison of black and white victims. *International Journal of Aging and Human Development*, **26** (1) : 29-33 (1988).

Brady K, Pearlstein T, Asnis G : Efficacy and safety of sertraline treatment of PTSD. *Journal of the American Medical Association*, **14** : 1837-1844 (2000).

Davidson JR, Weisler RH, Malik M, et al.: Fluvoxamine in civilians with posttraumatic stress disorder. *Journal of Clinical Psychopharmacology*, **18** : 93-95 (1998).

Dolder C, Nelson M, McKinsey J : Use of non-benzodiazepine hypnotics in the elderly ; Are all agents the same? *CNS Drugs*, **21** (5) : 389-405 (2007).

Ellis AE : New directions for rational emotive behavior therapy ; Overcoming destructive beliefs, feelings, and behavior. Prometheus Books, Amherst, New York (2001).

Flint AJ : Anxiety disorders. *In* Comprehensive textbook of geriatric psychiatry, ed. by Sadavoy J, Jarvik LF, Grossberg CT, 3rd ed., 687-699, Norton, New York (2004).

Greene RR, Graham SA : Care needs for older adults following a traumatic or disastrous event. *Journal of Human Behavior in the Environment*, **14** (1-2) : 201-219 (2006).

Gurland BJ, Gurland RV : The choices, choosing model of quality of life ; Description and rationale. *International Journal of Geriatric Psychiatry*, **24** : 90-95 (2008a).

Gurland BJ, Gurland RV : The choices, choosing model of quality of life ; Linkages to a science base. *International Journal of Geriatric Psychiatry*, **24** : 84-89 (2008b).

Hobfoll SE, Watson P, Bell CC, et al.: Five essential elements of immediate and mid-term mass trauma intervention ; Empirical evidence. *Psychiatry*, **70** (4) : 283-415 (2007).

Krause N : Exploring the impact of a natural disaster on the health and psychological well-being of older adults. *Journal of Human Stress*, **13** (2) : 61-69 (1987).

Krause N : Lifetime trauma, emotional support, and life satisfaction among older adults. *Gerontologist*, **44** : 615-623 (2004).

Lawson EJ, Thomas C : Wading in the waters ; Spirituality and older Black Katrina survivors. *Journal of Health Care for the Poor and Underserved*, **18** : 341-354 (2007).

Lazarus AA : The practice of multimodal therapy. Johns Hopkins University Press, Baltimore, MD (1981).

Melick M, Logue J : The effect of disaster on the health and well-being of older women. *International Journal of Aging and Human Development*, **21** (1) : 27-38 (1985).

Mohamed S, Rosenheck RA : Pharmacotherapy of PTSD in VA ; Diagnostic and symptom-guided drug selection. *Journal of Clinical Psychiatry*, **69** : 959-965 (2008).

National Institute of Mental Health : Mental health and mass violence ; Evidencebased early psychological intervention for victims/survivors of mass violence. A workshop to reach consensus on best practices (NIH Pub. No.02-5138). U.S. Government Printing Office, Washington, D.C. (2002).

Norris FH, Friedman MJ, Watson PJ, et al.: 60,000 disaster victims speak ; Part Ⅰ. An empirical review of the literature, 1981-2001. *Psychiatry*, **65** (3) : 207-239 (2002).

Norris FH, Friedman MJ, Watson PJ : 60,000 Disaster victims speak ; Part Ⅱ. Summary and implications of the disaster mental health research. *Psychiatry*, **65** (3) : 240-260 (2002).

Peskind E, Bonner L, Hoff D, et al.: Prazosin reduces trauma-related nightmares in older men with chronic PTSD. *Journal of Geriatric Psychiatry and Neurology*, **16** : 165-171 (2003).

Robert S, Hamner M, Ulmer H, et al.: Open-label trial of escitalopram in the treatment of post traumatic stress disorder. *Journal of Clinical Psychiatry*, **67** : 1522-1526 (2006).

Schoenfeld F, Marmar C, Neylan H : Current concepts in pharmacotherapy for post traumatic stress disorder. *Psychiatric Services*, **55** : 519-531 (2004).

Seplaki C, Goldman N, Weinstein M, et al.: Before and after the 1999 Chi-Chi earthquake ; Traumatic events and depressive symptoms in an older population. *Social Science and Medicine*, **62** (12) : 3121-3132 (2006).

Tariq SH, Pulisetty S : Pharmacotherapy for insomnia. *Clinics in Geriatric Medicine*, **24** : 93-105 (2008).

Ticehurst S, Webster R, Carr V, et al.: The psychosocial impact of an earthquake on the elderly. *International Journal of Geriatric Psychiatry*, **11** (11) : 943-951 (1996).

Watanabe C, Okumura J, Chiu TY, et al.: Social support and depressive symptoms among displaced older adults following the 1999 Taiwan earthquake. *Journal of Traumatic Stress*, **17**(1): 63-67 (2004).

Weems CF, Watts SE, Marsee MA, et al.: The psychosocial impact of Hurricane Katrina; Contextual differences in psychological symptoms, social support, and discrimination. *Behaviour Research and Therapy*, **45**: 2295-2306 (2007).

第2章
災害における高齢者への
ケースマネジメント

　大災害の直後にあって，多くの人々が精神的苦痛を経験し，ある者は既存の精神障害の悪化を経験し，そして少数の人々がうつ病あるいは心的外傷後ストレス障害（posttraumatic stress disorder；PTSD）のような，新たな精神障害を発症する．一般的な推測とは異なり，若年者よりも高齢者のほうがしばしば災害をうまく切り抜ける．高齢者は困難な出来事に対処するための準備となる経験をしていることが多い．さらに，予想を超えた回復力を有していることがある．実際には，高齢者は重度の精神的苦痛を経験する人たちに対して，不安を軽減したり，その人を支える重要な存在となりうる（Brown, 2007）．その一方で，認知症や統合失調症，大うつ病性障害，不安障害，薬物乱用問題，さらにはPTSDあるいはPTSDの併発，などといった精神障害をもつ高齢者はとくに脆弱な集団である（Kessler et al., 1999）．

　災害の直後における高齢者のメンタルヘルスのニーズに対する適切な行動は，安全に生活できる場所，食べ物，衣類，必要なだけの金銭，家族との再会などの具体的なサービスを当然含むべきである．しかし，それだけではなく，メンタルヘルスの教育やブリーフ・カウンセリング，さらには進行中の精神障害あるいは災害への重篤な感情的反応を呈する人たちに対する治療などのメンタルヘルス・サービスも含まれなくてはならない．これらのサービスは，精神科医や心理士，医療ソーシャルワーカー，精神科看護師，ケースマネジャーなど，さまざまなメンタルヘルスの専門家やコメディカルによって提供される．本章では，災害発生直後に，精神障害あるいは苦痛などの感情的反応をもつ高齢者の支援におけるケースマネジメントの重要な役割の概要を提示する．

　この章では次の4つの根本的な仮定がある．
　　(1) ほとんどの高齢者は，精神的にも身体的にも障害をもっているわけではない（Geriatric Mental Health Alliance of New York, 2007）．彼らの多くは高い回復力をもち，過去に困難な時代を生き延び，さらには，多くの若年者にはない対処スキルを身につけている．
　　(2) サービスおよびサポートのニーズは，高齢者が障害を有しているか，深刻な精神疾

患の既往があるか，災害に対する重篤な心理的反応があるか，あるいは災害に対して「正常」に困難な感情的反応があるのか否かによって異なる（Brown, 2007）.
(3) またニーズは同様に，高齢者がその地域で一人暮らしをしているか，介護してくれる家族と暮らしているか，シニア住宅なのか，特別な住宅（special needs housing）なのか，ナーシングホームなのか，それと似たような住居に暮らしているのか，などによってもさまざまに異なる（Brown, 2007）.
(4) 災害の段階とその対応
　①災害への準備
　②差し迫った危機への対処
　③自身や家族，地域社会のための日常生活の再建
　④長期にわたる精神障害や物質使用障害への対処

Ⅰ．ケースマネジメントとはなにか？

　ケースマネジメントについては，多くの定義とモデルが存在する（Naleppa, 2006 ; Roberts-DeGennaro, 2008 ; Rose and Moore, 1995 ; Rosen and Teesson, 2001 ; Vanderplasschen et al., 2007）.
　「ケースマネジメント」という用語はしばしば，とりわけソーシャルワーカーにより，住居や食事，衣類，収入，またそれに類するもののための，クライエントの具体的ニーズを扱うサービスの提供と，たいていの場合，何らかの心理療法を含む臨床的なソーシャルワークサービスの提供を区別するために使われる．
　そのほかに，ケースマネジメントは，サービス，およびサポートとケアの調整や，ケアのコーディネートのような，具体的なサービスを含む一連の活動を意味するために使われる．
　ケースマネジメントについての議論は，そのほとんどがケースマネジャーとクライエントの間の現在進行形の関係のうえに想定されているという指摘は重要である．しかし時として，ケースマネジメントは1回限りを原則として提供される．たとえば，災害の直後にケースマネジャーが，個人や家族の基本的なニーズを満たすために，できるかぎり迅速に支援し，そしてそののちに，ケースマネジャーが長期的に彼らのニーズを満たす計画を策定することが一時的に可能になるであろう．この場合のケースマネジャーは，進行中の対話と援助について，ケースマネジメントをしばしば繰り返し利用することができない．
　定義とモデルの多種多様性にもかかわらず，1回限りを原則として提供されるときでさえも，ケースマネジメントには，次のような中核となる機能がいくつかある．
　・アセスメントとスクリーニング
　・ケースプランニング
　・具体的なニーズを取り上げること，とくに避難所や金銭的な救済，医療，その他について，サービスへの適性を確認したり，連携するための支援

・サービスや給付の探索および連携
・メンタルヘルス教育の提供
・情緒的支援の提供

進行中のケースマネジメントも同様に次のことを含む.
・連携が成功していることを確認するためのフォローアップ
・紹介されたサービスとつながっていないクライエント,さらにはケースマネジャーと連絡をとる状態にいなかったクライエントに連絡をとる
・クライエントのための交渉
・サービスとサポートをコーディネート
・危機対応の提供
・進行中の情緒的支援の提供
・クライエントのニーズを満たすことを支援するための全面的な責任の担保

Ⅱ. ケースマネジメントの効果

　ProQuest(http://www.proquest.com/)の検索サービスによると,災害の直後において,精神的苦痛を経験しているか,あるいは精神障害や物質使用障害を経験している高齢者へのケースマネジメントの有効性に関する研究は今までにない.また一方で,ケースマネジメントの有効性について,重要であるとする研究は存在する(Rosen and Teesson, 2001；Smith and Newton, 2007；Vanderplasschen et al., 2007).しかし,残念なことにこの研究は,ケースマネジメントに関しての多岐にわたるものであるため,本章にとっては限定的な価値しかもっていない.その理由として,この研究の対象となった住民(重症,かつ長期間の精神疾患をもつ人や,また重症の物質使用障害をもつ人)は,災害後に支援を必要とする典型的な人口集団ではなかった.さらにその他の数多くの別の研究では,臨床的改善から安定した住宅の提供までのさまざまに異なるアウトカムを示していたからであった.

　加えて,研究の知見はかなり変化に富んでいる.たとえば,SmithとNewton(2007)によれば,1990年代に重篤な精神障害へのケースマネジメントに焦点を合わせた2つのコクランのシステマティックレビューが発表された.最初のレビューは臨床的に有意な改善,社会機能あるいは,生活の質(quality of life；QOL)に関して,ケースマネジメントの有効性のエビデンスは認められなかった(Marshall and Lockwood, 1998).2番目のレビューは,とくに包括型地域生活支援(assertive community treatment)について全体的により肯定的な結果を示した(Marshall et al., 1998).この研究は,ケースマネジメントが機能するかどうかの問題に答えるにはあまりにも不正確であり,さらにそれぞれのタイプのケースマネジメントは,別々に評価される必要があると結論づけた.なお,コクランのレビューは,重篤な長期の精神障害者に焦点を合わせていたことを指摘する重要なものである.したがって,これらの知

見は，災害の直後における，情緒的なサポートを必要とする人々への適用には非常に限定的なのである．つまり情緒的なサポートを必要とする人々の大部分は，重篤ではなく，いうまでもなく長期に，精神障害を有してもいないからである．

　最近，虚弱な高齢者が，地域社会に留まるのを援助するためのいくつかの異なった複合的介入の有効性が研究された．メタ分析では，虚弱な高齢者の多次元のニーズを取り上げることが，平均寿命が延長することを示しているわけではないが，標準的なケアよりも地域社会に留まる期間やQOLに関して，より良好な結果を生み出すことが示されている（Beswick et al., 2008）．複合的介入は，一般的に，何らかのかたちでケースマネジメントを含んでいる．つまり，これらの研究は，ケースマネジメントが虚弱な高齢者のQOLを改善するための有用な要素であることを示唆している．

　複合的なニーズをもつ高齢者のケースマネジメントの有用性に関する決定的な研究がない限り，EBM（evidence-based medicine）に基づくアプローチについて明らかにすることはできない．しかしだからといって，経験と不確かな証拠に基づいて，ケースマネジメントの定義に含まれる多くのサービスをまったく提供することなく，災害の直後において混乱や精神的苦痛を経験している高齢者を支援することは不可能であるのは，合理的に明確である．

Ⅲ．困窮している住民

　ほとんどの高齢者は，災害の直後において，メンタルヘルスに関しての特別な援助を必要としない．「彼らは援助を必要としている」という仮定は，われわれの社会が彼らに対してもっている固有のエイジズム（年齢差別）を反映する．実際には，多くの高齢者はかなりの回復力があり，若年者よりもはるかに災害に対処することが可能である（Brown, 2007）．

　また一方で，多くの高齢者は，自身のメンタルヘルスへの特別な注意を必要とする．これらは次の方法で分類することが可能である．
　　①災害以前にメンタルヘルス・サービスを受けていたかどうかを含めて，彼らの心理学的既往歴と現在の心理学的ニーズを基準に分類する
　　②彼らがどこに住んでいるかを基準に分類する

ケースマネジメントの役割と有効性はこれらの要因によって変化する．

1．心理学的既往とニーズ
　一部の高齢者は，災害前に治療を受けていない可能性があるため，次のような顕著な精神的な問題を有している．
　　・認知症（通常，アルツハイマー病）
　　・統合失調症あるいは治療が困難な長期の精神障害
　　・進行中の精神的な障害の結果としてもたらされた最近の障害

・ひどく障害は与えてはいないが社会機能を妨げている，長期，または最近の精神障害
・生涯にわたる，あるいは晩年においての，とくにアルコールや処方薬，あるいは非処方薬（市販薬）の過剰摂取などの物質使用問題
・老年期への発達上の移行を統御する感情的な困難

　一部の高齢者は，災害の直後にあって，何年にもわたって，たいていは治療されずにいる軽度の精神的問題の悪化を含め，次のような心理上の困難を経験する．
・急性の精神病
・不安状態
・抑うつ気分や診断可能な小うつ病，大うつ病
・PTSD
・処理するのがむずしいストレス反応
・薬物乱用，とくにアルコール乱用の増加
・正常の感情的混乱

2．居住の状態

　ケースマネジメントサービスは，利用者がどこに住んでいるか，その地域でどのような支援やサービスがあるか，さらにケースマネジメントが組み入れられるかどうかによってニーズや性質，有効性は変わる．

1）地域社会に居住する高齢者

　たいていの高齢者は，彼ら自身の家で独立して地域社会に住んでいる．

　高齢者の30％以上が独居であるが，彼らが重要な個人的関係，つまり，職業や地域社会，レクリエーション，社会のなかでの活動に満足して携わっている場合には，多くの高齢者にとって独居は問題ではない．しかしながら，一部の独居高齢者は，常日頃，連絡をとっている親戚あるいは友人はなく，「社会的に孤立」（social isolation）して生活している．災害は，社会的に孤立している人たちにとって重大な問題を引き起こす．

　地域社会において，たいていの独居高齢者は，おそらく通常の家庭の支援あるいは家族からのわずかな支援以外の特別な援助を受けていない．

　しかしながら，非常に多くの高齢者は，年齢が進むにつれて，ますます高い割合で，ある程度の障害をもち，しばしば家庭でのサポートが必要となり，実際には，ほとんどの場合，一緒に住んでいる家族介護者によるサポートをたびたび受けている．そのため，家族介護者は，多くの場合，うつ病や不安障害，身体疾患のリスクが高いため，家族介護者自身が支援のケアから援助を得ることができる．

　高齢者は家庭において，パーソナルケアワーカー，ホームヘルスワーカー，エイジング・サービスやメンタルヘルスシステムからのケースマネジャー，または高齢者のケアマネジャーから支援を得ることができる．時には障害をもつ高齢者は彼らの自宅でメンタルヘルスの治療

を受ける.

2）自然発生的定年退職者コミュニティー（Naturally Occurring Retirement Communities；NORCs）

多くの高齢者は，アパート・マンションや近隣などに，住人の大多数もまた高齢者である場所で一人暮らしをしている．これらいくつかの地域社会が，医療サービスやボランティアと同様のケースマネジメントやレクリエーション活動，社会的活動を含めることが可能なサービスプログラム（NORC-supportive service programs；NORC-SSPs）をもっている．

3）特別な住宅（special housing）の高齢者

高齢者のうち，割合は比較的少ないが，精神あるいは身体に障害を有する人や，高齢者である程度まで手助けが必要な人に対して特別なサービスを行う施設に住んでいる者がいる．このような施設で暮らす精神疾患や知的障害をもつ高齢者たちの場合には，人生のほとんどをこういった共同住宅施設で暮らしている．また別のケースとしては，高齢者は自身で選択するか，または強制的にこれらの施設へ移動させられた．高齢者は次のような環境で暮らしている．

- シニア住宅：高齢者が独立して生活するために提供されているアパートであるが，多くの場合は，施設内（on-site）に社会的なサービスも含まれており，さらに医療サービスを含む場合もある．これらの住宅の複合施設の多くは，政府機関によって補助金が支給されている．
- サポート付き住宅：低所得の人や，ホームレス歴がある人，HIV感染者やエイズ患者のように重大な病気を有する人，精神疾患のような障害がある人たちのための計画された住宅である．
- メンタルヘルス住宅：メンタルヘルスシステムによって資金提供を受け，管理監督されている．監督された集合住宅や，訪問ケースマネジメント付きアパート，施設内サポート付きの一人部屋の占有住宅が含まれる．
- 知的障害，あるいは発育障害を有する人たちのための住宅：中間的なケア施設や共同住宅，支援付きアパートを含む．
- 薬物乱用障害の高齢者のための住宅
- 一人では生活できないがナーシングホームのケアは認められない人の住宅：睡眠や食事をとるための住居の提供と，たいていの場合は，施設内あるいは近在のメンタルヘルス・サービス，身体的サービスと連携して，非常に限定されたケースマネジメントを提供する．
- ナーシングホーム：グリーンハウス[*1]（greenhouse）あるいは類似のモデルを使った，通常，制度上の環境であるが，時として小規模ながらより家庭的な施設において，週7日24時間の熟練したナーシングケアを提供する．

Ⅳ．反応の異なる段階におけるケースマネジメントの役割

1．準備の段階

災害に備えるためのステージは，①一般的にいわれる，災害に準備する期間，②ハリケーンが接近しているなどの，災害がすぐにでももたらされることが周知されるか，強く確信されるようなときに準備をする期間，の2つに分けられる．

1）一般的な準備

すべての地域社会は，地域社会の弱者である高齢者を同定し，責任をもって援助を与えることを含む災害対策を計画しておくべきである．この災害対策計画には，こういった弱者である高齢者を救うため，必要があるならば，警告のためのアウトリーチを含むべきである．また，避難所，食事，医療なども含めるべきである．重要な薬物療法を回復させるか，あるいはほかの薬に置き換えるのか，といった計画をもっておくことはとくに大切である．またこの計画は同様に，現在，精神医学的問題を有する高齢者を特定すること，さらに新たな精神医学的問題を生じるであろう高齢者を予測することも含むべきである．コミュニティーの中核をなす幹部の人たちは，災害における医学的問題に治療介入できるように訓練される必要があるうえ，ケースマネジメントをトレーニングされた人々を含むべきである．必要な技能として交渉や評価，トリアージ，サービス計画の立て方，社会資源に関する知識とそのアクセスの方法，クライエントのための交渉，メンタルヘルス教育や情緒的支援の提供の方法が含まれる．ケースマネジメントサービスへのアクセスやケースマネジメントサービス自体は対面と同様に，電話やインターネットによっても利用可能であるべきである．

加えるに，いかに地域に密着しているとしても，収容施設であるとしても，サービスを提供している人々の支援の仕方に対する特定の計画はもっているべきである．現在，ケースマネジャーがいないのであれば，その訓練を受けており，評価や，サービス計画の立案，具体的なサービス提供，サービスと利益の結びつけ，情緒的支援を提供するためのスキルがある，責任あるケースマネジャーが指定されるべきである．また，配属されたケースマネジャーのうち，ある者は直接災害によって影響を受け，クライエントの支援に対応できないこともあるため，代替え案も必要とされる．

支援を必要とする高齢者が，常に支援を歓迎するとは限らないと想定することは重要である．襲いくる恐怖や，しばしば妄想の増大による疑い深さ，安定の願望，あるいはペットや家族の写真のような生涯にわたって集められた重要で大切なものとともに留まりたいという願望，このような限りなく多くの理由で援助を拒絶されることも多い．災害対策はこのような問題を予測することも必要なのである．

2）特定の，予期される災害への準備

ひとたび災害が予期されると，ケースマネジャーを含めてサービスを提供すると考えられる人々は，動員され，責任の存在を思い起こされ，さらに，災害時において自身が責任を担うものを準備するプロセスを始めることを依頼されるのである．

これはしばしばアウトリーチにより，適切な予防措置を講ずるため，独立して暮らしている人たちを説得する努力をはらい，安全な場所への移送を提案，提供する．もし彼らが自宅に留まる場合には，十分な食糧などの蓄えを得ることを保証する．希望するときには感情的支援やそのほかの支援を提供することを含むものである．

同様の準備は，特別な住宅環境に住んでいる人たちのためにも開始される必要がある．

2．危機の段階

1）災害の対応センター

激しい災害の直後には，食糧，清潔で乾いた衣類などもなく，人々は家や電気を失い，電話サービスも接続が絶たれるであろう．そのさなかにあっては，即時の応答サービスの多くは，赤十字社や，その他の非営利組織，地方，州，連邦政府などによって運営されたサービスセンターと，一時的な避難所で供給されるであろう．危機チームは，このような環境のなかで集められるだろう．そしてこれらのチームの中心的機能のひとつは，人々が生き残り，人生を再建し始めるのに必要なものを手に入れられるよう支援することである．これも一種のケースマネジメントである．人生が災害によって破壊されたすべての人のために，安定を取り戻すことは重要なニーズである．これはとくに，毎日の日課が中断するなどの混乱が生じたとき，きわめて不安で，そして困惑する傾向がある認知症，統合失調症，重度のうつ病，あるいは知的障害のような，以前から存在する精神的な問題をかかえている人々にとってより深刻な事実である．

このような意味でのケースマネジャーの仕事は次のことを含んでいる．

- ・迅速な査定
- ・トリアージ
- ・即時のサービスの手配
- ・サービスと給付に対する適格性の決定
- ・情報と紹介の提供
- ・サービスを必要とするための迅速なつながりの提供
- ・行方不明の家族についての情報を手に入れるための援助と，家族の再会の促進
- ・情緒的支援の提供
- ・両親と祖父母に対する，彼ら自身とその家族の精神的苦痛の処理の仕方の教育の提供

一般的に，緊急対応センターや避難所において，問題をかかえている人々をメンタルヘルスの専門家に紹介するよりむしろ，情緒的なサポートサービスと具体的なサービスの提供とをつなげることが重要であると信じられている．また，一般的に，彼らは目の前の危機の段階においては，別の心理的なサービスを受け取ることを望まないうえ，必要としていない．彼らにとって重要なことは，彼らが今までと同様の生活を手に入れることである．治療は後回しにすることができるのである．

例外は，重度の精神的な症状を示す人々であり，その一部は即座に外来治療を必要とするであろうし，あるいは入院を必要とする．ケースマネジャーの重要な役割のひとつは，すぐに治療を必要とする人と，あとの段階まで待つことができる人を決定することである．治療が必要である場合，ケースマネジャーは紹介をするだけではなく，治療を必要とする人たちに，受診ができることを保証するために，実際のリンケージを提供する必要がある．そのため，時として，外来診療を必要とする人たちのための手配より，入院治療を必要とする人々のための手配のほうがより容易なこともある．地域社会でメンタルヘルスの治療を提供する人たちは，サービスを一時中断させたかもしれない，そして彼らの多くが，即時の危機をマネジメントするのを援助する臨時のケースマネジャーになったかもしれない．一部のコミュニティーでは，人々が必要とするケアと自分自身を結びつけるために，電話とインターネットサービスが利用可能である．

2）自宅に留まる高齢者

災害によって被災するであろう多くの高齢者は，必ずしも災害支援センター，あるいは避難所に行くわけではない．留まることが絶対に不可能ではない限り，彼らは自宅に残るであろう．たとえ彼ら自身の生命の危険があったとしてもである．このような人々のためにアウトリーチは重要である．ケースマネジャーは，可能な限り迅速に彼らの自宅に行く準備ができている必要がある．ペットなどの動物のためにも同じアレンジメントがなされなければならない．前項に，ケースマネジャーの機能を説明している．

3）特別な住宅の中の高齢者

願わくは高齢者のための住宅環境は，十分に住民の基本的なニーズを守り，そして満たす用意があってほしい．これらの施設におけるケースマネジメントの役割は，本質的には前述したことと同じである．頻繁すぎる計画は失敗する．状況や必要に合わせて即興で行うことは，ケースマネジャーの重要なスキルになる．

3．再建段階

1）地域社会に居住する高齢者

ひとたび生存と基本的な安全が保証されると，即時的な危機対応の段階から，次のステップを含む，生活再建の段階にはいる．

- 現在の住宅に戻る，そしてしばしば再建する，あるいは新しい恒常的な住宅の手配をする
- 収入維持のプログラムや，仕事，あるいは法的な和解を通した，安定かつ，一時的な，あるいは恒常的な収入源を確立する
- もし家族が離ればなれになっているならば，家族関係を再確立する
- 地域社会との結びつきを新たにつなぐか，あるいは確立する

高齢者には，関係の再確立と満足がいく活動が必要であり，これらのニーズは，より若い

人々と同じぐらい多いため，地域社会に住む高齢者にも当てはまる．加えて，高齢者はしばしば子どもや孫を含めた若い世代の家族の健康について心配している．高齢者はよく，子どもたちを援助する方法を知りたいと希望する．

　このような理由のために，高齢者が彼ら自身で解決困難な情緒的な反応をもつかもしれないという理由と同様に，メンタルヘルス教育とブリーフ・カウンセリングは，災害の前にメンタルヘルス・サービスを受けていなかった高齢者，および災害後にメンタルヘルスの治療を必要としない高齢者のために非常に有用である．

　再建段階の高齢者がケースマネジャーを利用可能であるならば，ケースマネジャーはこの段階のゴールを高齢者が達成することを支援できる．加えて，ケースマネジャーは，もっと高度なメンタルヘルス・サービスのニーズを評価する，高齢者に情報や紹介サービスを提供したり，リンクさせる，必要とされるサービスにリンクする，高齢者の必要とするサービスを受けられるよう保証するためにフォローアップする，ケアをコーディネートする，そして，取得可能な治療あるいは治療費用のための財政的支援をアレンジする，などにおいてきわめて大きな助けになりうる．

　たとえば，2001年9月11日の同時多発テロ事件（以下，9・11同時多発テロ）後や，ハリケーン・カトリーナの災害後に，赤十字社は，費用なしで患者に治療が提供できるメンタルヘルスのプログラムの資金を提供した．

　災害の前からメンタルヘルス・サービスを受けていた高齢者のために，その高齢者のサービス提供者が，災害によって引き起こされたクライエントの具体的なニーズを，十分に取り上げられることを保証するため，ケースマネジメント機能を提供することは重要である．安定性を達成することへの配慮がない治療は，おそらく，必要に応じたケースマネジメントの支援よりもはるかに効果的ではないだろう．

2）特別な住宅の中の高齢者

　特別な住宅の中の高齢者にとって重要なニーズは，高齢者が災害の前にもっていた安定性を再び獲得することである．それゆえ，このような施設のケースマネジャーは，さきに挙げた問題に焦点を合わせる必要がある．しかしながら，ケースマネジャーらの取り扱う件数はほとんどの場合膨大な数であるため，本章で説明した種類のケースマネジメントサービスを十二分に提供することはきわめてむずかしい．

4．長期の精神障害と物質使用障害

　再建の段階後，ほとんどすべての人々の生活が安定したあとも，高齢者を含む一部の人々は，災害の経験と関連する精神障害や物質使用障害を持ち続けることがある．これらの人々の一部には，災害前より臨床的に意味のある障害を有しており，それは災害の経験によって悪化していた．他の人たちは大惨事の直後に障害を起こした．そのうちの一部の人は災害の前にケアと治療を受けていた，またいくらかの人たちは災害のあとに治療を開始した．その他の人たちは災害の前でも後でも治療を受けておらず，その後もずっと治療を受けずにいることになる．

ケースマネジャーは，価値がある具体的なサービスを提供することによって，治療を受けていない，または治療の必要性を自ら認めない人たちを援助することができる．もし適切に訓練されるなら，ケースマネジャーは臨床的に顕著な精神障害あるいは物質使用障害をもっている人たちを見つけ出すことができる．そしてメンタルヘルス教育と情緒的支援を提供することができる．ケースマネジャーは，患者に診断と治療を求めるよう説得することができるかもしれないのである．

治療中の人たちのために，ケースマネジャーが具体的なニーズ，必要なサービスと給付へのアクセスとリンク，サービス調整，危機介入などにおける援助を含めて，最大限の範囲のケースマネジメントサービスを提供することができる．

ケースマネジャーは，精神的状態と身体的状態を合併する高齢者のために，治療処方や，喫煙の中止，ダイエットおよびエクササイズのような，身体と精神の健康を改善して維持することに不可欠な，ライフスタイルの変化をフォローアップすることができる．それによって，クライエントを安心させることで，ケースマネジャーはきわめて重要な役割を演ずることができる．

Ⅴ．だれがケースマネジメントを提供するのか？

災害の際に，アメリカ合衆国連邦緊急事態管理庁（Federal Emergency Management Agency；FEMA）や，連邦政府，また地方の緊急サービス，赤十字社，およびその他の災害救済のための非営利の提供者が，災害援助を組織することに対する主要な責務を共有する．公衆衛生，メンタルヘルス，薬物乱用，そして高齢者向けサービスのシステムは，同じくケースマネジメントを含めて，実際のサービスの提供に含まれている．さらに民間企業も，従業員の援助プログラムや行動に関する健康管理，そして高齢者のケアマネジメントを通して，災害時に重要な役割を果たす．

それぞれのシステムで，ケースマネジメントが異なって概念化されていて，ケースマネジャーの能力とキャパシティは多様である．

災害に即時に対応する組織は，短期的な責任を負っている．彼らは，時に通常のメンタルヘルスのニーズに対する対応を含む，かなり熟練したケースマネジメントサービスに従事するが，これらのサービスは時間によって制限されており，メンタルヘルスあるいは薬物乱用治療を必要とする人々（高齢者または若年者）のためには立案されない．ケースマネジャーはそのため，長期のメンタルヘルスのニーズに対しては，限定された能力しかもっていない．

健康増進とメンタルヘルスの制度では，ケースマネジャーは非常に多い取り扱い件数をもっていて，本章で記述されるケースマネジメント機能を提供するより，家庭に基盤をおいたサービスの提供，および住民サービスのために管理機能を果たす傾向がある．不幸なことに，合衆国全体の公衆衛生とメンタルヘルスの制度は，高齢者のニーズにほとんど注意をはらっていない．結果として，ケースマネジャー，メンタルヘルスの専門家でさえ，一般的に高齢者のメン

タルヘルスと物質使用問題に関して訓練されていないか，もしくは熟練していない．

　従業員援助プログラムと行動に関する健康管理についての組織のような，雇用者ベースのメンタルヘルス・サービスは，通常は，災害の際には従業員とその家族の役に立つことを意図している．従業員援助プログラムが人々のニーズを識別して，そして必要とされるサービスへアクセスできるように支援するよう計画されている．災害の際に，従業員援助プログラムと行動に関する健康管理（managed behavioral health organizations；MBHOs）は，しばしば，任務報告サービスや，メンタルヘルス教育，さらに外来患者メンタルヘルス治療サービスへと拡張されたアクセスも提供する．これらのサービスは労働力である高齢者や，労働力である家族が扶養する人たちに有用でありうる．けれどもそれは，本質的に，この集団つまり高齢従業員と一般従業員の家族に対して役割を果たすよう計画されていない．

　高齢者福祉におけるケアマネジメントは，一般にそれに対して支払う余裕がある人たちのみが入手可能なサービスである．若干の非営利組織のみがスライディング・スケール上で，これらのサービスを提供する．高齢者のためのケースマネジャーが，彼ら高齢者の家に同居している人たちを訪問して，彼らが自宅に留まるのを援助するよう働きかけることが期待されている．ケースマネジャーは，受け持つクライエントに高度の責任を果たし，必要とする給付とサービスへのアクセスが得られるよう支援し，さらにサービスを調整しようと試みることを期待される．ケースマネジャーは通常，身体医療についての若干の知識があるが，一般にメンタルヘルスや物質使用障害をもつ人々を識別し，対処するような訓練はされていないうえ，技術ももっていない．

　高齢者のケアマネジャーは，一般に，障害がある高齢者を支援することに対する全責任を有している．本質的に，彼らはこれが可能である程度に家族介護者の代理をする．災害の際に，高齢者のケアマネジャーが，本章で述べられるケースマネジメントサービスの最大限の範囲を提供することに対して責任をもつべきである．

Ⅵ. 政策考慮

　本章で述べられた災害の際の精神的問題および薬物乱用の問題を有する高齢者のケースマネジメントの役割は，不幸にも，多くの場合，最も実現されることがない．災害の計画は，精神疾患を有する人々を無視するのと同様に，高齢者を無視する傾向がある．一方，高齢者の計画は，精神障害と物質使用障害を無視する傾向がある．加えて，精神障害あるいは薬物乱用の障害をもつ高齢者のためのケースマネジメント，あるいはその他のサービスを提供する用意のある人員は，危機的に不足している．一般に，ケースマネジメントが提供されるサービスシステムの根本的なミッションとビジョンは，災害直後のメンタルヘルスの問題をもつ高齢者のためのケースマネジメントサービスを提供する用意がある人々を，中核をなす人員としてのプライオリティを与えるには，あまりにも制限されたものでしかない．

　これらの不足を取り上げることは，災害サービスの主要な再概念化と，エイジング・サービ

ス，メンタルヘルス，さらには医療サービスのシステムの主要な再概念化を必要とするためであり，そしてそれは災害においてだけではなく，彼らの日常の働きにおいて，現在の高齢者のメンタルヘルス問題と物質使用問題は無視されているのである．

　加えて，この分野での文献は欠如しており，災害における高齢者のためのケースマネジメントの最も効果的なモデルの研究に対しては，多大なニーズが存在している．

【原著注】
＊1　グリーンハウスのモデルはナーシングホームの生活をいっそう家庭的にするために身体的環境，人員確保モデル，そしてケアの哲学を変革する老人ホームモデルである．ホームは，たいてい10人の高齢者が生活し，それぞれが個人の部屋と浴室と共同のスペースがある．

【文　献】

Beswick AD, Rees K, Dieppe P, et al.: Complex interventions to improve physical function and maintain independent living in elderly people ; A review and meta-analysis. *Lancet*, **371**（9614）: 725-736（2008）.

Brown L : Issues in mental health care for older adults after disasters. *Generations*, **31**（4）: 21-27（2007）.

Geriatric Mental Health Alliance of New York : Geriatric mental health policy ; A briefing book.（2007）. Retrieved January 15, 2009, from hhtp://mhaofnyc.org/gmhany/GMHPolicyBriefingBook12_2008.pdf

Kessler R, Sonnega A, Bromet E, et al.: Epidemological risk factors for trauma and PTSD. *In* Risk factors for post-traumatic stress disorders, ed. by Yehuda R, 23-60, America Psychiatric Press, Washington, D.C.（1999）.

Marshall M, Gray A, Lockwood A, et al.: Case management for people with severe mental disorders. *Cochrane Database of Systematic Reviews*, 2（Art. No.CD000050）（1998）.

Marshall M, Lockwcod A : Assertive community treatment for people with severe mental disorders. *Cochrane Database of Systematic Reviws*, 2（Art. No.CD001089）（1998）.

Naleppa MJ : Case management services. *In* Handbook of social work in health and aging, ed. by Berkman B, 521-528, Oxford University Press, New York（2006）.

Roberts-DeGennaro M : Case management. *In* Encyclopedia of social work, Vol.1, 20th ed., ed. by Mizrahi T, Davis LE, 341-347, NASW Press, Washington, D.C.（2008）.

Rose SM, Moore VL : Case management. *In* Encyclopedia of social work, 19th ed., ed. by Edwards RL, Hopps JG, 335-340, NASW Press, Washington, D.C.（1995）.

Rosen A, Teesson M : Does case management work? ; The evidence and the abuse of evidence-based medicine. *Australian and New Zealand Journal of Psychiatry*, **35** : 731-746（2001）.

Smith L, Newton R : Systematic review of case management. *Australian and New Zealand Journal of Psychiatry*, **41** : 2-9（2007）.

Vandelplasschen W, Wolf J, Rapp R : Effectiveness of different models of case management for substance-abusing populations. *Journal of Psychoactive Drugs*, **39**（1）: 81-95（2007）.

第3章
補完代替医療アプローチ

I．補完代替医療

　災害に対処する能力は，外的資源と内的資質に影響されるものであり，高齢者の多くには，年齢を重ねるなかで難局に対処できる豊富な経験が培われている．Norris ら（2002）が災害に関する研究を調査したところ，中年者と高齢者で分けた場合に，いずれのアメリカ人サンプルにおいても，ほぼ一貫して中年者は高齢者に比べてより大きな影響を災害によって受けていることが認められた．高齢者のなかには身体機能や認知機能に障害を有するなど，いくつかの不都合をかかえている人もいるが，彼らの多くは，喪失や痛み，混乱障害を経験しており，すでに有効な対処能力を体得している．

　このような対処能力のひとつとして，複数の慢性疾患の症状軽減を目的とした補完代替医療（complementary and alternative medicine；CAM）の利用拡大が挙げられる（Montalto, Bhargava, and Hong, 2006）．本章では，災害時における高齢者およびその介護者の対処能力を内的に，また外的に高めるために考案された CAM スキルをいくつか取り上げる．アメリカ国立補完代替医療センター（National Center for Complementary and Alternative Medicine；NCCAM）（National Institute of Health, 2009）による定義では，CAM を現代の通常医療の一部とみなしていない．補完医療介入とは現代医療とともに用いられ，代替医療介入は現代医療介入の代わりに用いられる．この CAM の治療法を「ニューエイジ（new age）」と評することも多いが，鍼や瞑想，儀式，祈祷，薬草など 3,000 年以上にわたり用いられてきたヒーリング療法も CAM には含まれる．また心，体，精神の本質的な結びつきを観察するようにホリスティック（心身一体的）な考えを重んじる傾向が認められる．

　幅広い分野の治療法が CAM の範疇に含まれており，2005 年のアメリカ医学研究所（Institute of Medicine）による調査では，CAM リストに 100 種類もの治療法や医療行為，医療体系が収載された．アメリカ国立衛生研究所（National Institute of Health）の CAM プログラムでは，以下のように CAM モデルおよび医療介入を類別している．

・代替医療システム
・心身医学療法
・生物学に基づく治療
・手技療法および身体に基づく治療
・エネルギー療法

「代替医療システム」(alternative medical systems) は，西洋医学的な診断治療モデルと根本的に異なるものであり，古代からの代替医療として，インドのアーユルベーダ医学や中国伝統医学，ホメオパシー医学が挙げられる．「心身医学療法」(mind/body interventions) には，瞑想や祈祷，認知療法，クリエイティブ療法[注1]が挙げられる．「生物学に基づく治療」(biologically based therapies) では，ハーブやビタミン，食物が使用される．「手技療法」(manipulative therapies) には，マッサージおよびカイロプラクティック療法が含まれる．「エネルギー療法」(energy therapies) では，霊気や気功，磁場が利用される（National Institute of Health, 2009）．

CAMは症状の軽減を目的とするため，とくに高齢者や慢性疾患をかかえる高齢患者に適する医療である．アメリカ国立衛生研究所のNCCAM部門が発表した2007年の調査によれば，アメリカ成人の10人に4人が過去12か月に1種類以上のCAMを利用していた（Barnes, Bloom, and Nahin, 2008）．50歳以上の成人848人を対象とした2000年の調査では，回答者のほぼ70％が1種類以上のCAMを利用しており，そのうち44％で治癒的なCAMの利用が報告され，また58％で予防的または治癒的なCAMの利用が報告された（Montalto, Bhargava, and Hong, 2006）．また大規模な調査では，65歳以上の成人の88％がCAMを利用していたことが見いだされた（Ness et al., 2005）．また別の調査では，40〜64歳の成人において最も高いCAMの利用率が示された（Tindle et al., 2005）．CAMサービスは概して，低リスクかつ低コストであり，文化的に多様な集団に受け入れられている．ホリスティックなアプローチを通して症状の軽減を図ることで高齢者がかかえるさまざまな症状や機能低下に対処することができる．またCAMを受けることで精神的な資質を理解し高めることが可能となり，とくに疾患や機能低下，そして死に直面したときにその重要性が発揮される．

本章では，マインドフルネス[注2]やヨガ，瞑想，儀式，スピリチュアリティ，クリエイティブアートセラピー，ハーブ療法を解説する．災害対策の一環として，高齢者を対象としたCAMのすべてを総括するものではなく，CAMの有効性を裏づける全般的根拠を示すことが目的であり，いくつかの具体的な治療法や適用例，推奨例について詳細を解説する．CAMを利用することは，介護従事者や家族介護者にとっても同様に重要なことである．介護者は，高齢者と最も身近に接する立場であるため，介護者が困窮状態に陥れば，その高齢者もまた困窮するおそれが生じる．CAMは回復に導く手段を提示し，介護の担い手と受け手をともにサポートする手法となる．

Ⅱ. マインドフルネスに基づくアプローチ
—— 対処することではなく，応答することを習得する ——

"マインドフルネスとは「意識的に判断を加えず，特定の方法で現在に意識を集中させる瞑想」である"—— Kabat-Zinn, 1994, p. 4

　心身医学療法は，ヒーリング効果を得るために，心や身体，感情，精神の結びつきを利用する手法である．現在，科学的な検証も進んでいるが，それぞれの個人的な経験から「心と身体が結びついている」ことはすでによく知られている．ストレス性の頭痛や神経性の胃炎のように，明らかな関連だけでなく，高いストレスレベルと低いコルチゾールレベルとの関連なども，現在，研究の対象となっており，大小の疾患に抵抗する体内の免疫システムに影響を及ぼしていることが示されている（Sapolsky, 2004）．CAM領域のなかで心身医学療法が最も広く用いられている．2002年の全米調査では，イメージ療法やバイオフィードバック，催眠療法の3種類の心身リラクゼーション法が確認され，各療法を合わせると，その利用率は成人人口の30％を超えていた（Wolsko et al., 2004）．

　マインドフルネスのスキルは，危機状態に対処する能力よりも，応答する能力を高める．本節では，マインドフルネスのスキルおよびマインドフルを実践できる他の医療介入について論述する．

　マインドフルネスは，トレーニングを積むことで，不安感の軽減効果や免疫応答の強化効果が認められ，心身における予防的手段となることが示された（Baer, 2006；Davidson et al., 2003；Didonna, 2008；Kabat-Zinn, 1982；Kabat-Zinn et al., 1986；Kabat-Zinn et al., 1992；Stanley, 2009）．最近行われた予備段階の研究において，これらのスキルは，身体機能や認知機能が低下した高齢者やストレスをかかえた高齢者に教示する場合にも順応可能であることが示された（McBee, 2008；Smith, 2004）．さらに，マインドフルネスのトレーニングを用いた小規模な研究でも，災害やとくに心的外傷後ストレス障害（posttraumatic stress disorder；PTSD）などの心的外傷（トラウマ）を経験したあと，マインドフルネスおよび心身療法スキルの有効性が示された．ただし，この知見は現時点では公表されていない（Anchorena, 2009；Niles, Klunk-Gillis, and Paysnick, 2009；Saveland, 2009；Smith, 2009）．Gordonら（2008）による報告では，ハーバード心的外傷質問票を用いてPTSDの判定基準に適合したコソボの高校生82人を対象にして，誘導イメージ療法や呼吸法，バイオフィードバック，クリエイティブ表現療法を利用したプログラムを提供したところ，PTSD症状を呈する参加者の割合が，これらのプログラム実施後，100％から18％へと著減し，その症状軽減効果は，その後の3か月のフォローアップ期間においても継続した．

　マインドフルネスは心身療法の中心的な手法である．他のあらゆる心身療法と同様に，その知的概念のみを理解しても，それはわずかな一面にすぎない．マインドフルネスを教示するには，その指導者もまた実務施術者でなければならない．次に示すエクササイズは，災害時や災

害後に最適な状態を保つための自己救済手法を必要とする医療専門家，または災害対策プログラムの立案者を対象としている．このエクササイズは，高齢者やその介護者，ボランティア，専門家，補助サポートスタッフ向けであり，災害前，災害時，災害後のどの時点でも容易に行うことが可能である．

次のエクササイズを試しなさい：

数分間にわたって邪魔がはいらないような静かな場所を選び，動かずに静止している状態を維持できるよう，座るか，横になるかして，楽な姿勢をとる．それと同時に呼吸を楽にすることも心がける．ウエスト周りがきつく感じる場合には，衣服を緩めて，腹部や胸部がゆったりしている状態であるか確認する．心地よく感じるならば，目を閉じるか，または床や壁，天井のどこか1点を見つめる．穏やかに落ち着いて，この状態を続け，内面に意識を集中させる．呼吸にも注意をはらい，早いのか遅いのか，規則正しいのか不規則なのか，深いのか浅いのか，呼吸するごとにその状態を意識する．息を吸い，いったん止めてから吐き出す，その吸息と呼息の間に休止を入れることを意識する．この動作を1〜3分間行う．心に迷いが生じていないか確かめる．時に過去や未来の出来事に気をとられることもあれば，身体的感覚が集中の妨げになることもあり，感情が高ぶることもあるが，このような雑念が生じたことに気づいたときは，ただもう一度，この呼吸法に注意して呼吸することに意識を戻せばよい（McBee, 2008, p. 17）．

マインドフルネス瞑想法において，その施術者は，起こりうるいかなることに対して，寛容な意識と受容，さらに好奇心を備えている．マインドフルネスには，心身医学療法として正規の手法と非正規の手法が存在する．正規の手法は，瞑想やウォーキング，ヨガの確立とは別に構築されたものであり，一方，非正規の手法には，食事や睡眠，労働，遊戯のほか，意識をもって行うあらゆる動作が含まれる．

マインドフルネスのスキルを修得することは，予防策として，その教養と実践を積み重ねた結果である．マインドフルネスに基づく高齢者ケア（McBee, 2008）などのプログラムは，高齢者と介護者の双方にとって優れた情報源である．このようなスキルは，高齢者と介護者の回復力を増大させることで災害予防策のひとつとなる．

行政管理者や職員，介護従事者，家族介護者もマインドフルネストレーニングから恩恵を得ることができる（McBee, 2008）．冷静を保つこと，提示力があること，思いやりがあること，知識が豊富であること，決断力があること，さらにこれらの状態について言語または非言語によるコミュニケーションができることは，とりわけ危機的状況においてリーダーシップを発揮するうえで重要なことである．ストレスは人から人へ伝播するが，冷静な心もまた人から人へと広がるものである．

災害後において，アロマテラピーやハンドマッサージ，クリエイティブ療法，ユーモア療法は，ストレスおよび不安を軽減させる優れた手法となる．アロマテラピーは，植物由来の純粋なエッセンシャルオイルを用いることでヒーリング効果を高め，満足感をもたらす．われわれ

の嗅覚は，直接的に記憶と感情を司る辺縁系脳領域と結びついている．エッセンシャルオイルには，さまざまな状態から一般反応および症状軽減効果を引き出す作用が認められている．そのなかでもラベンダーは最も万能なエッセンシャルオイルであり，危機および災害に起因する苦悩感を軽減させる効果があるシンプルな香りであろう[*1]（エッセンシャルオイルおよびラベンダーに関する詳細な論述は本章4節3項「メンタルヘルス改善に役立つ有用な薬用植物の具体例」p.132を参照）．

ハンドマッサージもまた優れた手法であり，マッサージの受け手だけでなく担い手をも落ち着かせる効果を有する．高齢者に対しては，とくに優しくゆっくりとマッサージすることが最良であり，皮膚や血行，その他の状態に留意しながらマッサージを行う．

クリエイティブ療法およびユーモア療法は，災害時の悲哀感への対処やヒーリング効果を得る手段となる．音楽や芸術，詩歌，演劇は，災害時のなかで一般的な反応を引き出し，とくに認知機能や身体機能が極度に低下した高齢者であっても，なにかを創作する欲求を通じて楽しむことができる．たとえば，身体的障害をかかえる高齢者の詩歌グループでは，記憶力や感情を引き出すため，マグネティックポエトリー[注3]と同じように，事前に単語を記載した大きめの厚紙を利用している．また認知症専門病棟で活動するフィーリングアートグループでは，認知症高齢者が記憶力や感情を引き出すためのアートプロジェクトに参加している（Bober et al., 2002）．クリエイティブ療法については，本章3節中「音楽療法および他のクリエイティブアートセラピー」（p.128）でも論述する．

危機的状況においてユーモアを利用することは，不条理な行為にも感じられるが，笑う行為とヒーリングには密接な関係があり，大きなヒーリング効果が発揮される（DeWitt Brandler, 2007）．このユーモア療法に関しても，混乱した虚弱な高齢者に適応できる一つの手法といえる．ストレスの多い状況下において，良質なユーモアで一緒に笑うことは，その場の全員に連帯感をもたらす．これは，精神的な緩和だけでなく，深く呼吸することや内臓へのマッサージ効果による身体的な緩和も引き出される．笑いもまた人から人へと広がる．

これらのあらゆるスキルを活用したマインドフルネスは，災害対策の救急処置セットの役割を担う．マインドフルネスのグループは，日常的にストレスをかかえている高齢者および介護者を支援しており，災害時のストレスから彼らを守る活動をしている．他のCAMの手法も，危機的状況および災害の影響が残る状況において有用であると考えられる．2001年9月11日の同時多発テロ事件（以下，9・11同時多発テロ）による世界貿易センターの惨劇後の数時間に，何人かの高齢者が近くの住宅および施設から避難した．ある1件の事例報告では，この避難の際にストレスに対処するためユーモアを利用したことを論述している（DeWitt Brandler, 2007；Mariano, Sherman, and Sherman, 2007）．マインドフルネスの実践において，それほど多くのことは求められないが，その方法は理解しておく必要がある．高齢者に示すべき最も重要なことは，いずれの局面においても終始寄り添う姿勢である．

Ⅲ．クリエイティブアートセラピーアプローチの概要

　すべてのクリエイティブアートセラピーでは，小児から，青年，成人，高齢者まで，また家族やグループなど，幅広い人々が対象に含まれる．治療プロセスを促進する，また評価する手段として効果的である．次に示すメンタルヘルスの問題に直接対処し，治療することができる．不安，抑うつ，その他の中毒症，家族関係や対人関係の問題，虐待や家庭内暴力，身体障害や疾患による社会的・精神的な問題，身体的，認知的，神経学的な問題などの精神面や感情面の問題や疾患，内科的疾患による心理社会的な問題などである．災害や心的外傷を経験する前から，これらの問題をかかえている場合や，災害による心的外傷経験の結果として生じる場合もある．クリエイティブアートセラピープログラムは，在宅ケアや専門ナーシングホーム，亜急性ケア，クリニック，病院，公的機関や地域機関，教育施設，事業所，ウェルネスセンター，個人診療所などの多様な環境において実践されている．

　クリエイティブアートセラピーには，多様なセラピーで構成される大規模なグループも存在する．本節では，多種多様なクリエイティブアートセラピーについて具体的に論述する．また最も包括的な音楽療法に注目し，高齢者の心的外傷や災害に対処するクリエイティブセラピーの適用例として取り上げる．クリエイティブアートセラピーは，経験を積んだセラピストの指導のもとで実践されるべきであり，ここで言及するすべての事例についても，そのような方法で行われている．

　「音楽療法」（music therapy）とは，音楽療法の専門家と依頼人との間に構築される相関関係のなかで，体系的に音楽を利用して身体的，精神的，心理社会的，神経学的機能に対する回復力，持続力や改善力を養う治療法である（American Music Therapy Association, 2009）．

　「アートセラピー」（art therapy）とは，芸術的な自己表現としてなにかを創作するプロセスが，衝突や問題の解決や対人能力の向上，行動のコントロール，ストレスの軽減，自尊心の成熟，自己認識能力の向上，洞察力の獲得に役立つという考えに基づく治療法である（American Art Therapy Association, 2009）．コラージュセラピーは，災害後のストレス管理のために高齢者を対象に利用される（Mariano, Sherman, and Sherman, 2007）．

　「ダンス/ムーブメントセラピー」（dance/movement therapy）とは，精神的，また社会的，認知的，身体的な統合を促進させるプロセスとして，体を動かすことを活用した心理療法である（American Dance Therapy Association, 2009）．

　「詩歌療法，ジャーナルセラピー，読書療法」（poetry and journaling therapy and bibliotherapy）は同義語として用いられ，ヒーリングや人間的な成長を目的に詩歌や他の文学を活用する手法である（National Association of Creative Arts Therapies, 2009）．

　「演劇療法」（drama therapy）とは，治療目標を達成するために演劇や映画を活用する手法である（National Association for Drama Therapy, 2009）．

　「心理劇療法」（psychodrama）とは，アートセラピーのなかでも最も初期に確立され，従来の精神分析法より演技指向の代替手法として発展した（American Society of Group Psychotherapy and Psychodrama, 2009).

1. 音楽を通して認知症高齢者と交流する

　音楽療法は，実際に言葉で意思疎通できない人々，とくにコミュニケーション能力が低下することが多い認知症高齢者と交流する際に有力な手法である．この手法は，災害などにより集団でストレスを受ける状況において格段に有力な効果を発揮する．音楽療法を用いた臨床試験では，認知症患者を対象に親しみのある曲を利用することで想起記憶再生および心的状態に良好な治療効果が示された（Clair, 1996；Cocconetti et al., 2000；Sacks and Tomaino, 1991；Schulkind, Hennis, and Rubin, 1999；Tomaino, 1998a）．歌うことで生じる強い連帯感，とりわけその調和効果によって音楽は心的状態に働きかける．また心地よい音楽を聞くことは，心的状態の改善および不快感や痛みの緩和をもたらす（Blood et al., 1999）．また音楽はゆっくりとしたリズムを奏でることで，高齢者にリラックス効果を与えるとともに，呼吸状態もゆっくりとしたリズムに同調させる．これは瞑想やヨガで使われる手法と同様に鎮静効果をもたらす．一般的に，音楽は，集中力や身体活動性，リラクゼーション効果，自己認識能力，学習能力，コミュニケーション能力，自己表現力，創作力，社会的交流能力，人間的な成長力を高めることを目的とした治療法として利用することができる．

　災害対策に利用可能な音楽療法には，能動的手法と受動的手法の両方が存在する．受動的な手法には，市販の CD や MP3 プレーヤーを使用した音楽鑑賞があり，心がなごむ空間や環境音[注4]の遮蔽，休息と睡眠の誘導，痛覚の緩和，イメージや回想力の活性化，会話の円滑化，精神的な安らぎなどの効果をもたらす．

　能動的な手法としては，音楽療法の認定セラピストが支援する音楽活動があり，ボーカル運動や呼吸運動をはじめとする，音楽を利用した運動，また音楽を利用した瞑想法，リラクゼーション法のほか，ドラム演奏，作曲，即興演奏などが含まれる．そしてこの能動的な音楽活動は，自己表現力の向上や保護環境での感情の開放，他者と交流する機会，痛覚の緩和，身体活動時間の増加，精神的動揺の減少，引きこもり状態の改善などの効果をもたらす．

2. 介護者や医療提供者は，どのように音楽を治療に利用できるのか？

　医療提供者および介護者は，はじめに高齢者向けの音楽鑑賞プログラムを作成するべきである．ただし，そのプログラムを利用する高齢者の音楽に対する嗜好が判断不能となるほど認知機能が低下する前に作成することが必要である．もし，プログラム利用者が選曲に関与できない場合でも，最適な音楽の種類を調べる方法はいくつかある．第1は，利用者に最も親しみのある儀式や特別な行事の一部を構成する楽曲を検討することで，次のような楽曲が考えられる．賛美歌や聖歌，ホリデーソング，結婚式や親族の集まり，長期休暇などの特別な行事に関係する歌，民族音楽などである．第2は，これまでにプログラム利用者が興味を示したことがある音楽のジャンル（ポップス，ジャズ，クラシック，オペラ等）を検討することである．第3は，リラクゼーションや回想，または身体的運動の活性化など，それぞれの目的に合う

楽曲を検討することである．軽量のヘッドホンを用意して，プログラム利用者が音楽に集中できるようにする．その結果として，ストレスや恐怖の原因となる環境音も遮蔽できる．突然の物音は，攻撃・逃避反応を刺激し，精神的動揺や引きこもり状態を悪化させる．緊急事態または災害のあとはとくに留意しなければならない．

3．セラピストを見つける方法

クリエイティブアートセラピーは，アートに基づく活動および医療介入を通して，複数の治療の必要性に対する取組みを進めており，言語によるアプローチのみでは効果が得られない場合には重要な役割を担う．認知機能の低下は，環境あるいは日常の急激な変化に対する理解や応答の妨げとなる可能性があるため，とりわけ成人の心的外傷を扱う分野において，このセラピーの重要性は発揮される．ほとんどのクリエイティブアートセラピー協会は，全国名簿を保有しており，各居住地においてセラピストを探すことができる．

Ⅳ．災害時における高齢患者のメンタルヘルスを増進し，保護するハーブ療法の利用

1．ハーブ療法はメンタルヘルス増進への道

成長分野である動物生薬学[*2]（zoopharmacognosy）によれば，われわれは，植物を医療に利用する種として進化を遂げてきた．メンタルヘルスとは，究極的には相互関係の現れであり，われわれ自身と他の人々との関係性，またわれわれを取り巻く世界との関係性である．薬用植物を利用することは，この世界との自然で健康的な相互関係をもう一度深めることでもある．とくに良好なメンタルヘルスの増進にはこの関係性が重要である．

攻撃・逃避反応を示す交感神経系は，災害時において異常に強い刺激が加わると考えられる．一般的な人々にとっては，この攻撃・逃避反応は，緊急事態に対処するための副腎機能活性化と緊張亢進をもたらし，きわめて重要な生物学的役割を果たす．しかし基本的な日常生活を介護者に頼っている高齢者の場合は，緊急または災害時における交感神経の亢進状態からはほとんど有益性が得られない．興奮状態が過度に持続する場合，興奮状態の持続によって不安や混乱が生じる場合，衰弱または虚弱患者が興奮状態に陥る場合には，その状況を制御する必要がある．さらに副腎ストレス反応は，高血圧や血糖値の上昇，頻脈，免疫応答の抑制，消化不良などの一連の二次的な身体的影響を引き起こすおそれがある．したがって，災害に対する精神面，また感情面の反応だけでも十分に厳しいものであり，虚弱な高齢者で興奮状態を制御できない場合，それ以上に重大で複雑な医学的緊急事態が加速的に発生する可能性がある．

身体的な不快感や痛みはメンタルヘルスに重大な影響を与え，またその逆も同様であり，災害時において困難に直面する人たちが増加するのは明らかである．施術者は，ショックや抑うつ，怒り，悲しみ，動揺などの災害に対する感情的な強い反応に留意することが重要ではあるが，災害時ならば，これらの感情の多くは「平常」（normal）な反応とも解釈できる．ただ皮

肉なことに，こういった感情をいっさい表に出さない高齢者が，家族や友人，医療提供者を最も悩ませるのである．しかし，いくら危機的状況にあったとしても，精神的または感情的な衰弱性ストレスをかかえる高齢者は，彼ら自身や他の人々を危険にさらす可能性があるため，介護者がこのような状況を短時間で制御しうる十分な手法を備えておくことはきわめて重要である．施術者ならばだれもが理解していることであるが，治療による効果は患者ごとに異なり，その原因もわからないことが多い．災害対策として，多様な治療様式に最大限に対応できる設備をもつことは有効な備えとなる．

　災害対策におけるハーブ療法や，その他のホリスティックなアプローチのあり方として，災害の発生前から，医療機関での診療に取り入れることがきわめて重要である．実際にこのような体制を整えることは，災害対策とは別の取組みといえる．災害の発生前から取り組む理由としては，以下の2点が挙げられる．①ハーブがもたらす多くの重要な作用は，長期的，かつ予防的な性質を有するため，ハーブ療法を利用することによって，災害によるメンタルヘルスへの悪影響を軽減させることが可能となる．②さらにハーブ療法を利用することは，高齢者と介護者の双方に安らぎを与え，ハーブの使用法に関する知識を得ることができる．多くのストレスをかかえながら刻々と状況が変化する災害時のシナリオ背景を考慮すれば，災害時に新しい治療様式の導入を試みることは現実的な方法でもなく，また推奨できることでもない．

　アロマテラピーとして薬用植物がもたらす有益性については，長期医療と災害時対応などの急性期医療の両面から注意深く考察する必要がある．エッセンシャルオイルは穏やかな作用ではあるが，皮膚や粘膜に直接塗布してはならないため，取り扱いに豊富な経験を有する施術者のみが使用するべきである．嗅覚は脳機能と非常に密接に結びついており，アロマテラピー（文字どおり，無数の植物由来の化学物質からなる香りを吸入する治療法）は，精神面および感情面のバランスを改善することで多様な有益性が証明されている．アロマテラピーの優位な点として，携帯のしやすさや患者の反応の早さ，全体的に穏やかな作用，有害反応や相互作用が発生する可能性が低いことが挙げられる．本節3項に記載のハーブ一覧に示したとおり，穏やかな作用の植物において，このようなリスクは低いことがすでに認められている．これらのアロマテラピーの特徴は，災害時に役立つきわめて重要なポイントである．なぜならば，災害時は精神面や感情面での混乱状態が悪化し，平常時とは異なり，他者の安全を侵害するおそれが生じるからである．また，マッサージ療法で使用されるマッサージオイルにエッセンシャルオイルを加えることでさらなる効果を発揮する．

2．調整因子としてのハーブ；鎮静薬と適応促進薬

　ホリスティックなハーブの効用とはいかなるものか．ハーブの医学的な作用を理解するためには，その効果を単に薬剤活性に置き換えるだけでは不十分であり，さらに幅広い考察が必要となる．植物およびハーブは，何十種もの成分が含有する複雑な混合物であり，その含有成分の多くが植物内あるいは摂取後の体内において相互に作用する[*3]．たとえば，ある化学成分は，別の化学成分の作用を促進させることによって特有な生理的効果を増大させる．またある化学

成分は，別の化学成分の作用を緩和させることによって副作用リスクの軽減や代謝時間の延長をもたらす．さらに，この複雑な化学的相互作用は，それほど明解なものではなく，また相乗効果も少ないため，各成分が有するそれぞれの作用が臨床的薬効として現れているわけではない．災害時における従来のアプローチと比べて植物療法の最も注目すべき利点として，生理的および心理的機能を安定した正常な状態に回復させるよう，身体面および精神面を調整・補助する効果を有することが挙げられる．このような調整作用は，鎮静薬や適応促進薬，免疫調節因子としてのハーブの効果が最もよく示しており，これらすべてがメンタルヘルスおよび災害対策に役立つ働きである．

　鎮静薬および適応促進薬として働くハーブは，メンタルヘルスの分野でとくに有用である．WinstonとMaimes（2007, p.206）は，「神経鎮静薬とは神経強壮薬でもあり，穏やかに落ち着かせる鎮静作用を有するハーブを指す．ハーブには鎮静薬としての明瞭な抑制作用を伴わない」と論じた．一部の鎮静薬は栄養回復剤として働き，災害により過剰刺激を受けて消耗した自律神経に対して気力と体力を回復させる．適応促進薬は，穏やかで非特異的な強壮性を有し，災害時に損傷を受けた自律神経を正常に機能させるための適応能力を全般的に回復させる役割を担う．災害の準備対策を目的として，この適応促進薬は，ストレスを伴う出来事（災害や事故）が発生する前あるいは発生後の早期に使用することが最も効果的である．

3．メンタルヘルス改善に役立つ有用な薬用植物の具体例

　災害時において，多くの薬用ハーブは有用である．ここでは，そのなかでとくに重要なハーブおよびアロマテラピーにおいてエッセンシャルオイルとして使用されるハーブについて記載する．この一覧はすべてのハーブを網羅するものではなく，健康へのホリスティックなアプローチに利用されるハーブの一部を提示したにすぎない．そのため，災害対策における薬用植物利用に関する施術者向けの手引書としては適当であるとはいえない．災害時，高齢者にハーブを使用するプログラムを作成する場合は，いかなるプログラムであっても，施術者はハーブ療法の認定専門家に相談するべきである．「アメリカハーバリストギルド」（American Herbalists Guild）（2009）では，ハーブに関する総合要約情報を提供している．

- アシュワガンダ（Ashwagandha）：インド人参と呼ばれることがあり，疲労や体力消耗とともに不安，神経衰弱，不眠に効能を有する．アシュワガンダは，睡眠補助薬として古くから使用されており，高用量では穏やかな鎮静作用を示す特性を有する．
- カモミール（Chamomile）：軽度の不安や不眠に有用な薬用植物である．さらに消化管に対して，抗炎症，鎮痙および鎮静効果を有するため，ストレス関連の消化管症状の治療に役立つ．またアロマテラピーのエッセンシャルオイルとしても使用される．
- 朝鮮人参（Ginseng）：おそらく最も有名な薬用ハーブであり，災害時にも特有な効用を有する．朝鮮人参は，疲労や虚弱，努力過度，ショック，息切れ，脈拍微弱に効能を有する．また精神および意識を落ち着かせる．さらに甘草（Licorice）と併用すると副腎疲労に効果を発揮する．朝鮮人参の刺激作用は，一部の高齢者にとって障害となるお

それがあり，場合によっては不安や不眠症状を増悪させる．そのような症状を有する患者には，アメリカ人参（American ginseng），エゾウコギ（Eleuthero）またはアシュワガンダが選択肢として推奨される．

・ラベンダー（Lavender）：急性または慢性を問わず，不眠や不安症状に対して非常に有効である．ローズマリー（Rosemary）と同様に，ラベンダーも一般的に，思考の明瞭性や記憶力，集中力，認知機能の改善に有用である．また，緊張型頭痛や胃腸障害，消化不良にも有効である．さらに，熱傷や切り傷，細菌および真菌感染にも局所的に使用される．ラベンダーは，エッセンシャルオイルとして，おそらく最も広く使用されており，アロマテラピーの重要な薬用ハーブである．

・レモンバーム（Lemon balm）：神経の鎮静や気分の向上，緊張の緩和をもたらす．ストレスや不安，興奮，軽度～中等度の抑うつ，消化器系愁訴，胃腸障害に有効である．またアロマテラピーにおいても，レモンバームのエッセンシャルオイルは非常に有用である．さらに予備臨床試験において，認知症治療に良好な結果が示されている（Akhondzadeh et al., 2003；Ballard et al., 2002）．

・甘草（Licorice）：著明な気分の高揚効果を有し，ホメオスタシスの回復に役立つ．また刺激性の空咳，喘鳴，喘息，百日咳に有効である．

・霊芝（Reishi）：霊芝およびその他の薬用キノコ類は，広範囲にわたる免疫調節活性を示し，自己免疫疾患や免疫不全疾患に有効である．また抵抗力が低下した高齢者においては，とくに災害の発生前から強壮剤として使用した場合に，感染に対する抵抗力を強化するため，非常に重要である．霊芝は，穏やかな作用で幅広く適用されており，さらに，不安や不眠，躁病，軽度～中等度の抑うつ，記憶力低下，認知機能低下に対する治療に効果がある．また副作用のリスクは非常に低い．

・ローズマリー（Rosemary）：強力な抗酸化活性および認知機能亢進作用を有し，記憶力低下や精神的な混乱状態，抑うつ，憂うつ感に対する治療に推奨される．また効果的なエッセンシャルオイルとして使用できる利点もある．

・セイクリッドバジル（Sacred Basil）：適応促進薬，鎮静薬，認知機能賦活薬であり，気分の高揚や抑うつ改善，怒りや興奮の抑制，また集中力，脳機能，記憶力の向上を目的に使用される．エッセンシャルオイルのひとつである．

・スカルキャップ（Skullcap）：穏やかな作用の鎮静薬であるが，精神的な鎮静および緩和作用だけでなく，疲労や副腎疲労により体力を消耗した患者の活力回復にも役立つ．またチック症状やけいれんにも有効であり，とくにストレスまたは感情面でバランスが崩れたことに起因する筋緊張あるいはその悪化に有用である．

・セントジョーンズワート（St. John's wort）：有効な薬用ハーブとして実績を有し，軽度～中等度の抑うつ，神経関連の痛みや不快感（坐骨神経痛，末梢神経障害，その他の神経痛など），傷薬として（創傷，熱傷，その他の外傷に対する組織治癒の促進など）の効能を備える．セントジョーンズワートは，抗うつ薬と併用するべきではない．

・バレリアン（Valerian）：不眠や不安，軽度〜中等度の抑うつに有効である．

4．特記事項；安全性と禁忌事項，ハーブと薬物の相互作用

　高齢患者を対象として，使用するハーブの具体的な投与量および投与回数，投与期間などの詳細な治療内容の妥当性を検討する際は，高齢患者に特有な要因を考慮しなければならない．これらの要因には，低体重や虚弱，胃酸減少，吸収速度の遅延，腎機能の低下，肝代謝能の低下などの可能性が挙げられるが，おそらく最も重要な要因は，多様な健康状態と多剤服用の可能性が高いことである．作成する災害対策計画のなかに薬用植物の使用を含める場合，いかなる計画であっても，施術者はハーブ療法の認定専門家に相談するべきである．

　薬用ハーブの使用による副作用リスクは，医薬品製剤の副作用リスクに比べてきわめて低い．また薬用ハーブによる副作用が発現した場合でも，ほとんどの反応は本質的に軽微なものである．ただし，ハーブの副作用リスクは低いものの，不適切な使用をすれば，症状の悪化や増悪，あるいは新たな症状が発現する可能性が生じる．また患者が複数の医薬品製剤を使用しているなど，複雑な健康状態である場合には，ハーブ療法の施術者はいっそうの注意をはらう責務がある．

- ハーブと薬物の相互作用に関して留意するべき重要な点は，そのほとんどの問題が容易に回避可能な誤りによって引き起こされているということであり，ハーブの作用を明確に理解すれば，相互作用を明らかに予測できるであろう．その一例として，降圧薬使用下の患者に対する甘草の併用投与が挙げられる．ここで，ハーブと薬物の相互作用に関する問題のすべてを論述することはできないが，医薬品または薬用ハーブを問わず，高齢者を対象とした治療には，いずれの場合でも副作用および相互作用の可能性を十分に熟知することは施術者の責務である．ハーブと薬物の併用においては，使用するハーブと薬物に類似した作用や増強作用，または相殺作用や拮抗作用が認められる場合に問題が発生する傾向がある．
- 肝機能，胃腸機能または腎機能に顕著な作用を有するハーブを併用した場合，薬物バイオアベイラビリティおよび代謝にも影響を与える可能性が高い．
- 狭い治療域，あるいは有害反応を誘発する既知の性質を有するハーブまたは薬物を併用する場合はいっそうの注意をはらうべきである．
- 虚弱または衰弱患者，薬物または食物に対する既知の過敏症やアレルギーを有する患者および多剤併用の患者には，さらなる慎重なアプローチが求められる．
- 慎重に施術を継続するべきか，ハーブの使用量を減らすべきか，または作用の弱いものを使用するべきか，あるいは低用量から徐々に増量させるべきかなど，あらゆる問題についてハーブ療法の認定専門家に相談するべきである．

5．結論

　ハーブ療法は，災害対策と災害対応の両面において重要な役割を担う．災害時には，医薬品

の供給不足により十分な医薬品が確保されない可能性がある．さらには，供給される水が汚染される可能性，毒物曝露リスクが増大する可能性，そして大幅なストレスレベルの増大が多くの基礎疾患を増悪させる可能性が考えられる．もともとかかえていたメンタルヘルス関連の疾患が増悪する場合や，これまで不顕性であった症状や疾患が発現する場合もある．災害時におけるメンタルヘルスにおいて，最近導入された薬剤や多くのサプリメントに比べて薬用ハーブが優れている点のひとつは，熟練した施術者による数百年に及ぶ臨床的使用によって経験的に積み上げられた膨大な知見である．ますます多くの薬用植物に関する信頼性の高い科学的データが，医学文献として入手可能になりつつある．作用の穏やかなハーブの単独使用から，ハーブ療法の専門家を必要とする複雑もしくは重篤な疾患での使用まで，その他の治療様式や専門治療と同様にあらゆる情報にアクセスできる．可能ならばハーブ療法およびアロマテラピーの両方の器具一式を備え，適切な施術法を研修できる施設があれば，たとえハーブ専門家のスタッフを配置できなくとも，ハーブ療法の認定専門家に相談する体制として役立つ．ハーブ療法の認定専門家には，ハーブ製品の品質など，一般の施術者にはよく知られていないが，ハーブを効果的に使用するためにきわめて重要な事項を相談することもできる．ほとんどの地域には，このようなハーブ療法の認定専門家が1人以上活動している．アメリカハーバリストギルド（2009）では，良質な情報を提供しており，熟練したハーブ療法の認定専門家を探すこともできる．

V．スピリチュアルケア

1．スピリチュアリティ

　スピリチュアリティとは，神または他者との関係性，あるいは自分を取り巻くエネルギーとの結びつきである（Moberg, 2002）．スピリチュアルな結びつきを主張する多くの高齢者は，同年代の者よりも身体的および精神的に良好な健康状態を維持している（Mackenzie et al., 2000；Shaw, Joseph, and Linley, 2005）．スピリチュアリティを利用して災害から生き延びた人々は，生活のコントロールを取り戻す回復力および能力を増大させている（Farley, 2007）．このような災害の生存者によるスピリチュアルな信念は，なにが起きようとも，人生という旅の広い背景のなかで理解し受け入れることを可能にする（Koenig, 2006）．Decker（1993）は，災害時の心的外傷が心理的苦痛を引き起こした場合でも，そのあとにスピリチュアルな意味を模索するようになることを指摘した．

　高齢者の85％が，人生に宗教およびスピリチュアリティは重要であると述べており，また成人人口の95％がスピリチュアルな表現として祈祷を利用している（Lewis, 2001）．Banerjeeら（2009）は，選択モデルにおいて4つの個別のサブドメインの重要性を提唱した．これは，Gurlandらによる研究から取り入れた概念である（Gurland and Gurland, 2008a,；Gurland et al., 2009）．そのサブドメインとは，権限付与や尊重，アイデンティティ，スピリチュアリティである（Banerjee et al., 2009, p. 30）．

しかし，この「スピリチュアリティ」(spirituality) という用語は，1935年以前に生まれた世代にはほとんど意味をもたない（Simmons, 2005）．彼らの主要な体験は，神に対する信仰を強めることを目的とした特定宗派の教義または文化的な宗教儀式から得たものであるため，災害が発生した場合には，聖職者をはじめ，所属する宗教団体の仲間に助けを求めることとなるからである（Kilijanek and Drabeck, 1979）．

その10年後に生まれた世代が，その発育期に当たる1960年代に，スピリチュアリティの上位概念を取り入れた（Simmons, 2005）．この世代の高齢者は，さまざまなかたちでスピリチュアリティを体験し感じてきた．なかには高次元の存在を感じて超自然的な体験を得る人や，自然のなかで共同体験を得る人もいる．また美徳を積もうとする他者とともに一体感を得る人もいる．しかし，前述のように高齢者の世代では，スピリチュアリティは，伝統的宗教または信仰体系に結びついていると考えられる．

2．民族間のばらつき

カウンセリングを通して文化的能力の重要性に着目したのは，Sueら（1992）であった．彼らの研究内容は，災害救助における専門家の活動であり，とりわけスピリチュアリティの分野を専門としており，専門家自身の信仰を重んじる行為に注意を喚起した．その理由として，効果的に多文化（この場合はさまざまなスピリチュアリティ）の人々を救助する能力に偏りが生じる可能性を挙げている．さらに彼らは，救助する人々の文化を理解し，その知識を介入方法の選択に役立てる専門家の必要性を強調している．

ニューヨーク災害インターフェイスサービス（New York Disaster Interfaith Services；NYDIS）（Harding, 2007）は，文化的能力を養う重要性を改めて主張している．聖職者およびスピリチュアルケア提供者を対象とした手引書の該当章において，文化的能力構築の継続的プロセスならびに災害時のスピリチュアルケアを提供するための文化的能力の重要性を詳細に取り上げている[*4]．アメリカにおける最大規模の民族的または文化的グループを含む多文化集団を対象とした典型的なスピリチュアリティパターンに対する簡易レビューでは，専門家が取り組むべきスピリチュアリティの多様性が示された．

500部族を超える北米先住民は，スピリチュアリティのわずかな差異を検討するうえで最良の事例である．その北米先住民のすべてではないが，大部分の部族が自然との関係性を強調し，それぞれに独自のスピリチュアル療法を保持している．また自然と動物は特別なスピリチュアルパワーを備えており，人間もそのパワーで強くなるという考えが一般に広く浸透している．この北米先住民のスピリチュアリティは先祖との結びつきが強く，その精神は暮らしのなかに根づいており，先祖からの教えを個人が学び，成長していくことが基本となっている（Institute of Spirituality and Aging，発行年不明）．

多くのアフリカ系アメリカ人にとってのスピリチュアリティには，聖書を読むことなどの従来からの宗教的慣習を意味する場合と，語り継がれる神聖な感覚を意味する場合がともに含まれる．黒人のスピリチュアリティの一部は，さまざまなアフリカの部族儀式に由来しており，

奴隷時代に生まれた歌や物語と混ざり合って形成されている（Institute of Spirituality and Aging, 発行年不明）．アフリカ系アメリカ人の高齢者は，許しや人助け，また困難なときに不安やストレスを緩和させるための私的なスピリチュアル療法として祈祷を利用する（Lee and Sharpe, 2007）．

アジア系アメリカ人は，急速に形成された民族グループのひとつであるが，さらに43グループに分類されており，そのスピリチュアリティに関する研究は今のところまだ不十分である．そのため，簡易レビューにおいても彼らのスピリチュアル療法について概括することは困難である．しかし，Lee（2007）の報告によれば，アメリカに居住する中国系および韓国系移民は，さまざまな宗教的行事に参加しており，精神的サポートとして日常的にスピリチュアルな経験を得ている．

プエルトリコにおけるスピリチュアリティの概念（スピリチュアリズム）は，「*espiritismo*」と呼ばれており，キリスト教やアフリカおよび南アメリカのスピリチュアル療法，また宗教的慣習が組み合わされたものである（Baez and Hernandez, 2001；Rivera, 2005）．さらに，これらの療法や慣習のあらゆる影響のなかで保たれる調和を誇る心霊術である．この *espiritismo* では，ハーブを浄化や人間の姿をした霊との対話に利用する．

メキシコ系アメリカ人の大部分は，アメリカにおいて2番目に急速に形成された民族グループであり，厳密に伝統的なキリスト教のスピリチュアリティを実践している．ただし，霊や聖人と対話するアステカ族の儀式も，その伝統慣習のなかに取り入れられた可能性がある．これらの儀式のほとんどは，香料，巡礼，ハーブ，リンピアス（limpias，精神の浄化），神への生贄，さらに聖徒の精神的中心となる聖堂の建立に関与する．神への生贄は，神への願かけや神の庇護を求める儀式である（Lujan and Campbell, 2006）．

3．スピリチュアリティと災害との関係性

ハリケーン・カトリーナを生き延びた黒人の高齢者は，災害の影響からの回復にスピリチュアリティを利用した（Lawson and Thomas, 2007）．彼らのほとんどが神の存在を示す高次元の力の信仰により，祈りの言葉に耳を傾け，助けを求めた．多くの人たちは奇跡が起こる可能性を感じ，救助のときには希望がもたらされたことを認めた（Lawson and Thomas, 2007）．スピリチュアルリーディング（霊視）やインスピレーショナルリーディング（霊感）は，災害時において，多くの人々が事態のコントロールを取り戻すための手段となり，それらを日課にすれば，安心感と勇気がもたらされる．多くの生存者が，他者の支援に積極的な役割を果たしたことは，彼らのスピリチュアリティ表現のひとつであったことが研究文献で裏づけられている（Mackenzie et al., 2000；Smith et al., 2000）．

ハリケーン・カトリーナの生存者でアフリカ系アメリカ人の何人かは，神に許しを願ったことをその後のインタビューで話した．許しと調和は，大きな精神力を与える．しかし，神から許しが与えられないと感じた場合，その人のスピリチュアリティは衝撃を受け，心理的ストレスは高い頻度で生じる（Connor, Davidson, and Lee, 2003；Exline, Yali, and Lobel, 1999；

Falsetti, Resick, and Davis, 2003；Maton, 1989; Monahan and Lurie, 2007；Schuster et al., 2001；Sigmund, 2003)．スピリチュアルな結びつきを回復させることはヒーリングの目的である．

1966年のトピカで起こったトルネードの災害後，数人の高齢者は，自らの所有物を失ったことよりも，むしろ隣近所で育ててきた庭園や木々が失われたことを嘆いた（Kilijanek and Drabeck, 1979)．1993年の夏に中西部で発生した大洪水の被災者のうち，その災害の発生前から宗教的信仰をもっていた人々は，洪水発生直後から半年にわたり信仰心が強い精神力をもたらしたと述べた（Smith et al., 2000)．

2001年9・11同時多発テロのニューヨークテロ攻撃のフォーカスグループに参加している高齢者は，精神力を保つのにどれほどスピリチュアリティに頼ったかを述懐している（Schuster et al., 2001)．他の参加者は，大惨事が信仰に対する疑問を引き出したことも指摘した（Mohahan and Lurie, 2007)．

4．災害時における高齢者のスピリチュアルツール

非常に多くの研究から，災害時の回復力や精神力を引き出す方法を特定する重要性は示されてきたが，災害時における高齢者のスピリチュアリティの利用に対して直接的に注目した研究はわずか一部である（Lawson and Thomas, 2007；Monahan and Lurie, 2007；Tyiska, 2008, as cited in Roberts and Ashley, 2008)．同様に，明確に高齢者を対象として構築された，エビデンスに基づくスピリチュアル療法も数少ない．しかし，研究文献では，災害対応策および高齢者に有効な手段を開発している専門家向けのいくつかのガイダンスは提示されている．

災害時または災害後にメンタルヘルスの専門家が担うべき最初の課題は，高齢者に対して次のことを心がけて，「正常な状態に回復させる」（normalize）ことである（Greene and Graham, 2006, p. 206)．

・前向きな口調を心がける
・高齢者の話に耳を傾ける
・経験のなかでよかった思い出を見つける
・過去に逆境のなかでやり遂げたことを思い出させる
・支援の最中であることを示す
・励ます

災害時に高齢者を担当する専門家として，同世代の精神的信仰に同調し，精神力を回復させることは重要なことである．彼らは，これまでにストレスと逆境に対処してきた経験を有しており，そのような経験を思い出す手助けをすることである．災害により心的外傷を受けた高齢者が，次に挙げる項目のうち，1つまたはそれ以上を感じたり，打ち明けたりすることは珍しいことではない（Taylor, 2008)．

・神（または高次元の存在)，あるいは宗教的指導者に対する怒り

- 神との距離をおく，あるいは突然，神に目を向ける
- 定着している宗教的慣習への参加の中止，あるいは普段とは異なる関わり方
- 信仰への疑問
- スピリチュアルまたは宗教的な慣習や儀式に対する空虚感
- 神は私たちを気にかけてはくれない，あるいは手の届かない場所にいるという思い
- 私たちは神を失望させたという思い

　特定の宗教的伝統と関係のある人の場合は，彼らが宗教的に必要とされている存在であり，関心が向けられていることを感じることが精神的に最善な救済方法である．これらには，すべてではないが以下のことが含まれる（Roberts and Ashley, 2008, p.18）．
- 宗教的礼拝に参加する
- 聖書あるいは宗教的な文章を読む
- 宗教的に必要とする心の糧を得る
- 瞑想および祈祷に利用される宗教的多様性のある神聖な場所
- 適切な時期の死に対する宗教的ケア

　神のイメージを確認することは，カウンセリングにおいてスピリチュアリティを利用できるか否かを判断する評価要因のひとつである．神は目に見える存在で，自分にもまた他者にも，身近であり，対話ができるイメージをもち，自身を神に委ねることができる人は，概して良好な対応能力を備えており，不安感の減弱がもたらされる（Aten et al., 2008）．災害生存者の神のイメージを確認することによって，同じようなイメージをもつ人々との間で社会的交流や支援を行うことができる（Aten et al., 2008）．

　災害発生からあらゆる段階において，スピリチュアリティの指導およびカウンセリングは，聖職者によって行われることが重要である（Greene and Graham, 2006；Roberts and Ashley, 2008）．アメリカにおいて聖職者は，航空災害支援法が制定された1996年以降，正式に災害後のスピリチュアルケアに携わっている．この聖職者の役割は変わらないが，災害により被災者および復旧作業員がかかえるであろう感情面のニーズに配慮し，安心感を与えることが求められる（Davidowitz-Farkas and Hutchinson-Hall, 2005；Roberts and Ashley, 2008）．災害時に聖職者が行うことができる支援方法を表2-3-1に示した．

　退役軍人を対象として，スピリチュアリティの利用を目的に作成された次の2種類のプログラムも高齢者向けに順応させることができる．Chaplain William P. Mahedyは，戦闘を体験した退役軍人を対象としたプログラム「スピリチュアルブートキャンプ」（Spiritual Bootcamp）を開始した．このプログラムは断酒会をモデルとして取り入れ，無力感をかかえる退役軍人に対して，偉大でスピリチュアルな存在として頼れる場所を提供するものである（Sigmund, 2003）．デイトン退役軍人医療センターにおける「心的外傷後ストレス障害在宅リハビリテーションプログラム」（Posttraumatic Stress Disorder Residential Rehabilitation Pro-

表 2-3-1 災害時のスピリチュアルケアの基本方針

1. 基本生活に必要なことを優先する．とくに災害直後の数時間もしくは数日間において，被災者のスピリチュアルな欲求に基づく支援の前に，ともに活動する人が空腹ではないことを確認，普段からの定期薬があれば，それらを服用していることを確認，またその薬の入手，および安全に睡眠をとる場所を確保すること．ほとんどの人々は，自分の身体的欲求の充足が不確実な状態である場合，スピリチュアリティに関することに集中することはできない
2. 害を及ぼさない
3. ともに活動する人がそれぞれ個性的であり信心深いこと
4. 改宗させない，伝道しない，被災者を利用または搾取しないこと．また他者がこれらの行為を行うことも許さない
5. ともに活動する人のスピリチュアリティ，宗教および文化の多様性を尊重する．理解できないことは尋ねること
6. 存在を示す．ともに活動する人に会うこと．彼らのスピリチュアリティや宗教に関する生活の場であっても，どのような場所であっても会いに行き，彼らを受け入れること
7. 被災者および生存者が，自分たちの体験を打ち明ける助けとなること
8. 守秘義務に気をつける
9. 約束をしないこと．また約束したかのように思われることもしないこと
10. 異なる文化または異なる宗教において，短期的にも長期的にも悲しみのかたちは異なる．推測する前に尋ねること
11. 言葉の壁に気を配る．多くの場合，第二言語では自分の意思を十分に表現することは困難であることを忘れないこと．可能であれば，母国語でスピリチュアルケアを行えるように，該当言語を話せる施術者を探すこと．ともに活動する人，またはその家族が，個別に通訳者を選択できること．時には，子どもが通訳しなければならない状況もあるが，本来ならば，通訳者に子どもを選ぶべきではない
12. 合法または非合法を含めて移住者とともに活動する場合，彼らの多くは，その生活環境が原因で政府に対して恐怖感または不信感を抱いていることを忘れない
13. 耳や目，または心で積極的に話を聞く姿勢を実践すること．話すことよりも聞くことをはるかに優先する．「あなたの気持ちはわかります」または「あなたは悪いと思ったようですが，私の話を聞いてください」という返答は絶対にしない

(Roberts SB, Ashley WWC：Disaster spiritual care；Practical clergy responses to community, regional, and national tragedy. Skylight Paths Publishing, Woodstock, VT, 2008 より抜粋)

gram；PRRP）は，PTSD の症状を有する人々を対象に，怒りを解放する手法として許しと受容に注目したスピリチュアリティグループを活用している（Sigmund, 2003）．

図 2-3-1 に示す転経器（仏教伝統に由来）は，対話を用いる無宗派の祈祷であり，高齢者向けの手法である（Rajagopal et al., 2002；Rossiter-Thornton, 2000）．この手法は，少ない症例数ながら亜症候性の不安症状の軽減に対する有効性が認められており，災害後の高齢者グループに対して使用可能であった．

おのおのの構成要素が完了するまで 5 分間を要する．参加者は，私的または公的のいずれかの応答文[注5]を選ぶ．各応答文の転経器は，特定の構成に従い 8 つの部分に分かれる．この手法は高齢者に精神力を与え，彼らの生活環境に対する管理能力を取り戻すことに役立つ（Rajagopal et al., 2002；Rossiter-Thornton, 2000）．

「Spiritual Practices」（スピリチュアルプラクティス）のホームページでは，スピリチュア

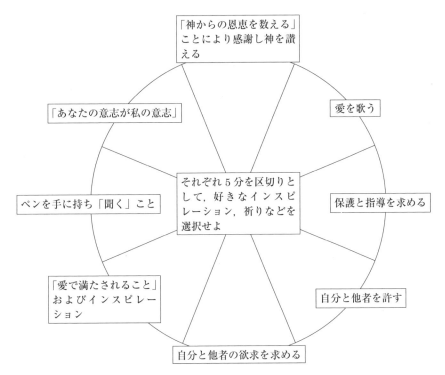

(Rajagopal D, MacKenzie E, Bailey C, et al.: The effectiveness of a spiritually based intervention to alleviate subsyndromal anxiety and minor depression among older adults [Electronic version]. *Journal of Religion and Health*, 41：153-166, 2002)

図2-3-1　転経器

ル療法に関連する37種類のキーワードに基づき，現行の宗派間，または無宗教のスピリチュアル療法の一覧を提供しており，引用文やビデオ，書籍，芸術，音楽，霊感に関する概要が記載されている．熟考および議論を目的にグループで利用することも，個人的な熟考で利用することも可能である（Brussat and Brussat, 2008）．スピリチュアル療法は，ナーシングホーム居住者や介護施設入居者を対象に検証され，同療法の刺激を受けた高齢者において有用性および有効性が認められた．被災者に対して検証したわけではないが，信念，希望，思いやり，意義および許しについて助言を行うスピリチュアル療法は，災害直後から役立つ可能性がある．ただし，喜びや想像，先見などの問題は，災害危機から数か月経過したのちに生じるであろう．

　食事を分かち合うことも，高齢の被災者に配慮したスピリチュアルな慣習であり，発生した災害に関する詩や深慮とともに食事をとること，あるいはその集まりのなかで大きな被害を受けた被災者を思い出すことは，現在の状況に対する認識をもたらす．同時に，習慣として食事を一緒にとることで正常状態に回復させる効果も認められる．2001年9・11同時多発テロ攻撃に関しては，その犠牲者の写真や遺品を掲示することも，忘れ去られることなくその場で愛する犠牲者に敬意を表することができるため役立つ方法であった．

　被災者は，災害後の生活の変化に順応するために役立つ，宗教的またはスピリチュアルな慣

習に参加することをそれぞれ個別に提案される．その各専門家の責務は，被災者が必要とする支援を尋ね，スピリチュアリティを再び感じられるようにすること，また危機的状況において強いスピリチュアリティにより安心感が得られたことを被災者が打ち明けられるよう促すことである．

5．自己救済およびスピリチュアルスキルの構築

スピリチュアルケア（メンタルヘルスカウンセリングと同様に）を提供することは，災害時においてスピリチュアルケア提供者および担当専門家を極度に消耗させる場合がある．調査によって，災害に対応した多くの聖職者は援助疲れをきたすことが判明した（Lutheran Disaster Response of New York, 2008；Roberts et al., 2003）．スピリチュアルケア提供者もまた，受け持ちの高齢者の苦悩や体験を目の当たりして，自らも心的外傷を受けてしまうことがある．強力なスピリチュアルケアの提供に不可欠なマインドフルネス戦略（McBee, 2008）は，代償的に専門家を危険にさらすおそれがある．身体的，また精神的な疲労を呈する徴候に注意をはらうことは，スピリチュアルケア提供者がサービスを継続的に提供しようとする活力や能力を増進させるであろう．ニューヨーク災害インターフェイスサービス（NYDIS）を利用することで，サポートや休息を必要とする聖職者およびスピリチュアルケア提供者は支援を受けることができる．Roberts ら（2003）は，活動終了後の報告会で，感じたことや不安なことについて常に話し合うことによって，援助疲れやバーンアウトの発現率が低下することを研究から見いだした．

災害時のスピリチュアルケアには，次のような特別な一連のスキルが必要とされる．私生活での心的外傷に対する公的な心的外傷を理解すること，スピリチュアルケアやカウンセリング，メンタルヘルスへの紹介などから必要な介入を把握すること（Davidowitz-Farkas and Hutchison-Hall, 2005）．NYDIS（Harding, 2007）は，災害時または災害後の各ストレスステージで現れる感情的症状や行動症状，認知症状，身体的，精神的症状の一覧を作成して，研修コースを提供している．これらの外見的な症状は，最適なスピリチュアルケアおよびメンタルヘルスの対応手法を判断する手がかりとなる可能性がある．

Ⅵ．災害対策および災害対応としての儀式

儀式を行うことは，最も古い人間活動のひとつである．インド・ヨーロッパ語を起源とする「儀式」（ritual）という言葉は，伝統的な慣習（rite）に由来しており，「整合させる」（to fit together）ことを意味する（Encarta World English Dictionary, 2009）．われわれは，何らかの過渡期に生じた心の変化を整合させるため，この「整合させる」（fitting together）という言い換えを使う．儀式とは，抽象的な思考を日常生活のなかで意味をなすようにまとめ上げる活動である．とくに災害時や危機発生時において，その有用性が発揮される．たとえば，災害の緊急時および災害後に癒しの儀式が安心感と回復力をもたらす場合や，災害の犠牲者を追悼

する場合である．Myerhoff（1978）が述べているとおり，人生の節目に行われる通過儀礼は，その後の人生において，実存する不確実性および成長過程や過渡期の不安を最小限に抑える．高齢者やその介護者にとって，儀式は，とりわけ災害時および災害後に，日々の快適な暮らしや，心身の全般的健康，また幸福感を回復させる重要な役割を担う．

人間には生まれつき儀式に参加する性質が備わっている，ということが，神経科学の研究により示されている．神経生物学者であるD'AquiliとLaughlin（1996）は，神話と儀式の関係性を解説しており，脳の思考構造に基づけば，人間は，世の中を説明するために神話を作り出し，その説明を祭典儀式により描き出したと論じた．このような性質は，9・11同時多発テロ攻撃のとき，またそのあとに，悲しみの自発的な表現として表面化した．災害からの数時間で，不規則に集まった人々や，公的なコミュニティーグループは，国旗や写真，花，おもちゃ，キャンドルなどでともに悲しみを分かち合った．

儀式は，変形に対応する癒しの力を備えており，災害後の全般的健康，癒しおよび希望を取り戻すことができる．高齢化夫婦に生じやすい災害時の心理社会的問題（不安，恐怖，抑うつ，心的外傷，ストレスなど）に直面した高齢者やその介護者にとって，とくに高い効果を発揮する．儀式を通して，コミュニティー内での高齢者のニーズをそれぞれのレベルに合わせて満たすことができる．儀式が備える強力な効果のひとつは，ある枠組みのなかで機能を発揮するということである．現実の一部分に注目することによって，儀式は，その現実に明瞭な描写を与えるとともに，特別な意味を見いださせる．このような方法で，事象および変化に，意味や統一性を結びつける．

多くの場合，「儀式」という言葉は「祭典」（ceremony）の同義語として使用され，多様なイメージや連想をもたらす．宗教的儀式や非宗教的儀式，日常の儀式，社会的儀式，市民の儀式が存在しており，そのすべてが災害時と関連性をもつと考えられる．災害時の宗教的儀式の一例は，犠牲者の追悼式である．静かな行進またはキャンドルライトパレードは，災害時における非宗教的儀式の実例である．日常の儀式の例には，朝のコーヒーや紅茶の時間，あるいは日々の散歩の時間を再開させ，その短い時間に思いを巡らすことなどが挙げられる．社会的儀式には，地域の図書館など，家族たちが集まれる，市民団体のリーダーやコミュニティーのメンタルヘルスケアに従事する者も参加できる，資源や協力を共有することができるような場所での定期的な夕食会を計画することが挙げられる．市民の儀式では，パレードや記念行事などがある．

儀式と習慣をはっきりと区別することは重要である．儀式は，感覚や象徴を通して，意味と意図した目的を植えつけ，何らかの価値を付与する行為であり，儀式による感覚的な，また象徴的な体験は，物語の朗読やダンス，音楽，パフォーマンス，歌唱，音読などの演劇的な要素と結びつけられる．

1．災害に対する儀式の恩恵と種類

Transitional Keys（Sherman and Weiner, 2004）が詳細を説明したように，喪失・転機・

祝賀に関連する儀式が存在し，これらの儀式による恩恵には，次の効果が挙げられる．
　①不安時の安堵感と安心感
　②喪失時の一体感と癒し
　③過渡期の整理と明確性
　④危機発生時の継続性と地域社会

　災害時にとくに有益な儀式には，喪失と悲しみの儀式，希望や決意の儀式，ファーストレスポンダーやヘルスケア提供者への安堵の儀式，祝賀や記念の儀式，復活とセルフケアの儀式が挙げられる．災害または心に傷を残すほどの出来事に関する記念行事は，怒りや意義の喪失，悲しみ，失望から感情面での癒しに近づく機会をもたらす．

1）儀式に用いる道具一式

　儀式に用いる道具一式は，その儀式に必要な構成要素であり，さまざまな設定および状況に合わせて儀式を作り上げ，執り行うことを可能にする．これらの道具には次のようなものが対象として含まれる．石，鮮やかな色の服，水の入った鉢，パン，花を生けた花瓶，キャンドル，オイル，貝殻，個人の写真，泡，球，肯定の表現，松かさ，キャンディー，音楽である．

　儀式の道具は，象徴的意味を考慮して選ばれる対象物や，感覚や記憶を刺激する物体から構成される．道具のなかにはありふれた品目もあるが，それらによって単純な動作に意味が付与される．個別に専用の儀式の道具一式を作る場合は，参加者の文化やニーズ，さらに実施される儀式の多様性を考慮する必要がある．儀式の道具が用いられる動作の例として，コミュニティー形成を喜ぶ，復活の祝杯を挙げる，服を引き裂き悲しみを表現する，なにかを燃やすことで悲観を解放させる，幸福感を増大させる肯定の表現を用いる，希望を表すためにキャンドルに灯りをともす，未来に向けて木を植える，などが挙げられる．

　Transitional Keys（Sherman and Weiner, 2004）によるTULKITS[TM*5]のひとつから，対象物として道具を使用する儀式について次に紹介する．

2）石の儀式

　石の儀式は，個人と，集められた「強さ，勇気，思いやり」の源とを再びつなぎ合わせて，満たされることを表現する儀式である．「強さ，勇気，思いやり」はいずれも，災害時の高齢者およびその介護チームに対するケアに不可欠である．この儀式は，高齢者または介護チームスタッフとともに行われる．

　a）TULKITSからの道具

　鉢もしくは小さなかごに入れられた，さまざまな小さい石（ガラス，プラスチックなどの人工石，自然石，不透明な物，半透明の物など）が用いられる．

　b）活動

　リーダーは，吸息と呼息を意識しながら，数回深呼吸を行うよう全員に促す．全員を中心に立たせたあと，リーダーは，参加者に対して，自分たちを取り巻く混沌とした状態を認識するように，あるいは生きがいを感じる時間を考えるように促す．リーダーは，さらに参加者に対

して，困難を通じてどのような資質がもたらされたのかを認識するよう求める．

　c）促進

　リーダーは参加者に対して，「困難なときにあなたを助けてくれた存在を考えなさい．なにが強さをもたらしましたか？　それは友情ですか，ユーモアですか，信仰ですか，あるいはほかの要因ですか？」などと問いかける．

　（1）リーダーは，石の入ったかごを順に回す．各参加者は，強さの源とはなにかを考えながら，すべての石に触れるよう指示される．石に対して，各参加者の資質を植え付け，グループで共有したい強さを引き出す資質を述べるように促す．たとえば，ある参加者は「私はあなたと"友情"という強さを共有したい」と述べるであろう．また別の参加者は，「愛」「美しさ」「信頼」を挙げるかもしれない．

　（2）そのかごはリーダーのもとへ戻される．リーダーは，参加者から出されたすべての資質が具体化された結果，すべての石が資質に変換されたことを確認する．そののち，「今，これらの石には，われわれのグループがもつすべての力が吹き込まれ，われわれは，全員でそれぞれの力を分かち合うことができる」などと述べ，この儀式を続ける．リーダーは再びかごを順に回し，参加者全員が石を手に取っていく．

2．セルフケア

　災害の影響が残る状況において，ヘルスケア提供者および介護者が，高齢者に対して，心や身体，精神に再び活力を与えるために，セルフケアを実践させることは緊急になすべき責務である．高齢者が自分自身で健康管理を行うことは，介護の担い手と受け手の関係を維持したり，向上させるための基本要素である．儀式は，セルフケアの優れた手段であり，日常を可能な限り簡便な方法で儀式化することができる．たとえば「私はストレスを洗い流している」と唱えながら意識して手を洗ったり，「笑うときに力がみなぎる」と前向きな肯定の表現を心がけたり，または日々の生活の質を向上させるために「美しさに気づき，感謝する時間をもつ」と唱えることである．常に刺激を受け，元気を取り戻せるように，アファメーションカード[注6]を机の上に置くことや，鏡の前にテープで貼っておき，時々カードを交換することも可能である．

　これ以外のセルフケアの手段としては，音楽のもつ癒しの力を借りることが挙げられる．鼻歌や歌唱，手拍子，楽器演奏は，喜びの心と全般的な幸福感を回復させる．1日のなかに「音楽浴」（musical baths）も取り入れることができる．たとえば，顧客との関係などのとくに厳しい局面のあとに鼻歌を楽しむこと，ラジオやCDを聴くこと，楽器演奏によりストレスを発散させること，職場から家まで帰る途中で大きな声で歌を歌うことなどである．

3．結論

　個人の幸福だけでなく，コミュニティーの福祉においても，さらに現代のライフスタイルにおいても，常に儀式は必要とされている．儀式は，災害時における心理的ニーズ，社会レベルおよび市民レベルのニーズなど，多様なニーズの対処となる．これは，災害発生直後および災

害復旧の長期ステージにおいて生じるニーズにも対処できるということである．災害時の儀式は，過去の経験に敬意を表すと同時に，現状を受け入れる機会をもたらす．そして，未来に向かって前進する助けとなる．儀式は，安全に関する意識から災害を理解し，その状況を説明する枠組みを示し，コミュニティーや幸福な暮らしを立て直すことを可能にする．すなわち，心の薬なのである．

Ⅶ．まとめ

災害対策にはさまざまなアプローチが必要である．高齢者の場合，基礎疾患を有することから高いリスクをかかえている可能性がある．一方で，その人生経験から得たスキルも持ち合わせている．CAMは，症状の軽減に役立つことが多く，ほとんどのCAMによる介入は，現代医療とあわせて利用することができる．CAMの手法は，多文化的，かつ共通概念を備えたものであり，ますます研究が進み受容されつつある．したがってCAMは現代医療アプローチに対する重要な併用療法である．本章で示したとおり，CAMは，心，身体および精神に対する強化およびヒーリングを目的とした多様な介入法を包括するものである．高齢化が進むなかで，これらの治療法，施術法および体系を高齢者および介護者向けに順応させることは，災害に備えるうえで重要なステップとなる．

【原著注】
＊1 虚弱高齢者に対するアロマテラピーの利用法に関する詳しい解説は，[http://www.luciamcbee.com]を参照のこと．
＊2 動物生薬学（zoopharmacognosy）は，動物による薬用植物の利用を意味する．
＊3 １例として，セントジョーンズワートは選択的セロトニン再取り込み阻害薬（SSRI）の代わりに使用される．
＊4 手引書は，NYDISのホームページ[http: // www.nydis.org /nydis /downloads /manual / Manual_NYCRL_NYDIS_Leaders_Manual.pdf]から入手可能である．
＊5 Tulkitsは，通訳者を意味するフィンランド語に由来する用語である．Transitional KeyによるTULKITS™には，象徴的な意味において，過渡期に生じた事象の意味を解釈するために使用される対象物が含まれる．

【訳 注】
注1 クリエイティブ療法（クリエイティブセラピー）：音楽療法や芸術療法などのこと．
注2 マインドフルネス（mindfullness）は，一定の呼吸法とともに意識を集中させる黙想法のひとつ．
注3 マグネティックポエトリー（magnetic poetry）は，マグネット板１枚１枚に単語が書いてあり，それらを組み合わせ，詩や文章を作る遊び．
注4 環境音（environmental sound）：電話の音やドアホンの音など．
注5 応答文（response）は，祭儀のなかで司式者もしくは先唱者の先唱に対して会衆が応える言葉もしくは歌（ジーニアス大辞典より）
注6 アファメーションカード（affirmation card）は，イラストとともに肯定的なメッセージが記載されたカードのこと．

【文 献】
Akhondzadeh S, Noroozian M, Mohammadi M, et al.：Melissa officinalis extract in the treatment of patients with mild to moderate Alzheimer's disease ; A double blind, randomized, placebo controlled trial. *Journal of Neu-*

rology, Neurosurgery, & Psychiatry*, **74**（7）: 863-866（2003）.
American Art Therapy Association : About art therapy.（2009）. Retrieved August 25, 2009, from www.arttherapy.org/aboutart.htm
American Dance Therapy Association : About us ; Who we are.（2009）. Retrieved August 25, 2009, from www.adta.org/about/who.cfm
American Herbalists Guild : Find an herbalist.（2009）. Retrieved September 9, 2009, from http://www.americanherbalistsguild.com/fundamentals
American Music Therapy Association : What is music therapy?（2009）. Retrieved September 9, 2009, from www.musictherapy.org
American Society of Group Psychotherapy and Psychodrama.（2009）. Retrieved August 26, 2009, from www.asgpp.org/pdrama1.htm
Anchorena MN : Mindfulness, acceptance, and the willingness to turn toward what is ; A progressive approach based on mindfulness and acceptance in working with trauma and PTSD. Paper presented at the 7th Annual International Scientific Conference for Clinicians, Researchers, and Educators Investigating and Integrating Mindfulness in Medicine, Health Care, and Society, Worcester, MA（2009, March）.
Aten JD, Moore M, Denney RM, et al.: God images following Hurricane Katrina in South Mississippi ; An exploratory study ［Electronic version］. *Journal of Psychology and Theology*, **36** : 249-257（2008）.
Baer RA（eds.）: Mindfulness-based treatment approaches ; Clinician's guide to evidence base and applications. Academic, Amsterdam（2006）.
Baez A, Hernandez D : Complementary spiritual beliefs in the Latino community ; The interface with psychotherapy ［Electronic version］. *American Journal of Orthopsychiatry*, **71** : 408-415（2001）.
Ballard CG, O'Brien JT, Reichelt K, et al.: Aromatherapy as a safe and effective treatment for the management of agitation in severe dementia ; The results of a double-blind, placebo-controlled trial with Melissa. *Journal of Clinical Psychiatry*, **63**（7）: 553-558（2002）.
Banerjee S, Willis R, Graham N, et al.: The Stroud/ADL Dementia Quality Framework ; A cross-national population-level framework for assessing the quality of life impacts of services and policies for people with dementia and their family carers. *International Journal of Geriatric Psychiatry*, **25** : 26-32（2009）.
Barnes PM, Bloom B, Nahin RL : Complementary and alternative medicine use among adults and children ; United States, 2007（National Health Statistics Report. No.12）. U.S. Department of Health and Human Services, Center for Disease Control and Prevention, National Center for Health Statistics（2008）. Retrieved June 6, 2009, from http://nccam.nih.gov/news/2008/nhsr12.pdf
Blood AJ, Zatorre RJ, Bermudez P, et al.: Emotional responses to pleasant and unpleasant music correlate with activity in paralimbic brain regions. *Nature Neuroscience*, 2（4）: 382-387（1999）.
Bober S, McClellan E, McBee L, et al.: The Feelings Art Group ; A vehicle for personal expression in skilled nursing home residents with dementia. *Journal of Social Work in Long-Term Care*, 1（4）: 73-84（2002）.
Brussat F, Brussat MA : Spirituality and practice ; Resources for spiritual journeys.（2008）. Retrieved January 3, 2009, from http://www.spiritualityandpractice.com
Clair AA : Therapeutic uses of music with older patients. Health Professionals Press, Baltimore, MD（1996）.
Cocconetti P, Fionda A, Zannino G, et al.: Rehabilitation in Alzheimer's dementia. *Receti Progressi in Medicina*, **91**（9）: 450-454（2000）.
Connor KM, Davidson JRT, Lee L : Spirituality, resilience, and anger in survivors of violent trauma ; A community survey［Electronic version］. *Journal of Traumatic Stress*, **16** : 487-494（2003）.
D'Aquili EG, Laughlin CD : The neurobiology of myth and ritual. *In* Readings in ritual studies, ed. by Grimes RL, 132-135, Prentice Hall, Upper Saddle River, NJ（1996）.
Davidowitz-Farkas Z, Hutchison-Hall J : Religious care in coping with terrorism［Electronic Version］. *Journal of Aggression, Maltreatment, & Trauma*, **20**（2）: 565-576（2005）.
Davidson RJ, Kabat-Zinn J, Schumacher J, et al.: Alterations in brain and immune function produced by mindfulness meditation. *Psychosomatic Medicine*, **65** : 564-570（2003）.
Decker LR : The role of trauma in spiritual development［Electronic version］. *Journal of Humanistic Psychology*, **33**（4）: 33-46（1993）.
DeWitt Brandler M : Humor and healing and stress management during disasters. Unpublished manuscript, Columbia University Stroud Center, New York（2007）.
Didonna F : Clinical handbook of mindfulness. Springer Publishing, New York（2008）.

Encarta world English dictionary (North American edition). (2009). Retrieved September 10, 2009, from http://encarta.msn.com/dictionary_/Rite.html
Exline JJ, Yali AM, Lobel M : When God disappoints ; Difficulty forgiving God and its role in negative emotion [Electronic version]. *Journal of Health Psychology*, **4** : 365-379 (1999).
Falsetti SA, Resick PA, Davis JL : Changes in religious beliefs following trauma [Electronic version]. *Journal of Traumatic Stress*, **16** : 391-398 (2003).
Farley YR : Making the connection ; Spirituality trauma and resiliency [Electronic version]. *Journal of Religion and Spirituality in Social Work*, **26** : 1-15 (2007).
Gordon JS, Staples JK, Blyta A, et al.: Treatment of posttraumatic stress disorder in postwar Kosovar adolescents using mind-body skills groups ; A randomized controlled trial. *Journal of Clinical Psychiatry*, **69** (9) : 1469-1476 (2008).
Greene RR, Graham SA : Care needs of older adults following a traumatic or disastrous event [Electronic version]. *Journal of Human Behavior in the Social Environment*, **14** : 201-219 (2006).
Gurland BJ, Gurland RV : The choices, choosing model of quality of life ; Description and rationale. *International Journal of Geriatric Psychiatry*, **24** : 90-95 (2008a).
Gurland BJ, Gurland RV : The choices, choosing model of quality of life ; Linkages to a science base. *International Journal of Geriatric Psychiatry*, **24** : 84-89 (2008b).
Gurland BJ, Gurland RV, Mitty E, et al.: The choices, choosing model of quality of life ; Clinical evaluation and intervention. *Journal of Interprofessional Care*, **23** (2) : 110-120 (2009).
Harding S : New York Disaster Interfaith Services manual for New York City religious leaders ; Spiritual care and mental health for disaster response & recovery. (2007). Retrieved October 12, 2009, from http://www.nydis.org/nydis/downloads/manual/Manual_NYCRL_NYDIS_Leaders_Manual.pdf
Institute for Spirituality and Aging : Spirituality and aging. (n.d.). Retrieved January 4, 2009, from http://cas.umkc.edu/casaw/sa/Spirituality.html
Kabat-Zinn J : An outpatient program in behavioral medicine for chronic pain patients based on the practice of mindfulness meditation. *General Hospital Psychiatry*, **4** : 33-47 (1982).
Kabat-Zinn J, Lipworth L, Burney R, et al.: Four-year follow-up of a meditation-based program for the self-regulation of chronic pain ; Treatment outcomes and compliance. *Clinical Journal of Pain*, **2** (3) : 159-174 (1986).
Kabat-Zinn J, Massion AO, Kristeller J, et al.: Effectiveness of a meditation-based program in the treatment of anxiety disorders. *American Journal of Psychiatry*, **149** (7) : 936-943 (1992).
Kabat-Zinn J : Wherever you go, there you are ; Mindfulness meditation in everyday life. Hyperion, New York (1994).
Kilijanek TS, Drabeck TE : Assessing long-term impacts of a natural disaster ; A focus on the elderly [Electronic version]. *The Gerontologist*, **19** : 555-566 (1979).
Koenig HG : In the wake of disaster ; Religious responses to terrorism and catastrophe. Templeton Foundation Press, West Conshochoken, PA (2006).
Lawson EJ, Thomas C : Wading in the waters ; Spirituality and older black Katrina survivors. *Journal of Health Care for the Poor and Underserved*, **18** : 341-354 (2007).
Lee EO : Religion and spirituality as predictors of well-being among Chinese American and Korean American older adults [Electronic version]. *Journal of Religion, Spirituality, and Aging*, **19** : 77-100 (2007).
Lee EO, Sharpe T : Understanding religious/spiritual coping and support resources among African American older adults ; A mixed-method approach [Electronic version]. *Journal of Religion, Spirituality, and Aging*, **19** : 55-75 (2007).
Lewis, M.M : Spirituality, counseling, and elderly ; An introduction to the spiritual life review [Electronic version]. *Journal of Adult Development*, **8** : 231-240 (2001).
Lujan J, Campbell H : The role of religion on the health practices of Mexican Americans [Electronic version]. *Journal of Religion and Health*, **45** : 183-195 (2006).
Lutheran Disaster Response of New York : Resources ; Spiritual care—Pastoral support program to prevent burnout. (2008). Retrieved October 12, 2009, from http://www.ldrny.org/Resources/Resources4.asp
Mackenzie ER, Rajagopal DE, Meibohm M, et al.: Spiritual support and psychological well-being : Older adults' perceptions of the religion and health connection [Electronic version]. *Alternative Therapies*, **6** : 37-45 (2000).
Mariano C, Sherman A, Sherman D : Section 8 ; Disaster recovery for older adults : Holistic integrative therapies. *In*

Geriatric mental health disaster and emergency preparedness curriculum, ed. by Howe J, Sherman A, Toner J (Section 8, p.3, Portal of Geriatric Online Education [POGOe] Product No.18848) (2007). Retrieved September 11, 2009, from http://www.pogoe.com

Maton KI : The stress-buffering role of spiritual support ; Cross-sectional and prospective investigations [Electronic version]. *Journal of the Scientific Study of Religion*, **28** : 310-323 (1989).

McBee L : Mindfulness-based elder care. Springer Publishing, New York (2008).

Moberg DO : Assessing and measuring spirituality ; Confronting dilemmas of universal and particular evaluative criteria [Electronic version]. *Journal of Adult Development*, **9** : 47-70 (2002).

Monahan K, Lurie A : Reactions of senior citizens to 9/11 ; Exploration and practice guidelines for social workers [Electronic version]. *Social Work in Health Care*, **45** : 33-47 (2007).

Montalto CP, Bhargava V, Hong GS : Use of complementary and alternative medicine by older adults ; An exploratory study. *Complementary Health Practice Review*, **11** (1) : 27-46 (2006).

Myerhoff B : Number our days. Touchstone Books, New York (1978).

National Association of Creative Arts Therapies : Poetry therapy. (2009). Retrieved August 26, 2009, from http://www.nccata.org/poetry_therapy.htm

National Association for Drama Therapy : Drama therapy with a geriatric population. (2009). Retrieved September 9, 2009, from www.nadt.org/upload/file/factsheet_elderly.pdf

National Institute of Health, National Center for Complementary and Alternative Medicine : What is complementary and alternative medicine? (NCCAM Pub. No.D347). (2009, May 12). Retrieved July 28, 2009, from http://nccam.nih.gov/health/whatiscam/

Ness J, Cirillo DJ, Weir DR, et al.: Use of complementary medicine in older Americans ; Results from the retirement study. *The Gerontologist*, **45** (4) : 516-524 (2005).

Niles BL, Klunk-Gillis J, Paysnick A : Introducing mindfulness to veterans with PTSD ; Results of a telehealth intervention. Paper presented at the 7th Annual International Scientific Conference for Clinicians, Researchers, and Educators Investigating and Integrating Mindfulness in Medicine, Health Care, and Society, Worcester, MA (2009, March).

Norris FH, Friedman MJ, Watson PJ, et al.: 60,000 disaster victims speak ; Part I. An empirical review of the empirical literature, 1981-2001. *Psychiatry*, **65** : 207-239 (2002).

Rajagopal D, MacKenzie E, Bailey C, et al.: The effectiveness of a spiritually based intervention to alleviate subsyndromal anxiety and minor depression among older adults [Electronic version]. *Journal of Religion and Health*, **41** : 153-166 (2002).

Rivera ET : Espiritismo ; The flywheel of the Puerto Rican spiritual traditions [Electronic version]. *Interamerican Journal of Psychology*, **39** : 295-300 (2005).

Roberts RSB, Flannelly KJ, Weaver AJ, et al.: Compassion fatigue among chaplains, clergy, and other respondents after September 11th. *The Journal of Nervous and Mental Disease*, **191** (11) : 756 (2003).

Roberts SB, Ashley WWC : Disaster spiritual care ; Practical clergy responses to community, regional, and national tragedy. Skylight Paths Publishing, Woodstock, VT (2008).

Rossiter-Thornton JF : Prayer in psychotherapy [Electronic Version]. *Alternative Therapies in Health and Medicine*, **6** : 124-128 (2000).

Sacks O, Tomaino C : Music and neurological disorder. *International Journal of Arts Medicine*, **1** (1) : 10-12 (1991).

Sapolsky R : Why zebras don't get ulcers. Henry Holt & Co., New York (2004).

Saveland J : Training U.S. Forest Service firefighters in mindfulness-based situational awareness. Paper presented at the 7th Annual International Scientific Conference for Clinicians, Researchers, and Educators Investigating and Integrating Mindfulness in Medicine, Health Care, and Society, Worcester, MA (2009, March).

Schulkind MD, Hennis LK, Rubin DC : Music, emotion, and autobiographical memory ; They're playing your song. *Memory & Cognition*, **27** (6) : 948-955 (1999).

Schuster MA, Stein BD, Jaycox LH, et al.: A national survey of stress reactions after September 11, 2001, terrorist attacks [Electronic version]. *The New England Journal of Medicine*, **345** : 1501-1508 (2001).

Shaw A, Joseph S, Linley PA : Religion, spirituality, and posttraumatic growth ; A systemic review [Electronic version]. *Mental Health, Religion, and Culture*, **8** : 1-11 (2005).

Sherman A, Weiner MB : Transitional keys, a guidebook ; Rituals to improve quality of life for older adults. Transitional Keys, New York (2004).

Sigmund, JA : Spirituality and trauma ; The role of clergy in the treatment of posttraumatic stress disorder [Electronic version]. *Journal of Religion and Health*, **42** : 221-229 (2003).

Simmons HC : Religion, spirituality, and aging for "the aging" themselves [Electronic version]. *Journal of Gerontological Social Work*, **45** : 41-49 (2005).

Smith A : Clinical uses of mindfulness training for older people. *Behavioral and Cognitive Psychotherapy*, **32**, 423-430 (2004).

Smith JD : The benefits and risks of MBSR with those who have posttraumatic stress disorder (PTSD) ; Results of a mixed methods pilot study. Paper presented at the 7th Annual International Scientific Conference for Clinicians, Researchers, and Educators Investigating and Integrating Mindfulness in Medicine, Health Care, and Society, Worcester, MA (2009, March).

Smith BW, Pargament KI, Brant C, et al.: Noah revisited ; Religious coping by church members and the impact of the 1993 Midwest flood [Electronic version]. *Journal of Community Psychology*, **28** : 169-186 (2000).

Stanley EA : Mindfulness-based training in a pre-deployment military context. Paper presented at the 7th Annual International Scientific Conference for Clinicians, Researchers, and Educators Investigating and Integrating Mindfulness in Medicine, Health Care, and Society, Worcester, MA (2009, March).

Sue DW, Arredondo P, McDavis RJ : Multicultural counseling competencies and standards ; A call to the profession [Electronic version]. *Journal of Multicultural Counseling and Development*, **20** (2), 64-88 (1992).

Taylor T : Caring for our pastoral leaders and care-givers. (2008). Retrieved October 12, 2009, from http://www.ldrny.org/Resources/materials/Taylor.pdf

Tindle HA, Davis RB, Phillips RS, et al.: Trends in use of complementary and alternative medicine in the U.S. 1997-2002. *Alternative Therapies in Health and Medicine*, **11** (1) : 42-49 (2005).

Tomaino CM : Music on their minds ; A qualitative study of the effects of using familiar music to stimulate preserved memory function in persons with dementia. Unpublished doctoral dissertation, New York University (1998a).

Tomaino CM : Music and memory. *In* Clinical applications of music in neurologic rehabilitation, ed. by Tomaino CM, 19-27, MMB Music, St. Louis, MO (1998b).

Tyiska CG : Working with elderly after a disaster. *In* Disaster spiritual care ; Practical clergy responses to community, regional, and national tragedy, ed. by Roberts SB, Ashley WWC Sr., 297-313, Skylight Paths Publishing, Woodstock, VT (2008).

Winston D, Maimes S : Adaptogens ; Herbs for strength, stamina, and stress relief. Healing Arts Press, Rochester, VT (2007).

Wolsko PM, Eisenberg DM, Davis RB, et al.: Use of mind-body medical therapies ; Results of a national survey. *Journal of General Internal Medicine*, **19** : 43-50 (2004).

第Ⅲ部

被災高齢者および遺された者
への精神医学的対応

第1章
高齢者の災害時メンタルヘルス資源に位置づけられる多職種チーム

　近年，さまざまな分野の専門家の連携による高齢者ヘルスケアへの取組みに関する研究論文が注目されている．その研究論文の多くは，ヘルスケアを組織化し，連携して機能させるための効率的な方法の開発や，ヘルスケアに携わる専門家間の連携体制の構築の必要性について記載している（Barr et al., 2005；Miller, 2004；Toner, 2008；Toner, Miller, and Gurland, 1994）．このヘルスケアの組織化や専門家間の連携体制の構築は，とりわけ災害時の高齢者のメンタルヘルスケアにおいて重要である（Toner, Howe, and Nathanson 2007）．

　アメリカで実施されているヘルスケアの安全性と医学的エラーについてまとめたレポートをアメリカ医学研究所（Institute of Medicine；IOM）が発表し（Institute of Medicine, 2001），そのなかで，ケア連携のためのよりよいシステムが重要であると訴えられてから，おおよそ10年が経過した．IOMは，2008年に発行した最新のレポートのなかで，医学的エラーの減少，安全性の改善，生活の質（quality of life；QOL）の向上，そして高齢者のケアを念頭においた多職種チームが重要であることを強調している．IOMのCommittee on the Future Health Care Workforce for Older Americansが，高齢者ケアの新しいモデルに関して，これまでの研究をエビデンスに基づいてレビューした結果（Institute of Medicine, 2008, p.3.15），多職種チームで行われるケアによって，生存率やQOL，ケアの質，患者の満足感が向上し，一部では治療コストが減少し，入院期間が短縮し，医師への診察回数が減少し，救急病棟への受診回数やレントゲン検査の実施回数が減少した．Barrら（2005）の専門家間の教育や多職種チームのトレーニングに関するエビデンスに基づいた研究をToner（2006）がレビューしているが，「エビデンスを非常によくまとめ，そのエビデンスを活かし，優れた専門家間の教育に関連した知識を確立している」と結論づけている（Toner, 2006, p.218）．

　ケアの質を向上させることが多職種チームとその活動の存在意義であると，長い間考えられてきた．QOLは多職種チームと関連して議論されることは少ないが，これはすでに多職種チームの役割のなかに内在していると考えられているからであろう．近年，ヘルスケアにおける多職種チーム，とりわけ高齢者ケアのための多職種チームの役割のなかで，QOL向上は中心的

な課題として大きな関心が寄せられている．次の2つの主要な活動の流れが，高齢者ヘルスケアに変革を与えている．①サイエンスの一領域としてQOLを認識することと（Banerjee et al., 2009 ; Gurland and Gurland, 2008a, b ; Gurland and Katz, 2006），②とりわけ災害発生時に問題となるが，加齢や健康上の不調，制約のある環境による選択肢や選択過程の制限や歪みの軽減と，そのための患者を中心とした多職種チームの活動戦略の信頼性の向上である（Gurland et al., 2009, p.110）．これは多職種チームのメンバーが，高齢者に可能な限りに裁量権を与えるようにしなければならないということ，それができない場合には，多職種チームのメンバーが高齢者のQOLを向上させるためにケアの適切な方法やゴールを設定しなければならない，という役割を理解してはじめて成し遂げられる．高齢者がコミュニケーションの障害や認知機能障害によって，ニーズをうまく伝えることができない場合には，多職種チームは彼らのニーズや希望を叶えるために，彼らの代弁者となる必要がある．QOLや選択肢，そして選択過程について（Gurland and Gurland, 2008a），多職種チームには「できる範囲で高齢者の選択肢を広げ，かつ選択の支援を通して，高齢者のQOLを効率的に改善できるように，柔軟性のある方針を提供する」ことが望まれる（Gurland et al., 2009, p.112）．Clark（1995）によれば，ヘルスケアは，生命を維持することを第1の目標とする急性疾患のケアモデルから，対象者のQOLや，治療チームのなかで起こる制約との板挟み，医療従事者間で発生するコミュニケーションの問題に重点をおいた慢性疾患のケアモデルへと変化している．多職種チームの連携が幅広く認知されるようになり，より多くのヘルスケアの専門家が多職種チームワークのトレーニングや経験を積むようになってきたが，その一方で，多職種チームが，ヘルスケアに従事するうえで必要なスキルを習得するための方法はほとんど知られていない．これは高齢者のメンタルヘルスの分野で顕著であり，とくに災害発生の場面でよく感じられることである．

I．概　要

　災害や緊急事態時の健康被害に関する研究は，とくに子どもや若年成人を対象にこれまで数多く行われてきた．近年では，災害時における高齢者やその介護者の健康被害に大きな関心が寄せられている（American Association for Geriatric Psychiatry〈AAGP〉Disaster Task Force, 2009 ; Herman, 1997 ; Reeves and Sully, 2007 ; Rothschild, 2006）．実際に，アメリカ老年精神医学会（American Association for Geriatric Psychiatry ; AAGP）は，最近，高齢者のメンタルヘルスの問題と，高齢者と介護者のための災害への備えや対処法に関するパンフレットを作成した（AAGP Disaster Task Force）．
　第I部第3章（p.33）では，Sullyらが，災害に対して効率的な備えをするため，あるいは災害時に多職種チームのメンバーのストレスに対処するために，多職種チームが利用できる方法やテクニックを紹介している．これらの方法やテクニックを使うことで，多職種チームは災害時にクライエント中心のケアを行いながら，災害時に起こりうる事象を見越した行動ができるようになる．Sullyらは，災害時による不可避な重大局面に対して，チームとしてどのよう

に対処していくかについて解説した演習モデルを提供している.

　本章の目的は,災害時の高齢者のメンタルヘルスケアに応用でき,かつ多職種チームのトレーニングプログラムに組み入れることができる方法を紹介することである.ここでは多職種チームの発展において重要なプロセスであるチームの構築,運営,維持の概略を述べるとともに,高齢者のメンタルヘルスと災害対策におけるチームトレーニング法についても解説する.

1.用語の定義

1)チーム(team)

　「明確な任務を課せられた団体で,遂行において,メンバー間で相互に協力し合う努力が求められるもの」(Baldwin and Tsukuda, 1984, p.421)である.

2)多職種チーム(interdisciplinary team)

　「多職種チームは,さまざまな経歴や職歴をもつ専門家によって構成されており,同一の機関で雇用され,同一の目標をもって業務に当たるものとされる.しかし,多職種チームと同様の意味をもつ,multidisciplinary teamとは異なり,専門領域の違うメンバーが一つの共同体としてアイデンティティをもつことが重視される」である.多職種チームのメンバーは,共通の目標を共有して,協力し合い,互いに連携しながら,チームの発展のために計画立案や問題解決,意思決定,チームに関係する業務の評価,リーダーシップの役割や機能を果たす.意思疎通や役割分担,交渉の方法も含めて,チーム内で連携することが重要である(Takamura and Stringfellow, 1985).

3)チームワーク(teamwork)

　「患者のケアや,その患者の健康問題へ配慮するうえで,異なる技能や観点をもつ者が相互に連携して行う活動」(Baldwin and Tsukuda, 1984, p.421)である.

4)生活の質(quality of life)

　生活の質(QOL)の定義はコンセンサスが得られにくい概念であるが(Farquhar, 1995),本章では,HolmesとDickersonによって提唱された定義を用いる.彼らはQOLを「日常生活に影響しうる身体的,精神的,社会的要素に対しての個人の反応を表す,抽象的かつ複雑な言葉であり,多様な側面から成り立つもの」とした(Holmes and Dickerson, 1987, p.17).GurlandとKatz(2006)は,QOLを19領域に分類した.各領域には,高齢者がQOLを維持するために求められる順応能力への課題が含まれている.

5)体系的なチームのエビデンスに基づいた問題解決(systematic team evidence-based problem solving)

　体系的なチームのエビデンスに基づいた問題解決は,患者やその介護者のQOLに影響しうる問題の特定や,複雑な患者管理,あるいはシステム全体の課題における解決方法を発見することを目標にした7つのステージから構成されている.その問題解決の過程は,次の7ステージで,①問題の同定,②解決方法のブレインストーミング,③解決方法の選択,④エビデンスに基づいた文献のレビュー,⑤解決方法遂行のための計画立案,⑥計画の実行,⑦解決方法の

評価 (Miller, 1993；Miller and Toner, 1991；Toner, Miller, and Gurland, 1994) である.体系的なエビデンスに基づいた問題解決の過程は,高齢者のメンタルヘルス (Toner, 1994a；Toner, 2002) や災害対策にも応用されている.

II. 多職種チームのプロセス
―― 構築,運営,維持 ――

多職種チームは,なにもせずにつくれるものではない.第1に,チームがチームとして効果的に機能できるようにトレーニングを積む必要がある.さらにそのトレーニングは,慣習に従った形式的なものと,そうでないものとに分けられるが,チームメンバーやチームリーダー (Toner, 1994a) によって実行される.相互学習は,チームワークの促進にとりわけ効果があるとされており,とくに異なるトレーニングを受けてきたメンバーたちが,相互に関わり合うことで相乗効果が得られる (Howe and Sherman, 2006；Howe et al., 2001；Mellor, Hyer, and Howe, 2002).本章で紹介する多職種チームのトレーニング法は25年以上にわたり国内外のヘルスケアの領域で実際に行われてきたものである.近年の研究では,多職種チームのトレーニングのなかに,QOLに関連する選択肢と選択過程を組み入れることによって (Gurland and Gurland, 2008a, b),「効果的な専門連携のチームの構築や運営,維持が期待できる」(Gurland et al., 2009, p.111) としている.

そのエビデンスに基づいた多職種チームのプロセスは,近年,災害対策における特別チームの構築に応用されている.表3-1-1に列挙するエビデンスに基づいた方法を用いて,ヘルスケアに携わる専門家らに災害対策をとらせる.また災害発生時にチームとして効果的に機能できることを目標にして,チームの構築,運営,維持を支援する.これらの方法はチームメンバーが互いに協力して,治療やケアを受ける高齢者のために,目標を設定し,適切な治療やケアを決定するのに役立つ.表3-1-1では,列挙されたそれぞれの方法の出典も記載し,個々の方法をさらに詳しく解説した.

1. チームの構築 (team development)

チームの構築は,まず,伝統的なグループダイナミクスアプローチと人間関係トレーニングとの組合せで始める.伝統的なグループダイナミクスアプローチには,チームとしてのゴールや中心的なミッションを設定するトレーニング,役割の決定や役割の交渉のトレーニング,リーダーシップの分担や交替のトレーニング,チームでとりかかるべき問題の優先順位をつけるトレーニングが含まれる.チームの構築のためのトレーニングには,メンバーの増減に伴い何度も必要となる役割の再決定や,そのための再交渉も含まれる.

2. チームの運営 (team management)

表3-1-1に列挙されているチーム運営に関連する活動は,いったんチームが結束してから,

表3-1-1　多職種チームのトレーニング

目　標	活　動	出　典
チームの構築	チームメンバーの役割の決定 リーダーシップのオリエンテーション チーム内の規範の設定 リーダーシップの共有と交替，中心となるミッションの立案，問題の優先事項の決定	Sampsom と Marthas（1990） Bolman と Deal（1991） Bion（1959），Miller（2004），Rubin ら（1975），Sampson と Marthas（1990） Miller と Toner（1991），Toner ら（1994）
チームの運営	チーム業務の締結 体系的なチームのエビデンスに基づいた問題解決 チームの問題解決の計画概要の決定 評価過程に対するオリエンテーション 治療方針の決定への手引き	Miller と Toner（1991） Haley（1978），Levenstein（1972），Miller と Toner（1991），Toner ら（1994） Toner と Meyer（1988） Nathanson ら（2007），Toner（1989，1990） Toner ら（1994）
チームの維持	チームの過程と言語的批評 活動を記録したビデオテープのレビュー 現場でのチームメンバーの活動の観察	Drinka と Clark（2000），Miller（1989，2004），Takamura と Stringfellow（1985） Toner と Meyer（1988），Toner ら（1994） Howe ら（2003），Miller（1989）

より効果的にチームを機能させるために役立つ手段として利用できる．災害対策に焦点をあてた2つのチーム管理法が，とくに特別チームで奏功している．その2つのチーム管理法とは，Systematic Team Evidence-Based Problem Solving（STEPS）と Team Problem-Solving Scenarios である．STEPS は評価的な構成要素も組み入れて，7段階のプロセスから構成されている．その評価的な構成要素は，科学的に効果が立証されているエビデンスに基づいて，チームが解決方法を選択することができるように用意されている．

　本章で紹介される Problem-Solving Scenarios は，チームが典型的な災害に関する問題に直面した際に，チームメンバーのなかで，どのように対処していくのかを問題解決ゲームを利用して模擬訓練する設定になっている．

　表3-1-2では，2007年6月にニューヨーク州のビンガムトンで開催された Geriatric Scholar Certificate Program のなかで行われた STEPS の災害対策における問題解決演習の一例を紹介している．この Geriatric Scholar Certificate Program は1994年からアメリカ保健福祉省（U.S. Department of Health and Human Services）の Bureau of Health Professions, Health Service, and Resource Administration から基金提供されている Consortium of New York Geriatric Education Center（CNYGEC）のカリキュラムの一環である．このカリキュラムでは12年以上にわたり STEPS の方法を用いてチーム教育をしている．

3．チームの維持（team maintenance）

　チームミーティングの最後の5〜10分間は，チームミーティングの有効性について評価を

表 3-1-2　多職種チームの STEPS 演習の成果のまとめ

STEPS のプロセス	チームの成果／決定／活動
1．問題を同定する（ブレインストーミング）	・高齢者局（Department of the Aging；DFTA）が災害時／緊急時ボランティアを募集する ・DFTA はボランティアの数が少ない場合にはバックアップにはいる体制を整える ・高齢者の割合が高く，暴風雨の大きな被害が予想される地域を特定する ・熱波の時期に多発する，脱水症状やせん妄の危険性を高齢者に教育する ・暴風雪における高齢者の孤立．精神科領域の併存症がある人の症状悪化のリスク ・スタッフ不足時におけるナーシングホームからの避難 ・メディアからもたらされる情報で惹起される，テロリズムへの恐怖に伴う患者と介護者の不安感とメンタルヘルス悪化の対処 ・政府関連施設をターゲットにした爆撃の脅威
2．問題を同定する（コンセンサスを得る）	・テロリズムの脅威に直面したときに，スタッフ，患者，介護者の不安感をどう管理するか
3．ブレインストーミングによる解決方法を提示する	・「以前も私たちは成し遂げたじゃないか」「今回もきっと大丈夫だよ」など，スタッフ間で励ましの言葉をかけあう ・高齢者と介護者，スタッフの対処能力の向上を目指して，高齢者と介護者，スタッフを教育する ・テロリズムや災害は起こりうるものということを理解させる ・支援グループや教育プログラム，活動を設立・企画する ・災害発生の初期段階での行動計画を立てる ・最も脆弱な高齢者救助を第一優先事項としてとらえる ・介護者の支援・教育グループを設ける ・信仰に基づいた支援グループを設ける ・ロールプレイング演習を通して，バディシステムを構築する ・過去の類似の災害やテロリズムから，起こりうる問題を明確にし，その事案に対して考えられる対処方法を議論する ・過去のテロリズムの脅威や災害からなにを学んだのかという方策をまとめたマニュアルを作成する ・向精神薬の服用があるかどうか，透析をしているかどうか，生命維持装置や酸素などを必要とするのかどうかを把握するため，各高齢者の必要なもの，服用薬，メンタルヘルス，社会的サポートを評価するシステムの構築を図る ・精神科領域・内科領域の脆弱性を評価するためのチェックリストを作成する ・公共事業の専門家と連絡し，協力できる体制を整える ・緊急避難・防災セットを開発し，高齢者にその機能と使い方を指導する ・高齢者が緊急避難・防災セットの入手や準備をするのを手伝い，そのほかに必要なもの，たとえば，寝袋，笛，四肢や体感を温める加温器などがあれば，その準備を手伝う
4．解決方法を選択する	1）高齢者のメンタルヘルスの支援グループを設立する 2）災害時に危険にさらされる可能性の高い高齢者を同定するような評価ツールを開発する

表 3-1-2 （つづき）

5．選択した解決方法の予期される効果について，役立つエビデンスを示した文献をレビューする	・文献検索をチームメンバーが自発的に行う ・ボランティアチームのメンバーは，特定の日までにチームに報告することに同意する．ボランティアは選択した解決法に関するエビデンスを収集する
6．解決方法を実行する	1）高齢者のメンタルヘルスの支援グループを設立する 　・主要な目標は，災害対策について高齢者やスタッフを教育することと，災害時に起こりうる問題について話し合うことである．高齢のメンバーは2か月間，週1回，ミーティングを実施する．スタッフは4か月間，月1回，ミーティングを実施する 　・災害発生時の対処能力に焦点をあてた教育プログラムを実施する．高齢のメンバーのプログラムは，災害時に自身の命を守るための方策を考え，緊急避難・防災セットの準備をすることを目標とする．信仰に基づいた支援グループを設立し，同一の信仰や信条をもつ人を勧誘する．バディシステムを構築する 　・スタッフのプログラムは，チーム連携の向上を目指し，災害に対する不安感について討議して，どのように対処するのかを話し合うことを目標とする．TonerとMeyer（2008）のストレスマネージメントプログラムを利用する 　・介護者のプログラムは，高齢のメンバーに対してできることを考える．家族や介護者にワークショップに参加するように呼びかける．緊急避難・防災セットを高齢者のために用意することを目標とする．地域からの寄付金を募る．バディシステムを構築する．脆弱性の高い高齢者を同定し，重大局面に遭遇したときに支え合えるよう，パートナーシップを構築する 　・公衆の教育セミナーを企画・実施する．災害セミナーを企画・実施し，地域社会と連携していけるようにする．牧師や消防隊や警察官，地域活動への参加者，地域高齢者福祉局，緊急事態応急機関との連携を図る 2）災害時に危険にさらされる可能性の高い高齢者を同定するような評価ツールを開発する 　・主要な目標は，災害時にとくに危険にさらされる可能性の高い地域に居住する高齢者を同定するための評価ツールを開発することである 　・評価ツールは簡便で適切なものでなければならない．質問項目は10項目以下にする．評価対象者は酸素，車椅子などを必要とする高齢者．評価対象となる背景は，自宅に引きこもりがちになっているか，老人センターの栄養プログラムに参加しているか，など．新しい評価ツールは既存の評価ツールに統合できるようにする． 　・評価ツールの質問項目は，身体的なニーズや服用薬（精神科領域とそれ以外の薬），社会心理的な健康支援，認知機能/認知機能障害，住居環境と問題点（例：エレベーター，階段など），信頼できる介護体制（例：支援システムの強さ），脆弱な高齢者やその高齢者の対処能力，などである

表3-1-2 （つづき）

	・高齢者と介護者を詳細に検討する．質問紙には高齢者の名前，緊急時の連絡先（例：名前，続柄，連絡先），病名，現在の治療法を記すようにしておく．特定の質問項目で，「緊急事態（例：火事，停電）が発生した場合，どう対処するか」「あなたはどのようにして助けを求めるか」「家から避難するか」「階段を降りることができるか」「緊急避難をした場合に服用薬を入手できるか」などを確認しておく ・コメントを入れるためにスペースを設け，脆弱性のリスクファクターのチェックリストを作成する．リスクファクターごとに色分けし，その色分けごとにファイル（フォルダー）を分類する
7．計画を実行する	系統的な計画遂行のために，MillerとToner（1991）のPriority Gridを用いる．
8．計画の遂行を評価する	

し合い，討論すべきである．チーム全体でミーティングの有効性や，ミーティングの課題を達成することができたか，ミーティングの改善点はなにか，次回のミーティングではどのように改善するかについて話し合うべきである．この議論によって，系統的，かつ相互に協力的な体制のもとで，客観的にチームミーティングの遂行をモニタリングすることができる．さらにこのプロセスによって，チームメンバー内の変化や修正への抵抗感を軽減させることができる．MillerとToner（1991, p.215）によれば，「変化や修正への抵抗は，チームの機能不全の原因となるもので，チームで議論することで軽減したり除いたりできる」のである．

Ⅲ．問題解決の模擬トレーニング
―― 災害対策のシナリオ ――

1．概要

　本節では，災害対策のための問題解決の模擬トレーニングの一例を紹介する．またチームリーダーやファシリテーターが，その模擬トレーニングを実施するための手順とガイドも紹介する．「災害対策のシナリオ」(Disaster Prep Scenario) は，多職種チームで簡単に実践できる，ロールプレイング演習である．それぞれの災害対策のシナリオの所要時間はおおよそ45分〜1時間で，その後，少なくとも30分程度の討論時間を設ける．

　災害対策のシナリオは，長期療養施設や，地域密着型サービスのヘルスケアスタッフやチームが，災害時にしばしば経験するであろう臨床上の困難な場面を想定してつくられた，問題解決演習である．そのシナリオは，多職種チームミーティングの状況に合わせて，容易に脚色できるようになっている．各シナリオは，高齢者もしくは高齢患者，その家族，患者と重要なかかわりをもつ人，そして多職種チームメンバーの役割が割り振られている．災害対策のシナリオは柔軟に変更可能なので，多職種チームのメンバーの一部がロールプレイをしている間

に，残ったチームメンバーがそのロールプレイングを観察したり，そのロールプレイングを同時に並行して実施することも可能である．

2．手順

　各シナリオで設定されている役割を十分に割り当てられるように，可能な限り多くの人がロールプレイングに参加できるように配慮する．参加者は輪になって座り，役割が示されているカードをすべての参加者に行き渡るようにするのであるが，その際，チームリーダーは，各参加者に無作為に役割カードの1枚を取るように指示する．その役割カードには各参加者がロールプレイするキャラクターの説明と，そのキャラクターがかかえる悩みや問題が記されている．各参加者はそのキャラクターの個人的な問題については，他のチームメンバーに明かしてはならない．ロールプレイング終了後の討論の時間にはじめて，その隠していた個人的な問題を明らかにする．

　各参加者は5分間でそれぞれの役割カードを黙読したのち，数分間で割り当てられたキャラクターになりきり，他の参加者に自己紹介をする．そのあとで，チームリーダーは各参加者にシナリオを手渡す．そのシナリオには災害の詳細が記されている．チームリーダーはそのシナリオを音読し，各参加者もいっしょに読み進める．続いて，チームリーダーは参加者に，そのシナリオに記されている問題を解決するように指示をする．ロールプレイングを通して，参加者はその災害に関連した重大局面の解決方法を提案していく．参加者には，ロールプレイングの最初の時点で，ロールプレイングが終わるまでに，問題に対する一つの解決方法を必ず導き出すよう指示される．

　ロールプレイング中，チームリーダーは参加者のやりとりを聞き，そのロールプレイングに受動的な参加者に対しては，積極的に参加するように促す．ファシリテーター役の参加者がロールプレイを行っているキャラクターの声色で話をすることによってそのシナリオの世界にに引き込まれることもある．たとえばファシリテーターが「彼（または彼女）が話した」と言うところを「私が話した」という言い方をするのも有効であろう．ロールプレイング開始後，おおよそ5〜10分が経過し，参加者がそれぞれのキャラクターを演じることに慣れてきたころに，チームリーダーは参加者のひとりに，コンティンジェンシー（contingency）カード[注1]を無作為に選ぶように指示する．そのコンティンジェンシーカードを選んだ参加者は，そのカードに記されていることを声に出して読み上げる．各参加者はそれぞれのキャラクターの立場から，その緊急事態について熟慮する．その緊急事態を念頭において討議し，問題解決方法の変更の必要性などを考える．コンティンジェンシーカードは，すべてのコンティンジェンシーカードを使い終わるか，ロールプレイングが終了するまで，5分ごとに導入される．

3．災害対策のシナリオの一例

1）タイトル：ダーリング夫妻と地震

　チャーリー（89歳）とドリス（72歳）のダーリング夫妻は，ビンキーとミンキーという名

の2匹の犬とともに，ロサンゼルスの西部にある6階建てのマンションの最上階に住んでいた．結婚して20年，夫婦は旅行をしたり，ニューヨークやオハイオ，ポートランド，そしてサンディエゴに住むチャーリーの子どもや，孫を訪ねたりして時間を過ごしていた．以前は，読書クラブやブリッジ（トランプゲームの一種）クラブへの参加，ジム通い，ユダヤ教の礼拝堂に行くことなどを積極的に行っていた．しかし最近のチャーリーは，夜間に車を運転することができなくなり，歩行にも困難さをかかえており，簡単な内容のことも思い出すことがむずかしくなっていた．さらに，易怒性や頑固さも増していた．さらに彼は一人になると飲酒量も増えていた．ドリスもまた，自身の趣味の幅が狭くなったことや，自身が加齢黄斑変性症を患ったことにショックを受けていた．彼女としては，チャーリーの子どもたちと将来のことについて話し合いたいと思っているが，いまだにそれができずにいた．ドリスは，親友で近所に住む，マックとスーのバック夫妻にも自身の不安感や悩みを話せずにいたが，ユダヤ教のラビ（指導者）であるジョシュ・モスには悩みをそれとなく話していた．

　ある朝，午前5時，ダーリング夫妻が住む町から4.5マイル（約7.2キロメートル）ほど離れた場所を震源としたマグニチュード7.8の地震が発生した．地震の影響で，道路からダーリング夫妻の住むマンションまで続く狭い通路は崩壊し，停電が続いたため，当然，エレベーターも停止した．道路の向かい側では火災が発生している．マンション自体にも深刻な損傷が生じており，居住者は一刻も早く非難しなければならない状態である．

　この状況でなにをすべきであろうか？

2）『ダーリング夫妻と地震』の災害対策のシナリオに登場するキャラクターの配役（＊は任意のキャラクターである）

- チャーリー・ダーリング（89歳）
- ドリス・ダーリン（72歳），チャーリーの妻
- ダン・ダーリング（52歳），ダーリング夫妻の子ども，サンディエゴ在住
- ＊ミッキー・ダーリング（48歳），ダーリング夫妻の子ども，ニューヨーク市在住
- ＊トム・ダーリング（45歳），ダーリング夫妻の子ども，オレゴン州ポートランド在住
- ＊マリリン・ダーリング（43歳），ダーリング夫妻の子ども，オハイオ州在住
- マルセラ・ベラ（25歳），ソーシャルワーカー
- テリー・ベリー（35歳），看護師
- フレッド・ブレッド（30歳），消防士
- ＊ジョン・グッド（28歳），消防士
- サイモン・ピュア（65歳），ユダヤ教の礼拝堂のボランティア
- ＊ジョシュ・モス（27歳），ユダヤ教指導者（ラビ）
- ＊マック・バック（77歳），近所に住む友人
- ＊スー・バック（69歳），近所に住む友人

3）キャラクターロールプレイカード

　ロールプレイングの参加者は，以下に説明する14のキャラクターロールプレイカードを無

作為に選ぶ．参加者は5分間でそのカードを黙読し，演じるキャラクターの特徴をつかむ．その後，各参加者はキャラクターになりきって，ほかの参加者に自己紹介をする．続いて，チームリーダーは全参加者にシナリオを配布し，全参加者が合わせて読めるようなペースで，そのシナリオを読み上げる．

＜キャラクターロールプレイカード1番＞

　チャーリー・ダーリング，89歳．ドリスと結婚して20年になり，前妻との間にもうけた4人の子どもと10人の孫がいる．彼はゴルフボールのメーカーに勤めていたが，現在は退職している．かつては社会的活動や地域生活にかなり活動的な人物であったが，最近では身体的，精神的な問題をかかえ，社会活動から遠ざかっていた．

　悩み「最近，もの忘れが多くて心配だ．それにドリスの視力のことも気がかりだ．私としては，孫たちが近くに住んでくれて，もっと頻繁に会えるようになればいいのだが……」

　極秘の悩み（グループ内で共有しないようにすること）「とても不安で仕方がない．だれが私の面倒をみてくれるのか」

＜キャラクターロールプレイカード2番＞

　ドリス・ダーリング，72歳．チャーリーと結婚して20年，前夫チップ・ジップとの結婚生活は30年間であった．前夫との間には子どもはいない．ドリスは行政アシスタントの仕事をしていたが，現在は退職している．ドリスはもともと精力的な人間で，社会活動にも熱心で，テニスやブリッジ，旅行を趣味としていた．最近，加齢黄斑変性症と診断された．

　悩み「チャーリーの怒りっぽさや飲酒はもう私の手に負えないわ．とても心配．それに私自身の視力も衰えていて心配でたまらないわ」

　極秘の悩み（グループ内で共有しないようにすること）「もう二度と，夫の死を経験したくないわ．夫を介護する体力もないし．チャーリーの子どもたちは，私たちが彼らを必要なときに来てくれるのかしら．ビンキーとミンキー（飼っている2匹の犬）とも離れたくないわ」

＜キャラクターロールプレイカード3番＞

　ダン・ダーリング，52歳．チャーリーの息子でコンピュータプログラミングの仕事をしている．妻，デラとデラの母親（未亡人）といっしょにサンディエゴで生活している．ダンとデラの夫婦には，ニューヨークシティに住んでいる30歳のドナルドと，29歳のダイアンという2人の子どもがいる．ダイアンは結婚しており，3人の子どもがいる．ダンはスポーツが好きで，アマチュア無線のオペレーターもしている．デラは小学校の教師である．ダンは10歳代のころ，父親であるチャーリーに対して距離をおくような時期もあったが，チャーリーがドリスと結婚してからは，少しずつ親子の距離は近いものになってきた．

　悩み「できれば，弟たちや妹が両親の家の近くに住んでほしい．私一人で両親の世話をすることは避けたい．父親は衰え始めているし，彼らを家に迎えることはできない．私はすでにたくさんのことをかかえている」

　極秘の悩み（グループ内で共有しないようにすること）「僕ではなく，妹が両親の世話を引き受けるべきだ．妹はいつも両親から可愛がられ，小遣いももらっているのに，彼女は面倒な

ことは決してしない．弟たちも同じだ．彼らも独りよがりな人間で，妹ともはや同類だ」

＜キャラクターロールプレイカード4番＞

　ミッキー・ダーリング，48歳．チャーリーの息子で独身．野心に燃える俳優であり，パートタイムでウェイターの仕事もしている．彼はこれまでに，撮影助手やテレビの販売員，家屋塗装工，そして運送屋の仕事も経験してきた．ニューヨークのブルックリン区の賃貸アパートで暮らしている．彼はしばしば兄弟から金銭を借りていたが，その借金の返済トラブルを起こして以来，兄弟とはほとんど連絡をとっていなかった．

　悩み「チャーリーとドリスが元気でやってくれていたらいいのだが．彼らは老人用住宅に引っ越すべきだ」

　極秘の悩み（グループ内で共有しないようにすること）「兄弟のなかでただ1人，家庭をもっていない僕に，両親が世話をしてほしいと言ってきたら困るな．父親のことは好きだが，いっしょに生活をすることは耐えられない」

＜キャラクターロールプレイカード5番＞

　トム・ダーリング，45歳．チャーリーの息子で，オレゴン州ポートランドで会計士をしている．43歳のティナと結婚して25年になる．ティナは病院の理事をしている．彼らには6人の子どもがいるが，そのうち，2人は中国からの養子である．トムはさらに以前交際していた女性との間に子どもが1人おり，会うことはないが，金銭的な援助をしている．彼らは，ゲート付コミュニティーに住んでいて，政治活動にも熱心である．トムはドリスのことを好意的に思っているが，父親と比べてドリスには少し精神的に未熟なところがあると感じている．トムは兄たちのことは好きであるが，妹のことは好きではない．

　悩み「父が心配だ．以前のような快活さはなくなっているし，ドリスはそんな父親の状態を十分理解しているとは思えない．私がなにかしなければと思うのだが……」

　極秘の悩み（グループ内で共有しないようにすること）「今，会計事務所内で重大な問題をかかえている．訴訟問題に発展するであろう．父が自分を必要としているのは十分にわかっているが，今の自分になにができるのかがわからない．最低な気分だ」

＜キャラクターロールプレイカード6番＞

　マリリン・ダーリング，43歳．チャーリーの娘で，オハイオ州デイトンで新しい夫，オスカー・デコスタと，彼の経営するドライクリーニング店の手伝いをしながら暮らしている．彼女は過去に結婚を2度経験しているが，その2回の結婚で子どもはいない．オスカーとの間にできた娘は8か月になる．亡くなった実母の名前をもらい，ソフィーと名づけた．マリリンにはこれまでに，薬物乱用や家出，そして浪費癖の過去があるものの，チャーリーのお気に入りの娘であった．彼女と兄たちの関係性は決して良好ではない．亡くなった実母のことを今でも恋しく思う気持ちがある半面，とくに出産後は，継母のことを尊敬している．

　悩み「もっと私が両親の世話をできればいいのに．でも私になにができるのであろう．娘はまだ小さくて手がかかるというのに．ドリスと父が元気でいてくれたらいいのだけれど……」

　極秘の悩み（グループ内で共有しないようにすること）「いつか娘をドリスと父のもとに連

れていきたい．オスカーは私がいなくても店をやっていけるかしら?」

＜キャラクターロールプレイカード7番＞

　マルセラ・ベラ，25歳，ソーシャルワーカー．彼女は勤勉で，頭のよい，若い女性である．ソーシャルワーカーの実習の前に，老人ホームで助手として働いていた経験や，発達障害をもつ成人といっしょに働いていた経験がある．彼女は2人のルームメイトと共同生活をしている．

　悩み「できればダーリング夫妻には介護施設に入居してもらいたい．彼らにはもっと多くのサポートが得られるような生活環境が必要だ．彼らの子どもたちは，いったいなにをしているのであろう」

　極秘の悩み（グループ内で共有しないようにすること）「私たちが一刻も早くダーリング夫妻のような高齢者のために，システム構築やネットワーク構築をしていかなければならない．とにかく，ガス漏れでも起きたらたいへんだ」

＜キャラクターロールプレイカード8番＞

　テリー・ベリー，35歳，看護師．テリーは看護師として10年以上の経験をもち，その多くの時間を集中治療病棟で過ごしてきた．彼女は夫と4人の子どもと，ダーリング夫妻の住むアパートからほど近い，サンタモニカで暮らしていた．彼女は真面目で有能な明るい性格である．彼女は聖歌隊としても活動をしている．

　悩み「暗くなる前にこのアパートの住人をここから避難させなければならない．この状況で夜を迎えれば，彼らは非常に危険な状態となるであろう．彼らの多くは薬を必要としている．私たちになにができるのであろうか?」

　極秘の悩み（グループ内で共有しないようにすること）「もっと多くの援助が必要だ．さもなければ，このアパートの住人の多くが命を失うことになるであろう．祈りを捧げるしかないのであろうか．余震が発生しなければいいが……」

＜キャラクターロールプレイカード9番＞

　サイモン・ピュア，65歳，ボランティア．サイモンは数学教師であったが，現在は退職している．妻，サディが亡くなって以来，2年間，ユダヤ教の礼拝堂でボランティア活動をしている．彼には近くに住む3人の子どもたちがいる．彼は「時は経つのが遅い」と感じていて，常になにかできることはないかと探している．

　悩み「全員が無事であってほしい．自分になにができるであろうか」

　極秘の悩み（グループ内で共有しないようにすること）「本当は私もここから避難しなければならない．しかし，私はラビであるモスといっしょにいて，モスを助けなければならない」

＜キャラクターロールプレイカード10番＞

　ジョシュ・モス，27歳．ラビであるモスはこの地域にあるユダヤ教の礼拝堂の新しい指導者となってまだ6か月である．彼は地域社会の活動に非常に熱心である．彼はラビの学位と，ニューヨーク市にあるハンター大学で社会福祉学修士の学位も取得している．彼は先ごろ結婚し，1か月になる双子の父親となった．

悩み「これは非常に危険な状況である．アパートの住人をこの状況から確実に，安全に助け出さなければならない．個人的にもダーリング夫妻をよく知っているし，このアパートのほかの住人の多くも知っている．これはとてつもなく恐ろしい状況である！」

極秘の悩み（グループ内で共有しないようにすること）「私たちになにができるのかわからないが，とにかくなにかしなければならない．祈りを捧げたほうがよいのか？」

＜キャラクターロールプレイカード11番＞

フレッド・ブレッド，30歳，消防士．フレッドは結婚して2人の子どもがいる．以前は海軍の軍曹であった．ロサンゼルスで消防士となって5年．彼は屈強であるが，物腰の柔らかい人間である．

悩み「父は4か月前に亡くなり，母も障害をかかえており，このアパートと同じようなところに住んでいる．はたして，このアパートから住人を安全に助け出せるであろうか？」

極秘の悩み（グループ内で共有しないようにすること）「なぜこのアパートには緊急時の脱出用マニュアルがないのか．ここの住人は自分ではどうすることもできない人ばかりである」

＜キャラクターロールプレイカード12番＞

ジョン・グッド，28歳，消防士．ジョンは独身で，両親と自閉症の姉といっしょに暮らしている．彼は消防士になって3か月である．消防士になる前は，ヴァイスロイコミュニティー大学に通っていた．彼は賢く，物静かで，野心に燃えている青年である．

悩み「これは何という窮地だ．ここにいる人たちで協力し合ったとしても，この事態にどう対処したらよいのかわからない．無線通信も機能していない」

極秘の悩み（グループ内で共有しないようにすること）「『犬たちを置いて逃げられない』と言う女性をこのアパートから連れ出すためにどう説得すればよいのだ．自分たちの命が危険にさらされていることがわからないのか」

＜キャラクターロールプレイカード13番＞

マック・バック，77歳，同じアパートに住む住人．マックはかつて靴屋を営んでいたが，現在は退職している．彼は妻スーと猫のシャガールとともに暮らしている．彼らはダーリング夫妻の友人でもある．マックは健康で，資力があり，愛想のよい人間である．難聴と関節炎を患っている．

悩み「チャーリーとドリスが無事にアパートから脱出できるとよいのだが」

極秘の悩み（グループ内で共有しないようにすること）：「彼らに何度，下の階へ引越しするべきだと言ったことか」

＜キャラクターロールプレイカード14番＞

スー・バック，69歳，同じアパートに住む住人．スーはかつて帳簿係として働いていた．トランプゲームやテニスがとても得意である．スーはマックの妻であり，2人の結婚生活は45年にもなる．彼女は3人の孫を溺愛している．

悩み「ダーリング夫妻のことがとても心配だわ．どちらも健康とはいいがたいし，ドリスが犬を置いて逃げることができないのもわかっている」

極秘の悩み（グループ内で共有しないようにすること）「1階に住んでいて本当によかった．マックが救助に向かうと言い出さなきゃいいけど．もし彼がそうしようとするのなら，絶対に阻止するわ」

4）災害対策のシナリオコンティンジェンシーカード

　ロールプレイングを始めておおよそ5〜10分が経過し，参加者がそれぞれのキャラクターに慣れてきたころに，チームリーダーは参加者のひとりに，コンティンジェンシーカードを無作為に選ぶように指示する．そのコンティンジェンシーカードを選んだ人は参加者がキャラクターになりきっているなかで，そのカードに記されている緊急事態を読み上げる．ロールプレイング後の討論の時間でも，その緊急事態について話し合う．おおよそ5分後，もう1枚のコンティンジェンシーカードを同じやり方でロールプレイングに導入する．このプロセスはすべてのコンティンジェンシーカードを使いきるか，チームリーダーがロールプレイングを終了するよう指示するまで続けられる．

＜コンティンジェンシーカード1番＞

　ダーリング夫妻の子どもたちは大急ぎで両親に電話やメールで連絡をとろうとしていた．子どもたちの間でも2時間おきに互いに連絡を取り合い，だれか両親と連絡がとれた者がいないかどうかを確認している．子どもたちのなかでだれも両親の近隣住人や友人の連絡先を知っている者はいない．両親のいちばん近くに住むダンは，両親になにが起こっているのかを把握するためにロサンゼルスまで車で向かおうと決心する．

＜コンティンジェンシーカード2番＞

　ユダヤ教のシナイ寺院は，サイモン・ピュアを長としたボランティアチームをダーリング夫妻の居住するアパートに派遣する．サイモンは瓦礫につまずき，足を骨折してしまう．

＜コンティンジェンシーカード3番＞

　アパートの居住者を避難させるため，消防隊がアパートに到着する．チャーリーは混乱しており，おびえ，そして怒り，犬たちを置いて逃げることを拒否している．チャーリーは消防隊のブレッドの顔を殴ってしまう．ドリスも狂乱状態である．ドリスは2匹の犬とともに寝室へ逃げ込み，寝室のドアの鍵を閉めてしまう．消防隊のグッドは廊下で煙にまかれ，ぐったりとしている．

＜コンティンジェンシーカード4番＞

　地元の病院では救助チームを派遣することにした．マルセラ・ベラはダーリング夫妻の子どもたちに連絡をとろうと試みる．テリー・ベリーは飛んできた雨戸に当たってしまうが，その状況でもダーリング夫妻の健康状態を記したカルテを見つけようとしている．ダン・ダーリングはロサンゼルスから1時間の地点で交通渋滞にはまっている．

＜コンティンジェンシーカード5番＞

　アパートの1階に住んでいるバック夫妻はすでに建物から避難している．寺院から派遣されたボランティアチームがダーリング夫妻の子どもたちと連絡がとれるように，子どもたちの名前と住んでいる場所をモスに伝えている．マルセラ・ベラとテリー・ベリーは4階の大部

分が崩壊して3階へ落ち込んでいるアパートの3階で身動きがとれずにいる．

5）チームリーダーへのガイド

このシナリオは災害時に，高齢者に起こりうるメンタルヘルスに関連したさまざまな問題に関する議論を誘導するために作成されたものである．ロールプレイングの途中や終了後に，次に列挙した問題について注意するとよいであろう．このシナリオやこれに基づいて行われるロールプレイングは，起こりうる問題に対して議論ができるようにつくられたものであるが，すべての問題を網羅したものではない．したがって，参加者が適宜，追加の問題点を挙げていくのもよいであろう．チームリーダーはコメントを挟むために，ロールプレイングの進行を一時的に中断したり，議論中の問題の解決を図るために，参加者の意識を具体的な方法に絞り込ませるよう配慮したりすることが必要になるかもしれない．特定の問題について十分に議論し，対処方法を提示できたら，ロールプレイングを再開させる．通常は，チームリーダーがすべてのコンティンジェンシーカードを使いきるまでロールプレイングを継続する．ロールプレイング後のフィードバックの時間で，チームリーダーはロールプレイング中に提示された問題をレビューし，議論しつくされていない問題について参加者で話し合うよう提示する．問題について可能な解決方法とその手段，そして計画実行へのプランも参加者全体で話し合うべきである．

IV. 結　論

ヘルスケアの専門家やヘルスケアに携わる医療従事者には，災害時や緊急時に，さまざまなメンタルヘルスの問題に直面している高齢者について，なにが問題か，どのように対処したらよいのかということに関する情報が必要である．多職種チームは高齢患者や高齢者の危険を同定したり，情報に基づいて治療プランを決定したりする鍵の組織となるであろう．多職種チームは慢性的な疾患をもつ高齢患者の介護で生じる介護ストレスに対処すること，とりわけ災害時や緊急時の介護ストレスに対処することにも有用であろう．

多職種チームのメンバーは，災害時やその後の患者ケアのための備蓄品の準備においても，実践的な手段を必要とするであろう．本章では効果的なチームの構築，運営，維持のために利用できる方法を紹介した．また，チームの構築や運営，維持に求められる知識やスキルについてもふれた．表3-1-1で示したとおり，必要な知識やスキルは習得できるもので，習得によりチームの有効性や能率が向上する．

ここでは，多職種チームのトレーニングモデルを紹介したが，とくにSTEPSやDisaster Preparedness Scenario and Problem-Solving Simulationsは簡単に取り入れられるすばらしい方法である．どのような多職種チームであるか，どのような特別な任務をかかえているかの条件にかかわらず，これらのトレーニングモデルは容易に取り入れることができる．たいていのヘルスケアの現場で利用可能であるが，時間の制約によってこのトレーニングモデルの適用が制限されてしまう急性期ケアや短期間ケアの現場では望ましくない．

【訳 注】

注1　コンティンジェンシー（contingency）カードには，災害に付随して発生した緊急事態の詳細が記されている

【文 献】

American Association for Geriatric Psychiatry Disaster Task Force : A consumer guide for preparing and coping with disaster ; Mental health issues for older adults. AAGP/Geriatric Mental Health Foundation, Bethesda, MD（2009）.

Baldwin D, Tsukuda R : Interdisciplinary teams. *In* Geriatric medicine ; Medical, psychiatric, and pharmacological topics, Vol. II ed. by Cassell C, Walsh J, , 421-435, Springer-Verlag, New York（1984）.

Banerjee S, Willis R, Graham N, et al.: The Stroud/ADL Dementia Quality Framework ; A cross-national population-level framework for assessing the quality of life impacts of services and policies for people with dementia and their family carers. *International Journal of Geriatric Psychiatry*, **25** : 26-32（2009）.

Barr H, Koppel I, Reeves S, et al.（eds.）: Effective interprofessional education ; Argument, assumption, and evidence. Blackwell Publishing, Oxford, England（2005）.

Bion W : Experiences in groups. Basic Books, New York（1959）.

Bolman L, Deal T : Reframing organizations ; Artistry, choice, and leadership. Jossey-Bass Publishers, San Francisco, CA（1991）.

Clark P : Quality of life, values, and teamwork in geriatric care ; Do we communicate what we mean? *The Gerontologist*, 35 : 402-411（1995）.

Drinka T, Clark PG : Health care teamwork ; Interdisciplinary practice and teaching. Auburn House Publishers, Westport, CT（2000）.

Farquhar M : Definitions of quality of life ; *A taxonomy. Journal of Advanced Nursing*, **22** : 502-508（1995）.

Gurland B, Katz S : Quality of life in Alzheimer's and related dementias. *In* Quality of life in mental disorders, 2nd ed., ed. by Katschnig H, Freeman H, Sartorius N, 179-198, John Wiley & Sons, New York（2006）.

Gurland BJ, Gurland RV : The choices, choosing model of quality of life ; Description and rationale. *International Journal of Geriatric Psychiatry*, **24** : 90-95（2008a）.

Gurland BJ, Gurland RV : The choices, choosing model of quality of life ; Linkages to a science base. *International Journal of Geriatric Psychiatry*, **24** : 84-89（2008b）.

Gurland BJ, Gurland RV, Mitty E, et al.: The choices, choosing model of quality of life ; Clinical evaluation and intervention. *Journal of Interprofessional Care*, **23**（2）: 110-120（2009）.

Haley J : Problem-solving therapy. Jossey-Bass Publishers, San Francisco, CA（1978）.

Herman, JL : Trauma and recovery ; The aftermath of violence. Basic Books, New York（1997）.

Holmes S, Dickerson J : The quality of life ; Design and evaluation of a self-assessment instrument for use with cancer patients. *International Journal of Nursing Studies*, **24**（1）: 15-24（1987）.

Howe J, Callahan E, Banc T : Introduction to the role of interdisciplinary teams in health care ; A resource kit. The Bronx Veterans Affairs Medical Center GRECC/Mount Sinai Interdisciplinary Team Project, New York（2003）.

Howe JL, Hyer K, Mellor J, et al.: Educational approaches for preparing social work students for interdisciplinary teamwork on geriatric health care teams. *Social Work in Health Care*, **32**（4）: 19-42（2001）.

Howe JL, Sherman DW : Interdisciplinary educational approaches to promote team-based geriatrics and palliative care. *Gerontology and Geriatrics Education*, **26**（3）: 1-16（2006）.

Institute of Medicine : Crossing the quality chasm ; A new health system for the 21st century. National Academy Press, Washington, D.C.（2001）.

Institute of Medicine : Retooling for an aging America ; Building the health care workforce. National Academy Press, Washington, D.C.（2008）.

Levenstein A : Problem-solving through group action. *In* Improving the effectiveness of hospital management, ed. by Bennett AC, 355-372, Metromedia Analearn Publications, New York（1972）.

Mellor MJ, Hyer K, Howe JL : The geriatric interdisciplinary team approach ; Challenges and opportunities in educating trainees together from a variety of disciplines. *Educational Gerontology*, **28**（10）: 867-880（2002）.

Miller P : Teaching process ; Its importance in geriatric teamwork. *Physical and Occupational Therapy in Geriatrics*, **6**（3/4）: 123-133（1989）.

Miller P, Toner J : The making of a geriatric team. *In* New techniques in the psychotherapy of older patients, ed. by

Myers W, 203-219, American Psychiatric Press, Washington, D.C.(1991).
Miller P : Problem-solving in long-term care ; A systematic approach to promoting adaptive behavior. *In* Long term care ; Management, scope, and practical issues, ed. by Toner J, Tepper L, Greenfield B, Charles Press, Philadelphia, PA(1993).
Miller P : Interdisciplinary teamwork ; The key to quality care for older adults. *In* Multidisciplinary perspectives on aging, ed. by Tepper LM, Cassidy TM, 259-276, Springer Publishing, New York(2004).
Nathanson M, Moscou P, Sheehan C, et al.: Section 4 ; Geriatric mental health and disasters—Individual and community mental health outcomes. *In* Geriatric mental health disaster and emergency preparedness curriculum(Portal of Geriatric Online Education[POGOe] Product No.18848), ed. by Howe J, Sherman A, Toner J(2007). Retrieved September 11, 2009, from http://www.pogoe.com
Reeves S, Sully P : Interprofessional education for practitioners working with the survivors of violence ; Exploring early and longer-term outcomes on practice. *Journal of Interprofessional Care*, **21**(4): 1-12(2007).
Rothschild B : Help for the helper. Norton, New York(2006).
Rubin I, Plovnick M, Fry R : Improving the coordination of care ; A program for health team development. Ballinger Press, Cambridge, MA(1975).
Sampson E, Marthas M : Group process for the health professions. Delmar Publishers, Albany, New York(1990).
Sully P, Makcikn T, Wandrag M, et al.: Supervision and facilitated reflective practice as central to disaster preparedness services to the older adult ; A national and cross national model. *In* Geriatric mental health disaster and emergency preparedness ; Evidence-based care practices, ed. by Toner JA, Mierswa TM, Howe JL, Springer Publishing, New York(2010).
Takamura J, Stringfellow L : Team process. *In* Team training in geriatrics ; Project report and leader's manual, ed. by Campbell L, Vivell S, 75-86, Veterans Administration Medical Center, Sepulveda, CA, and UCLA/USC Long Term Care Gerontology Center, Los Angeles, CA(1985).
Toner J, Meyer E : Multidisciplinary team training in the management of dementia ; A stress management program for geriatric staff and family caregivers. *In* Alzheimer's disease and related disorders ; Psychosocial issues for the patient, family, staff, and community, ed. by Mayeux R, Gurland B, Barrett V, et al., 81-102, Charles C. Thomas, Springfield, IL(1988).
Toner J, Miller P, Gurland B : Conceptual, theoretical, and practical approaches to the development of interdisciplinary teams ; A transactional model. *Educational Gerontology*, **20**(1): 53-69(1994).
Toner J : Developing and maintaining links between service disciplines ; The program for organizing interdisciplinary self-education(POISE). *In* Principles and practice of geriatric psychiatry, ed. by Copeland JRM, Abou-Saleh MT, Blazer DG, 1022-1028, John Wiley & Sons, New York(1994a).
Toner J : Interdisciplinary team training in geriatric psychiatry ; A model of university-state-public hospital collaboration. *Gerontology & Geriatrics Education*, **14**(3): 25-38(1994b).
Toner J : Developing and maintaining links between service disciplines ; The program for organizing interdisciplinary self-education. *In* Principles and practice of geriatric psychiatry, ed. by Copeland JRM, Abou-Saleh MT, Blazer DG, 2nd ed., 795-798, Wiley & Sons, New York(2002).
Toner J : Effective interprofessional education ; What is the evidence?[Review of the article Effective interprofessional education ; Argument, assumption, and evidence]. *Journal of Interprofessional Care*, **20**(2): 217-218(2006).
Toner J, Howe J, Nathanson M : Section 3 ; Overview of aging and mental health. *In* Geriatric mental health disaster and emergency preparedness curriculum(Portal of Geriatric Online Education[POGOe] Product No.18848), ed. by Howe J, Sherman A, Toner J(2007). Retrieved September 12, 2009, from http://www.pogoe.com
Toner J : Depression in dementia ; Assessment and its role on the interdisciplinary team. *In* The encyclopedia of elder care, ed. by Capezuti E, Siegler G, Mezey M, 2nd ed., 230-231, Springer Publishing, New York(2008).

第2章
鑑別診断のための老年医学的アセスメント

　本章では，被災後の高齢者のメンタルヘルス・アセスメントに焦点を絞って議論を進める．アセスメントの目的は，行動，気分，認知，および思考過程の変化として出現する心理的苦痛の徴候や症状を把握することにあるが，これらを把握することで，鑑別診断および，個人に合わせた治療計画の策定に役立つと思われる．自然災害か人災かを問わず，被災後のメンタルヘルスに関する老年医学的アセスメントは，論理的かつ秩序正しく進めなければならない．不十分な段階での診断を避け，家族や親戚からの情報も含む包括的なデータ収集と，個々の状況に合わせた生物・心理・社会的な介入に，十分に時間をかけるべきである（Albert, 2004）．本章では，被災高齢者に生じる心理的苦痛のリスクと，治療チームが初回とそれ以降のアセスメントにおいて把握し，判断すべき臨床症状や症候群について取り上げる．また，災害がメンタルヘルスに及ぼす影響を評価するにあたり，すべての被災高齢者に確認すべき重要な質問事項についても論じる．

Ⅰ．対象者の同定

　アセスメントを行うには，リスクにさらされている人々，あるいは災害の影響を受けた人々に接触する必要がある．精神的苦痛をかかえた人々を，どのようにして見分けるのか．高齢者は，メンタルヘルス・サービスをあまり利用しないことが知られている．この理由として，年齢差別（エイジズム）や恥意識，サービスの利用のしにくさ，「精神科患者」（mental patients）のレッテルを貼られることへの不安が挙げられ，さらには一種のコホート効果，すなわち，ある年齢集団に共通するメンタルヘルス治療の受け入れにくさの関与も指摘されている（Brown and Harris, 1989）．とくに懸念の対象となるのが虚弱（frail，フレイル）な高齢者であり，被災後のさまざまなニーズは満たされていないことが多い（Sanders, Bowie, and Bowie, 2003）．一般住民と比べて，高齢者は，たとえ利用できるサービスがあっても，利用しない傾向がある（Zatzick, 2007）．カウンセリングや支援のサービスがあっても利用せず，

無料の資料などを渡されてもためらい，また自分より他の人たちが助けられてしかるべきであると感じている場合もある (Oriol, 1999)．対象者を見つけることが成否を決する問題であり，そのためには多分野の専門家で構成されたチームが出向いてメンタルヘルス・サービスを実施する，といった創造的な解決策が求められる．それによって地域社会へのアウトリーチが可能になり，恥意識は軽減される．またこの問題への対処として，プライマリーケア・クリニックや高齢住民センターでメンタルヘルス・サービスを実施するのも，現実的な解決策となりうる．これによって，精神科医療施設で評価を受けたという恥意識を最小化できる．

II．危険因子と災害の心理的影響

　被災後に心理的苦痛が増悪する要因として，被災者の実年齢はさほど重要な問題ではない．むしろ，被災後の精神的健康の安定性を予想するうえでは，被災者の相対的自立度や被災前の心身の健康状態，ソーシャルサポート（社会からの援助），経済状況，就労状況，婚姻状況，およびサポートサービス利用の機会などが重要な要因となる (Brown, 2007)．虚弱な高齢者，すなわち心身の負荷に対する余力が乏しく，日常生活でサポートシステムに頼っているような高齢者，たとえばナーシングホームなどの施設住まいの高齢者，および被災以前から心的外傷後ストレス障害 (posttraumatic stress disorder；PTSD) や精神疾患をかかえている患者は，現在直面する災害のあとに，心理的苦痛の発現リスクが最も高いグループである (Capezuti et al., 2006)．災害が高齢者に及ぼす心理的な影響については，議論が続いている．慢性的な身体疾患あるいは精神疾患を有する虚弱な高齢者は，より健康な被災者あるいは若年の被災者に比べて，被災地からの避難，生存，そして回復するうえで支援を必要とするケースが多い (Fernandez et al., 2002)．高齢被災者の心理的な脆弱性に関与する要因としては，災害の種類，災害の規模と持続期間，先端警告システムの効果，個々人の被災前の心身の健康状態，およびリソース利用の機会と経済的制約などがある (Bolin and Klenow, 1982)．また，病的状態に陥るリスクを左右する要因としては，被災地との距離，被害を受けた期間，自分あるいは家族が生命を失いかねないような危機体験，社会的な孤立，日常生活動作 (activities of daily living；ADL) や手段的日常生活動作 (instrumental ADL；IADL) の評価尺度で計測される自立性の低下，身体あるいは精神の慢性疾患，現在使用している薬剤および，すでに受けていた医療サービスなどが挙げられる．

　災害のため，被災以前に暮らしていた住居や介護施設から切り離されてしまうことは，心身両面で苦痛を招く．これは，「移転の心的外傷」(transfer trauma) と呼ばれており，災害による混乱のなかで，ある個人が本来の状況から切り離されてしまうと，不安の増加やうつ状態，および認知能力の低下を招いてしまう状態を指す．移転に要する期間や移転先での被災者のニーズは，これまで過小評価されてきた．そのため，高齢者の不安や苦痛をいっそう悪化させてしまう結果を招いている (Mangum, Kosberg, and McDonald, 1989)．ナーシングホームのスタッフで，自分の施設から他の場所へと入所者の移転を経験したことのある人たちには，

豊富な経験と情報がある．そうした知識をプログラムの責任者と継続的に分かち合うようにすべきである．一例として，こうした入所者のなかには認知症を患う人たちも多いので，自分の名前が言えない場合もあり，そのため混乱に陥りやすい．そこでホームで暮らす入所者全員に名札をつけてもらえば，いざ災害という場合に余計な心理的苦痛を防止するのに役立つ（Aldrich and Benson, 2008）．

　災害の押し迫るなかで，慌てて所持品をまとめ，避難用のバスや飛行機に詰め込まれて，その日か，翌日以降に見知らぬ町や一時避難場所，あるいは見知らぬ他人の提供する不慣れな住まいに到着する．こうした事態は，不安をかき立てて心の平穏を失わせる．さらには錯乱状態，あるいは潜在的な認知機能障害や情緒不安定を悪化させることもある．居心地がよいはずの親戚の住居へと避難した場合ですら，この問題は起こりうる．災害のため本来の居住地から他の場所へ移転させられた高齢者を対象とする追跡調査の結果をみると，うつ症状や不安，恐怖といった問題がみられる確率は，移転後6か月〜数年を経過した時点で，むしろ高くなっている（Burns et al., 1993）．

　高齢者は複数の感覚障害を有する頻度が高く，それゆえ災害の早期警告があってもそれを認識しにくいために，被害に遭いやすい．災害が迫っていても，それに関する情報に反応しない場合が多く，災害への対策をあらかじめ立てる能力にも乏しい（Friedsam, 1960）．しかし，高齢者のほうが災害の被害を受けにくい場合もあり，彼らの「知恵の豊かさ」（resourcefulness）や対応能力が若い世代よりも優れていると思われる場合もある．高齢者が被災後に心理的な問題をかかえても，その期間が限られており，とくに治療を受けずとも数か月で治癒する場合がしばしばある（Burns et al., 1993）．これは，人生経験が豊富で，物事に対処する方法を学んできており，それが災害に伴う葛藤への対応にも役立っているため，とみることもできる（Raphael, 2003）．高齢者のほうが普段の生活上のストレス要因が少なく，災害のあとでもとくに解決しなければならない問題が少ないとも考えられる．問題に対処して解決する方法も，過去の心的外傷体験から学んでいる場合がある（Verger et al., 2004）．しかし虚弱な高齢者，すなわち，身体や認知機能，経済力，および心理社会的側面で重大な問題をかかえている高齢者の場合には，リスクがとくに高くなる（Fernandez et al., 2002）．被災後に心理的苦痛が増大するリスクは，被災した個人や集団の次のような能力に関連している．すなわち，災害を知らせる警告を判断して対応できる能力，あらかじめ準備をして日頃から避難経路を設けておける能力，避難のために社会支援活動との連携を確立して維持する能力，および適切な医薬品類を常備しておけるだけのリソースや配慮などが関連する．

　2005年にアメリカのメキシコ湾岸部を襲ったハリケーンの場合では，ナーシングホームに暮らしていた虚弱な高齢者たちは，ハリケーンによる混乱のなかで自分たちでは対応や交渉ができず，最もひどい被害を受けた．このときの被災者集団の各グループのなかで，死亡率が最も高かったのが，ハリケーン危機の最中に避難場所に移動することができなかったナーシングホーム居住者であった（Summers et al., 1996）．ハリケーン・カトリーナとリタが2005年にアメリカのルイジアナ州ニューオーリンズを襲った．その時点で，同市の総人口のうち60歳

以上の住民は15％に過ぎなかったが，ハリケーンの被害で死亡した人の71％が65歳以上であった（White House, 2006）．また，どの年齢層をみても，災害の中心地に近いほど，被災後にはPTSDや不安，薬物の使用や喫煙，アルコール依存，うつ状態，および日常生活での機能障害のリスクが高くなることは明らかであった．

　2001年9月11日の同時多発テロ事件（以下，9・11同時多発テロ）のあと，数週間のニューヨーク市では，キャナルストリート以南が「封鎖地域」（frozen zone）になっていたが，この封鎖地域内に暮らしていた高齢者たちのケースを考えてみよう．こうした自宅に閉じ込められた虚弱な高齢者たちには，何日もの間，区域外の支援者との交信もなかった．これが，心身の健康が最も損なわれやすいグループであった．こうしたグループの人々は慢性呼吸器疾患や，消耗性関節炎，心血管疾患，脳卒中などの慢性疾患をかかえていることがよくあり，歩き回ることができない場合も少なくない．このグループを担当するホームヘルパーがいたものの，立ち入りを禁じられたため，日頃介護をしている高齢者のところに助けに行くことができなかった．それどころか，置き去りにされたペットを連れ出す活動のほうが，この区域の高齢者に対する支援活動より，熱心に行われていたのである．

　災害による生活への直接的な影響が大きいほど，心理的な問題が生じるリスクも高くなる．そのためアセスメントにおいては，対象となる人が災害の時点でどこにいたのかを把握しなければならない．つまり，被災地から脱出したのか，あるいはそこに留まるしかなかったのか，災害時に，何らかの支援活動を受けたのか，あるいはそのとき連れがいたのか，支援活動は継続的に行われたのか，一時だけであったのか，などといった点である．

　ハリケーン被害の間，自宅に留まることを選ぶ虚弱な高齢者たちは珍しくない．実はそうした選択は，高齢住民の間ではむしろ多数派である．それを「自分のやり方へのこだわり」と呼ぼうが，「生活を変えるには年寄りすぎる」とみようが，自宅の敷地から避難して安全な地域に移れと言われても拒否して留まる人々は，高齢者に多い．この傾向も，現在の居住地に何年いるのかという期間や，その環境への愛着，そして自宅に暮らす住民を構成する年齢層との関係があるようである（Gibson and Hayunga, 2006）．一人暮らしあるいは夫婦だけで暮らしている場合には，避難の呼びかけがあっても，今の場所に留まるほうが容易である可能性もある．

　災害発生時に心理的問題が生じる強力な危険因子として，過去の災害時の心理的苦痛の体験がある．被災地域に暮らす高齢者の50〜75％には，少なくとも一度，以前に災害に遭った経験があり，この数値は社会全般にも当てはまる．過去にも被災体験のある被災者の調査から，新たに災害を体験したことで生物学的あるいは心理学的な脆弱性が発露するのかどうかを検討できる．過去に被災体験があると，それが何らかの「接種効果」（inoculation effect），すなわち，以前に心的外傷を体験していることによる防衛作用が働く，という仮説もある（Eysenck, 1986）．

Ⅲ. 研究対象になった高齢者群

　高齢者の心的外傷の研究においてとくに注目されてきた対象に，戦闘に従事した退役軍人，戦争捕虜体験のある人々，ナチス・ドイツによる大量虐殺（ホロコースト）を生き延びた人々，高齢化したベトナム戦争の退役軍人などがある（Beckham et al., 1998；Danieli, 1981；Yehuda et al., 1996）．また最近では，メキシコ湾岸地区でのハリケーン被害の高齢生存者たちである．被災急性期の研究ならびに縦断的研究の結果はまちまちである．高齢のホロコースト生存者たちは，かなりの強さや対応能力を有することが明らかにされてきた．その一方で，イスラエル人のホロコースト生存者では，湾岸戦争中に PTSD の症状と急性の心理的苦痛が高率に認められた（Solomon et al., 1994）．

　高齢の被災者のアセスメントでは，個々の被災者に固有の文化的な問題も把握しておく必要がある．こうした問題が，症状の範囲や重症度，苦痛の表現，妥当な治療の選択に影響する可能性がある．たとえば，アジア系の高齢者の場合には，自分の気持ちを他者にそのまま打ち明けることが困難で，苦悩が身体症状に転換されることがよくある．また，不安やうつ症状は，衰弱，無気力感，および疲労として発現する場合もある．

1. 喪失体験が精神病理に及ぼす影響

　高齢被災者の心理的苦痛のアセスメントでは，生活に災害がどのように影響したか，すなわち，愛する人々や身のまわりの物品を災害で失ったり，機能を喪失したり，という問題についての十分な評価が含まれていなければならない．配偶者や子ども，友人，介護者，その他の親しい人の死は，情緒不安定，死別による喪失感，および悲嘆を引き起こす危険因子のひとつであると同時に，他者により支えられているという実感にぽっかりと穴が空いたような感覚を引き起こす．被災によって個人の安心感が損なわれ，保護されていないという基本的な恐怖感が生じると，子ども時代の原初的な恐怖，見捨てられ不安，また分離不安も再現される（Zatzick, 2007）．

　所有物や慣れ親しんだ家庭，愛着のあった記念品，親しんでいた空間などの喪失は，認知機能障害や見当識障害，恐怖，不安などを悪化させる重要な決定要因である．ニューオーリンズの場合では，避難先のナーシングホームへと移り住んだ被災者は，慣れ親しんだ環境の面影をとどめるものを移転時に手放さざるを得なかった．すなわち，彼らは混乱と不安にさいなまれやすい状態におかれたのである．ナーシングホーム居住者の過半数には認知症疾患があり，施設外で安全に事態を乗り切って，何とかうまく生き延びていく能力に問題がある．そこで，これまでの災害からの教訓を活かした支援戦略のひとつとして，危機介入チームの編成がある．このチームは地域高齢者を評価して，住宅供給や経済的支援，安心感の確保といった基本的なサービスを提供する（Phifer, 1990）．

　ある種の心的外傷を体験する可能性は，農村部のほうが高い．たとえば，負傷による死亡率は，都市部住民よりも農村部住民のほうが 40％ 高い．また農村部に暮らす高齢者の多くは，

低いレベルの社会支援しか受けられず，孤立しやすい．また，農村部のほうが，輸送手段，コミュニティーセンター，給食プログラムといったリソースも限定されている場合が多い．こうしたリソースがあれば，人と人の接点を保ちやすく，災害復旧活動も調整しやすいうえ，ケアの必要な被災者を見つけやすく，メンタルヘルス上の治療能力も向上する．

2．被災前の精神病理；それは被災後の精神病理の発現にどう影響するのか

被災後の心理的苦痛や適応不全を予測するにあたっては，被災前の心理的苦痛と精神医学的な症状が最も優れた予測因子になるようである（Kessler et al., 1995）．統合失調症や，双極性障害，不安障害，認知症，パーソナリティ障害などの慢性精神疾患を有する高齢者の場合，新たな災害を体験すると，それまで潜在化していた障害の再燃，新たな苦痛の発生，心理社会的機能の劣化などのリスクが増大する．それは，災害時や災害後の長期間，場合によっては何年にもわたる．評価の対象とすべき主な領域としては，気分に関する症状や，認知機能，思考の過程，行動の制御がある．また，妄想性障害のような新たな症状の発生に関しては，災害の性質が重大な問題となる．たとえば，慢性期の統合失調症を有する70歳の男性が，ケースマネジャー，セラピスト，および精神科医の指導のもとで，地域社会のなかで安定した生活を営み，一定水準の自立生活を送っていたとしよう．だがそこに，2001年9・11同時多発テロのような事件が発生し，テレビで幾度も放映される．すると，自分はテロリストに狙われており，食事や薬には毒が入れられている，という妄想が容易に出現しうる．こうした新たな妄想のため，この男性は処方薬の内服，外出，あるいは通常の食事をすることさえ恐れるようになるかもしれない．こうなると，いつもどおりの抗精神病薬治療も，適切な栄養も，さらには日常の心理社会的な接触で保たれる現実検討も得られなくなり，急速に悪化の一途をたどることになる．つまり，社会からの支援の欠落と孤立も，被災後に起こりうる心理的苦痛のリスクを高めることになるのである（Norris, Freidman, and Watson, 2002）．

Ⅳ．アセスメントのプロセス

メンタルヘルス関連の人材で老年期のメンタルヘルス・アセスメントの訓練を受けた者は限られており，人数が不足しているため，現実的には多分野の人材からなるチームによるアプローチが最も有益である．

アセスメントのプロセスにおいては，評価者は，その感覚のすべてを活用しなければならない．たとえば，70歳の女性が混乱した様子で，しかも尿の悪臭がすることに評価者が気づいた場合，その女性には，未治療の尿路感染があり，それがせん妄を引き起こしていることを見つける手がかりになることもある．検査者がこの悪臭についてさらに詳しく調べなければ，せん妄の原因を見逃す危険性がある．評価後にどのようなプロセスをとるべきかについて情報を提供するには，アセスメントのタイミングも重要な要因になる．ハリケーン災害の直後にナーシングホームに暮らす高齢者の評価を行ったとすれば，ショックや恐怖，そのほかに急性スト

レス障害（acute stress disorder；ASD）の診断基準に合致する精神状態がみられる可能性がある．また，精神の錯乱や自分の周囲の状況を認識できないことも，せん妄の存在を示唆する（Silverman and Weston, 1995）．

　アセスメントのタイミングは重要である．災害時には，トリアージの設定を整えて評価を行っているか，危機状態はまだ続いているのか，また，緊急にメンタルヘルス上の治療を必要とする患者と，それを待つことができる患者とを選別するトリアージを行っているのか，といった点を確認する必要がある．今，まさに進行中の災害の場合には，トリアージの設定よりも，患者の精神状態の簡易評価が重要であろう．こうした場合，精神医学的あるいは心理学的な症状が，せん妄に由来するのか否かの判断も行う．

　せん妄は医学的に緊急事態であり，その致死率は15％にも達する．そのため，災害時のアセスメントでは，せん妄を発症している患者を同定する必要性がある．タイムリーに同定されないと，せん妄を引き起こした基礎的な病態により死に至るケースもある．心的外傷となった出来事から1か月後に患者を問診・検査すると，ASDの明らかな症候が減少している場合もある．その他方で，これは若い被災者集団にもみられることであるが，高齢の被災者集団でも，心理的苦痛が遅発性に出現することがある．災害生存者のアセスメントでは，この事実を必ず考慮にいれる必要がある．被災からの経過期間は，基盤にある問題と病態を理解するうえで重要である．

　アセスメントは，雑音や注意をそらす要因の少ない静かな場所で行うことが重要である．被検者に何らかのハンディキャップがある場合もあるため，それにも対応できる，居心地のよい部屋で行うことが必要である．入り口のドアは，車椅子が入れるだけのサイズであることも必要である．また，被検者にくつろいでもらい，可能な限りの情報を得るために，家族や補助員の同席について，事前に慎重に検討しておく．被検者を不必要に不安にさせることは避けなければならない．その意味で，面接室内に被検者と親しい人物が同席していると，被検者が落ち着きやすいこともしばしばある．そうした親しい人物としては，配偶者や成人に達した子どものほかに，訪問看護師やホームヘルパーなども含まれる．事前に被検者に対して，家族や付き添いの同席を望むか否かを尋ねておくことは重要で，それは面接のプロセスにおいて被検者を医療者側が尊敬しているという雰囲気を生み出すものである．また，面接の開始前から，不必要に被検者に疎外感を与えることは，できるかぎり避けたい．疎外感は不安をさらに増強するだけで，面接そのものが不十分な短い時間で終わってしまうおそれがある．

　アセスメントを行う場所に関しては，被検者のアパートや自宅，ナーシングホーム，成人用施設などの居心地のよい住居で行われているのか，それとも災害後に急性の傷害を受けた被検者を病院のベッドサイドで面接しているのか，あるいは急性の傷害により，被検者に機能の制約があるのか，といった点を問わなければならない．たとえば，腰部を骨折した80歳の男性被災者に精神状態のアセスメントを行う場合，その精神状態の評価に周囲の状況が及ぼす影響を慎重に検討しなければならない．十分にプライバシーを保てる状況なのか，それとも被検者が複数のベッドが並ぶ病室にいるのか，といった違いは大きい．

高齢の被検者が，感情に関する質問に対して答えるのを嫌がることは，周知の事実である．たとえ答えたくても，感情的な苦痛を表すための言葉が見つからない場合もある．これは，失感情症（alexithymia，アレキシサイミア）と呼ばれる．この概念は，高齢の被災者が体験する心理的な苦痛の症状が，身体上にどのように発現するかを理解するうえで重要である（Klap, Unroe, and Unutzer, 2003）．たとえば，被災後のストレスに伴う不安やうつ症状は，高齢者の場合では，身体の痛みや消化器系の障害，頭痛，脱力，強い倦怠感などとして発現することがある．

　高齢者メンタルヘルスのアセスメントに費やす時間の長さは，検査の場所，参加できるスタッフ，災害の危険にさらされた周囲の人々の緊急度がどの程度なのか，などによって変わることがよくある．あらゆる問題をカバーしたアセスメントを行うには数時間を要する場合もあるが，災害後という状況にあって，検査環境や検査担当者のスキルを考慮すると，そうはいかない場合もある．とくに懸念される要因の評価の訓練を検査担当者が受けている場合には，精神障害と関連するとくに重要な情報を集めるのに1時間もかからない．障害の種類や程度を見定めるだけの短いトリアージであれば，15分以内に実施することも困難ではない．ただしその場合，スタッフは心理検査の基本とそれを構成する各要素について，訓練を受けている必要がある．スタッフは1回の面接で，必要な情報を収集できなければならないからである．また，アセスメントのプロセスを何回かの面接に分けることも，役立つ場合がある．アセスメントにあたっては，必ず，それ以降の診断と治療の計画を明確にさせて，問題の深刻さに応じた治療を開始できるように情報提供することが重要である．たとえば，ハリケーンを生き延びた被検者に，数日間にわたる極度の不安と恐怖の症状がみられる場合，その不安が加齢関連性の医学的な問題から生じている可能性を除外する目的で，専門医へ紹介できるように，検査担当者は検査を完了させなければならない．災害時には必要な医薬品を入手できないことが一般的であり，不安がジアゼパムなどの鎮静薬の離脱症候，すなわち被検者がそれまで何年も定期的に服用していた医薬品を，災害のために入手できなくなり，服用できていないことに起因する可能性もあるのである．

　被検者とのコミュニケーションでは，あらゆる困難を予想し，それに備える必要がある．その一部として，通訳者を準備すること，あるいは電話での通訳サービスを利用できるようにしておくことも必要となるかもしれない．また，高齢の被検者の多くには何らかの感覚の障害があり，手話通訳者や，電気店で購入可能な補聴器類が必要な場合もありうる．脳卒中の既往がある患者については，話すことができるのか，あるいは書くことができるのか，など，あらかじめ計画を立てて災害後に行うサービスを適切に予測し，こうした補助器具類を手元にそろえておくことが大切である．また，災害が発生する前に，神経学的あるいは身体的な問題のためにコミュニケーションが困難な人，脳卒中の既往がある人，難聴の人，あるいは失語症の人などを抽出しておくと役に立つであろう．

　災害の前後における各被検者の機能状態を把握しておくことは，その被検者が自分で生活ができるのか，家庭での支援を必要とするのか，施設などへの紹介が必要なのか，家庭で受ける

支援サービスを拡大する必要があるのか、などを判断するうえで重要である。標準的な ADL 評価尺度での調査は、初回の評価時、およびその後 3〜6 か月ごとの間隔で実施すべきである。各被検者は、一人で歩き回ることができるのか、自分で入浴し、着替えることができるのか、食事の用意や買い物、料理、自宅の清掃などで支援が必要か、請求書を自分で払えるのか、それとも請求書とほかの書類とまぜこぜに家中に散乱させてしまっているのか、など、機能状態のアセスメントは、高齢被検者に対する災害の影響を判断するうえでは不可欠の要素である。被検者の ADL（Katz et al., 1963）および IADL のアセスメント（Stuck et al., 1999）により、その被災者が今後どのような支援サービスを必要とするのか、施設入所の必要があるのか、外部からの支援サービスがどの程度必要になるのか、といったことが予測可能となる。

V. 病歴と精神状態の検査

　現病歴あるいは現症の診察は、臨床医がその被検者と接触した時点から、あるいは臨床情報を受け取った時点から始まる。たとえば、ある 80 歳の男性に行動障害や暴力、攻撃性があるためクリニックに移される、という情報が担当臨床医にあらかじめもたらされたとする。そこでこの情報を受けた臨床医は、そうした行動の原因を調べ、各種の可能性を検討する。異常行動の病歴が以前にもあるのか、そもそも暴力的な傾向のある男性なのか、あるいは、この男性にはアルツハイマー病があり、自宅から引き離されて以来混乱しており、ヨーロッパの戦場に戻ってしまったという妄想を抱くようになったのか、アルコールや薬物の依存が判明したり、あるいは疑われていないのか、など、この患者に関するあらゆる情報が重要であり、診療録には慎重にそれらを記述すべきである。

　被検者が到着すると、診察が始まる。被検者の行動、および診察に対する態度を観察する。また、服装や衛生状態、衣服や頭髪が清潔かどうか、女性の場合には化粧の様子や皮膚、爪、手足の様子も見逃さないことが大切である。リラックスしているか、緊張しているか、興奮気味か、うろうろと歩き回っているか、落ち着かない様子か、それとも他者に対して攻撃的か、なども観察する。診察の間、被検者は落ち着いてじっと座っていることが可能か、それとも落ち着かずに机の上にあるものを触ったりしているのか、などについてもよく観察する。被検者の見当識を確かめるには、ここはどこか、今日ここに来るまではどこにいたか、また日付に関しても年、月、日、曜日、季節などを尋ねてみるとよい。ヒントを出してもよいが、その場合は記録しておく。この時点では、診察であっても打ち解けた会話をして構わない。記憶障害のある被検者の場合には、そうしておけば、認知障害が露呈した際の「破局反応」（catastrophic reaction）を避けることができる。見当識は、認知症やせん妄の診断、またうつ病などの気分障害の診断において、重要な項目のひとつである。認知症あるいはせん妄患者の場合、その重症度に応じて見当識に関する質問に答えることが困難になる。他方で、うつ状態の被検者ではその質問に何の関心もないような反応、たとえば「うるさいなあ、放っといてくれよ」というような反応をするかもしれない。

次に，気分や感情を検討する．気分とは，自分がどう感じているかを自らの言葉で述べたものである．感情とは，その検査で判明した情動の幅である．非常に幅が広く，移ろいやすいこともあれば，狭い幅のなかに限定されていることもある．さらに，見かけの感情と気分の状態とが一致しているかどうかも確かめてみる．元気であると患者が答えているのに，感情的緊張が顕著な場合には，注意してさらに診察を深めるべきである．患者が首尾一貫したコミュニケーションができるかどうかにも注意する．患者が用いる文や単語は意味をなしているか，単語の使い方は適切か，などの点は，神経学的障害，あるいは失語症など，脳の言語野の損傷を検討するうえで診察のポイントになる．失語症にはかなりの頻度で明らかなうつ症状を合併するが，患者が他者と正常に意思疎通できないことに当惑して，フラストレーションを感じているためである．

　この時点で，患者の読み書きや単純な図形を模写する能力を検査しておくと役に立つ．ここで用いる図形としては，Mini-Mental State Examination（MMSE）（Folstein, Folstein, and McHugh, 1975）で使用される五角形などがあるが，もう1つ，かなりの情報が得られる課題に，時計描画検査がある．すなわち，時計の文字盤に見立てた1つの円を描き，そのなかに時刻の数字を書き込み，ある時刻を示す時針と分針を描いてもらうというものであるが，描画の質，作業内容に対する理解力，数字や時針・分針の位置，また用紙全体の使い方から，視空間認知の障害や記憶の障害，集中力や注意力の障害などの所見が得られる．

　さらに，妄想があるか，容易には訂正できない誤った信念があるか，について検討する．たとえば，他者が自分に対してなにかの陰謀をたくらんでいる，あるいは尾行している，わなを仕かけている，自宅に押しかけてきて嫌がらせをする，といった被害妄想がみられる場合もある．こうした妄想の背景には，記憶障害などの認知機能障害が存在する可能性もある．また，幻視や，幻聴，幻触，幻嗅といった知覚の異常も疑われる．これらの症状は，とりわけ幻覚が存在する場合は，神経学的障害が基盤に存在する可能性がある．さらには，幻視がある場合には，その原因となる内科的基礎疾患，あるいはアルコールないしはベンゾジアゼピン系薬剤からの離脱状態などを疑うことも重要であろう．

　高齢者では，各種の臨床的症候群や疾患の症状に多くの類似性がある．高齢者のメンタルヘルスでよく問題となる「3つのD」，すなわち，Depression（うつ病），Delirium（せん妄），Dementia（認知症）であるが，時によってはこの3つがすべて同じようにみえる場合もある．実際には，それぞれの発現，経時的変化，改善や再発の傾向，予後，治療のあり方などにはかなりの違いがある．一般原則として，内科的な疾患が精神疾患の仮面をつけて現れているのではないか，という疑いを診察者はしっかりともつ必要があろう．一例として，高齢者の肺炎は，うつ病性障害と同じような症状にみえることがある．すなわち，抑うつ気分，運動の緩慢さ，精神面の鈍さ，そして倦怠感であるが，うつ病は自然経過として20歳代または30歳代といった若年期に発症することが多い．したがって，高齢者に新たな症状が現れた場合には，それを理解するために以前の精神疾患の病歴を注意深く検討することが重要である．

　アルツハイマー病や血管性認知症といった認知症の軽い症状がある患者も，災害によってい

くつもの有害な影響を被りやすい．こうした患者は災害以前から認知機能障害をかかえているため，被災後には，災害の混乱や新たな環境への移住，移住に伴って慣れ親しんだ人や環境の手がかりを失うといった事情から失見当や混乱を招き，その結果として不安や恐怖を感じるようになることがある．さらに，ADLやセルフケアを行う能力が低下して，コミュニティーのなかで介護者に自分の苦悩をうまく伝えられなくなる場合もある．

　高齢の被検者の場合，現時点で何らかの精神医学的症状があれば，それを理解するためには精神疾患の病歴の評価が不可欠である．過去につながりのない，まったく新しく生じた疾患に対処しようとしているのか，以前からあった疾患が潜伏して現れずにいたのであるが，被災により再発しているのか，それとも，被災前から精神疾患を発症していたのであるが，適切な治療を受けなかったため，今回の被災のストレスにより悪化し，今それが顕著に発現しているのか，について明らかにすべきである．さらに，アセスメントでは，以前に存在した精神疾患が，当初どのように発症したのか，以前の治療経過とその結果，治療はだれが担当していたのか，などについても調べる．治療担当者には，治療担当チームのメンバー全員，ケースマネジャー，セラピスト，包括型地域生活支援のチーム，およびその患者のケアに加わったすべての機関が含まれる．たとえば，以前に成人向け保護サービスが患者にかかわったことがあり，法廷を介して後見人を手配したことがあれば，災害ならびに被災後のその患者へのケアに関する決定を下す前に，そうした情報を入手しておく必要がある．

Ⅵ．行動障害

　高齢者の精神状態のアセスメントでは，行動の全般的な評価も必ず行わなければならない．行動の変化が，うつ病や不安といった精神病理学的な問題の初期症状であることも多い．高齢者は年齢を重ねるほどに，閉じこもって孤立し，ベッドから起き上がるのも嫌がる場合がある．自分の衛生面への配慮，着衣と着替え，および支払いをしなくなる．さらには，その他の日常生活の異常を示す場合もある．明らかにすべき重要な点は，ある時点を基準に，被検者の行動がどう変化しているかである．そのためには，直接の面談に加えて，周囲の情報源からの情報収集も必要となる．これは高齢者の場合，自分のなかにある気分や苦悩を表出するという点では，信頼できない場合がしばしばあるためである．

　すでに述べたように，異なる多くの疾患が，同じような臨床症状を示す場合がある．社会的な孤立は，うつ病やせん妄でもみられる症状である．また，焦燥性興奮も，うつ病や不安状態でも，さらには，せん妄や認知症でも，薬物の中毒や離脱でさえも起こりうる．人の注意を引こうとする行動も，内的な感情の葛藤が行動化されたものであるが，危機的状況に対する反応として高齢者が情緒面での助けを求める場合に，そうした行動に訴えるしかないこともある．失感情症も高齢者にはよくみられ，感情的な苦痛を別の方法で表現するようになる．疲労や倦怠，慢性的な痛みなどの身体症状や，身体へのとらわれが，心理的苦痛を表現している場合もあるということである．したがって，アセスメントにおいては，主要な内科的器官系をすべて

網羅的に検査し，心理的な苦痛から派生した身体症状がないかを見極めることが大切である．高齢の被検者の場合には，たとえば痛みが悪化しているという訴えに，進行性のうつ病性障害が隠れていることもある．このことはわれわれの社会，ことに高齢者の間では，心理的な苦痛を述べるよりも身体の苦痛として表現したほうが，受容されやすいためである（Horowitz, 1976）．

　そうした患者たちは，身体症状にこだわり続けて改善を望まないという点では，「よい患者」（good patient）とは扱われず，むずかしい患者，あるいは嫌な患者とさえみなされてしまうことがしばしばある．そのために治療チームも混乱をきたして，その努力が実を結ばずに，無意識にその患者に対して何らかの罰を与えてしまうことすらある．たとえば，同じ患者が同じクリニックに再三再四来院して，そのたびに症状の訴えが異なると，「心気症患者」のレッテルを貼られてしまい，注意深い診察の必要がないとみなされてしまう場合がある．診察者は，こうした患者たちが実は助けを求めており，「お願いします」という代わりに，かたちを変えた要請をしていることを把握して，支援や心優しい励ましを行い，フォローアップと治療の明確な計画を提示すべきである．治療チームは患者の訴えをしっかりと聞いており，あらゆる手を尽くしてその苦悩を和らげるように努めている，というメッセージが，担当者の態度により患者に伝わることが理想的である．患者を次から次へと流れ作業的に扱うと，自分は相手にされておらず，無価値で無意味なのである，などという患者の不安をいっそう増強させてしまう．こうした不安はうつ状態や閉じこもり，社会からの孤立をさらに悪化させ，自殺行動につながる場合すらある．

　高齢者は，心理的な葛藤が根底にあっても，その表現として身体症状を訴える．心気症の患者において特定の症状群に訴えが集中しているとしたら，実はその病理の根底にあるものはうつ病性障害または不安障害なのかもしれない．丹念な質問とその患者の現時点での臨床的状態の検討，そしてその患者の症状がなにを意味するのかをよく考え，根底にある問題をあぶり出すのは，診察者の任務である．多くの高齢者たちは，感情的な苦痛であっても，身体的苦痛（頭痛や消化器系の異常，その他標準的な療法では改善しないわかりにくい症状など）として訴えるのである（Boscarino, 1997）．

　うつ状態や不安をかかえる患者が助けを求める場合には，身体症状として訴えることがよくあり，その患者に対しては，苦悩の原因を話すよう勧めることが必要になる．しかしながら身体疾患の場合，診療のゴールが治癒ではなく，症状の緩和にある場合がよくある．また，患者が鎮静薬や睡眠薬，あるいは麻薬性鎮痛薬を過剰に服用している場合もある．そのため，丹念なアセスメントの一環として，あらゆる薬剤の副作用，処方用量，用法なども検討する．また，患者を教育するにあたっては，薬剤の過剰服用の危険に焦点をあてることが重要である．転倒や錯乱，依存症のリスクなどがその例である．また，救急外来や一般外来の受診，診察予約があまりに多い患者であれば，被災による影響が未治療のままであり，心理的苦痛からの解放を求めているのではないかと疑われる場合もある．

1. せん妄

　現症のアセスメントでは，心理的な症状や疾患の徴候のなかでも，急性のものに焦点を合わせることになる．そして，最も早急に発見しなければならない問題が，せん妄である．せん妄は，急性錯乱状態，脳症，または急性脳機能不全と呼ばれる場合もあり，急性の精神的変調として，錯乱，失見当識，広範な認知機能障害，周囲への注意力低下，睡眠覚醒サイクルの逆転，興奮，あるいは際立った活動性低下と社会的閉じこもりなどの症状を呈する（Americna Psychiatric Association, 2000）．せん妄の原因には多数の要因が絡む場合もあり，せん妄患者の予後として15％は死亡する．災害時には，虚弱な高齢者がせん妄を発症しやすい．薬剤の過剰服用や服用のタイミングの誤り，あるいは薬剤をまったく服用しないことも，重要な要因でありうる．心臓病のある患者が毎日ジゴキシンを服用するよう処方を受けている場合，それを守っている限りは安定している可能性があるが，災害に襲われると，薬剤の場所がわからなくなり，あるいは災害のショックのあまり通常の服用を忘れてしまう場合もある．そのため，心機能の悪化や，脳血流の減少，うっ血性心不全を招き，その結果，錯乱を生じることもある．脳への血流，酸素供給，あるいはグルコース供給の不全の結果，さまざまな程度の錯乱が生じうる．軽度認知障害（mild cognitive impairment；MCI）の患者がこうした心臓病の薬剤を服用している場合，実際にはその日の量を服用したのにそれを忘れてしまい，1～2回分を余分に服用してしまう場合もありうる．ジゴキシンは治療指数が低いため，誤って過剰服用すれば錯乱を招きかねない．過剰服用や誤った用法で服用した場合に，錯乱やせん妄を招く薬剤は，広範に存在する．入念に検討すべきであり，よく問題になる薬剤としては，ステロイド薬，β作動薬，降圧薬，カフェイン，精神刺激薬，鎮静薬，睡眠薬，精神安定薬，鎮痛薬，抗炎症薬などがある．薬局でだれでも購入できる薬剤も含めて，すべての薬剤には錯乱を招く可能性があるため，診察者は患者の使っているすべての薬剤と服用スケジュールとをリストアップして，さらに，患者のアドヒアランスに関する感触もつかまなければならない．

　せん妄のアセスメントにおけるもう1つの領域は，外部からの刺激にもかかわらず注意を保持する能力，すなわち清明でまとまった思考，あるいは論理的な思考過程を維持する能力に関して，患者の精神状態を入念に調べることである．せん妄には，幻覚を伴う場合がある．せん妄に伴う典型的な幻覚は，幻視あるいは幻触であるが，じかに体験したり，強い現実感を伴うため，通常その本人にとっては恐怖を引き起こす知覚異常である．幻聴は，幻視や幻触ほど多くはないが，頭の中から，あるいは外から，1人あるいは何人かの声で，批判的な，また侮辱的な会話が聞こえてくるというものである．この種の幻覚は，統合失調症の患者によくみられる．

　せん妄が高齢者に認められる場合に，とくに注意が必要なのは，うつ病と誤診される場合が多いことである．せん妄の多くは次の2種類の形態で現れる．第1のタイプは非常に劇的で，精神運動興奮を呈しており，暴言を吐く，叫ぶ，病院内であれば点滴のチューブを引き抜く，といったものである．つまり，見当識は失われ，妄想的であり，恐怖におののいている状態である．過去に監禁や投獄，あるいは戦闘の経験があれば，こうした錯乱状態においては，その

体験が再現される場合もある．しかも，それはあまりに現実的で感覚に直接に訴えるものであるため，本人は，あたかも自分が実際に戦場で敵と戦っていると思ってしまうのである．第2のタイプのせん妄は，うつ病と混同されやすく，動作が緩慢になる．無気力で，胎児のような姿勢でうずくまっており，外部からの刺激に対してもほとんど反応しない．こうした状態の人は，意識がぼんやりとしており，錯乱して見当識も障害されていることが多い．また，ふさぎこみや不機嫌さも認められる．せん妄の基盤にある原因を迅速に解明しなければ，さらに深刻な意識の混濁や昏睡に陥り，死に至る場合さえある．

2．認知症

　被災以前から認知症疾患を有する患者は，災害時にはさらに機能の低下に陥るリスクが大きい．この点はどれだけ強調しても，しすぎることはない．推計としては，高齢者人口のおよそ10〜30％が何らかの認知障害をかかえている（Albert, 2004）．被災に伴う苦悩，人の生存を守る基本的なセーフガードの崩壊や，電気，食料，見守り，安全などの喪失によって，こうした脆弱な患者群にとっての深刻な問題が引き起こされる．認知症のある患者のアセスメントには，脆弱であるうえ事態の深刻さに気づいていない人への共感，スキル，および基本的な人道的配慮が要求される．患者の病歴に関する情報が不可欠であり，早期に患者を同定して対応の準備とプランニングが必要になる．そのためには，その人物が最初に認知症の徴候を示したのはいつごろか，ADLおよびIADLに関して，その人のベースラインとなる機能レベルはどれくらいか，などについて情報を得る必要がある．以前に被災した経験のある認知症患者の場合には，認知障害が進展するにしたがって，症状が明らかになることも多い．MMSEを用いた認知機能のベースライン・アセスメントを行えば，役に立つであろう．

3．感情障害

　感情障害のアセスメントでは，気分の変動や，不安，恐怖，無力感，怒り，罪悪感，絶望感，抑うつ感，希望のなさ，などを探る．こうした問題は，災害時に生じることもあれば，災害後の何日か，あるいは何か月かしてから生じることもある．関連要因としては，その被検者の発病前の機能，精神疾患の既往の有無，災害の中心地からの距離が挙げられる．メキシコ湾岸部のハリケーンの場合では，ナーシングホーム居住者のうち，本来の住居から仮設住宅やシェルター用の施設などに移った高齢者で，うつ症状や不安症状がより高頻度に認められた（Laditka et al., 2008）．

　高齢者の精神的苦痛のアセスメントを行う場合，自殺のリスクや自殺念慮と企図手段についても慎重に把握しておくことが重要である．診察者が自殺念慮を尋ねると，それを聞いて被検者が自殺を考え出すのではないか，といった心配をする人もいるが，診察者はそのような心配をする必要はない．むしろ，自殺念慮は，両義性や不確かさを伴っている．自殺に関する質問を受けることで，その人はむしろ安心して，自分のなかにある恐ろしい考えを他者に話すことができ，共感をもってしっかりと聴いてくれる人がいる，という事実を思い起こさせることに

なる．自殺リスクは複雑で，多数の要因が絡んでいる．その要因として，高齢，性別，過去の自殺企図，うつ病，自殺の家族歴などを把握しなければならない．抑うつ的な被検者，口を利くことを拒む被検者，あるいは診察者を無視する被検者では，評価が困難なこともある．しかし，自殺を実行するには多くの場合，計画が必要であり，衝動的にできるものではない．したがって臨床医は，最近発生した行動の変化や，孤立化，機能低下，親しい友人や家族との接触の拒否などがないかを観察することが重要である．自殺を考えている被検者は，その準備として遺書や愛する人々への手紙をしたためている場合もあり，身のまわりを整理し始めている場合もある．最近経験したある患者の場合では，自分の持っていた人物写真のすべてをそれぞれの被写体となっている人たちに送り届け，持ち物はバッグ類にきちんと整理して廊下に並べていた．自殺の遺書はキャビネットの棚に置いてあるのが見つかったのである．

4．急性ストレス障害と心的外傷後ストレス障害

ASD（急性ストレス障害）とPTSDは不安障害の一種に分類され，他の不安障害と重複する部分や類似性も多い．たとえば，全般性不安障害，パニック障害，強迫性障害などである．診察者は，DSM-Ⅳ-TR（Diagnostic and Statistical Manual of Mental Disorders, Fourth Edition, Text Revision，精神疾患の診断・統計マニュアル 第4版）[注1]に記載されている診断カテゴリーに精通しておく必要がある．持続性の不安や恐怖，外傷的な出来事の再体験と回避，覚醒亢進などの特徴は，ASD，PTSD，全般性不安障害，パニック障害などに共通して認められる．不安障害は，一般人口のなかでも最も多く診断されている障害であり，高齢者で全般性不安障害，パニック障害，あるいは突発的なパニック発作と診断される人はまれではない．アセスメント・プロセスの目的は，不安障害の発病前の診断と災害の影響とを区別して，各被検者のベースラインとなる機能レベルを把握する点にある．そして，その障害による患者のすべての症状や徴候に対する，一貫性があり実施可能な包括的治療計画を立案することである．最終的な目標は，苦痛を軽減して，その患者が日常の活動を可能な限り取り戻せるようにすることにある．

高齢者のASDに固有の問題というのは，存在しない．したがって，外傷的な出来事の体験と死の脅威，深刻な傷害，あるいは患者自身やその愛する人々の身体の健康に対する脅威など，を評価しなければならない．強い不安，無力感，および恐怖に加えて，いくつかの解離症状として，感覚の鈍化，現実からの遊離，感情的反応の欠如，自分の周囲に対する注意の減弱，現実感消失，離人症，解離性健忘などがみられる可能性がある（Yehuda et al., 1996）．外傷的な出来事の再体験は，生々しい夢やフラッシュバック，あるいは不安や恐怖の気分を強く伴う白昼夢として起こる場合もある．たとえば，ツインタワー型の高層ビルの画像のように，引き金として心的外傷を想起させるものがあると，こうした再体験が発生することもある．外傷的な出来事を思い起こさせるような場所や物事を回避しようとする傾向もみられることがある．こうした症状には，睡眠障害や過剰な驚愕反応，不安，集中困難，認知機能の鈍化などを伴う（Averill and Beck, 2000）．こうした症状があれば，日常生活における機能低下を容易にきた

すため，アセスメントでは，患者の現時点でのADLやIADLを測定する方法も用意しておくことが重要である．こうした症状が観察されるタイミングとしては，DSM-IV-TR（American Psychiatric Association, 2000）によれば，災害から4週間以内に発現するとされており，最短で2日間，最長で4週間持続する．

　ASD，PTSD，全般性不安障害，パニック障害，強迫性障害などの不安障害があると，自分の死や自傷行為，愛する人の死や被害に対する不安と恐怖が強烈に出現する．症状は，急性，一過性，慢性，あるいは断続的に出現しうる．PTSDはASDと類似の症状が多いが，慢性か否かと，発現のタイミングが異なる．症状が1か月以上続くとPTSDと診断される．細分化した場合，急性のPTSDでは症状が3か月までに消えるが，3か月を超えて症状が続く場合には，慢性のPTSDと分類すると便利である．基準となるいくつかの症状がそろった場合にのみ，PTSDと診断する．ASDの場合と同様，顕著な特徴として回避，再体験，および覚醒亢進の3徴が含まれる．PTSDが発現するリスクは，以前にも深刻な災害を体験した人たちのほうが高くなるようである．生涯に体験する災害の影響は，累積的に積み重なっていく可能性がある（Engdahl, Eberly, and Blake, 1996 ; Fields, 1996）．したがって，第二次世界大戦の退役軍人に初期の認知症と身体機能の制約がある場合には，ナーシングホームからほかの場所に避難すると，それまで発現していなかったPTSDの症状が再発する可能性もある．高齢者のほうがPTSDを発現するリスクが高いということはないようであり，前述したとおり，以前の被災体験から学ぶという面もある程度存在する．学習に基づく戦略や，生活のスキル，対処法，新たな災害時にきちんと行動できる能力などがそうである．

　第二次世界大戦の退役軍人たちが他のメンタルヘルス上の問題で精神科病棟に入院した場合，その54%にはPTSDの既往があり，27%はその時点でPTSDの診断基準を満たしていたと報告されている（Fontana and Rosenheck, 1991）．

5．アルコール，処方薬，および物質使用

　一般人口において，PTSDとアルコールや物質乱用障害との間に，強い併存関係のあることが明らかにされている（Chilcoat and Menard, 2003）．PTSD患者の1/3には物質乱用障害があり，また物質乱用障害のある患者の6%はPTSDを併発している（Kessler et al., 1995）．高齢者が被災後に，アルコール，処方薬，あるいは危険ドラッグなどに依存することもありうる．高齢者のアルコール飲用のパターンをみると，大きく2群，すなわち，慢性のアルコール乱用者と適度な飲酒者に分けることができる．慢性のアルコール乱用者とは，習慣的にアルコールを飲み，最近になってその量が過剰なまでに増加したおそれのある人のことである．長年にわたりアルコールを飲んできた人には，その結果として，アルコールに関連した認知症，肝炎，セルフケアの乏しさ，喫煙の併存，繰り返す転倒と骨折の既往歴などがある．このグループは自分の健康に無頓着で，心血管系疾患，糖尿病，慢性呼吸器系疾患，高血圧などの慢性疾患を複数かかえている場合もある．なかには思春期からアルコールを飲みすぎる習慣のあった人もおり，節酒あるいは断酒の努力をした人もいれば，しなかった人もいる．

被災により不安や恐怖を体験した高齢者の場合，それまでは最少限にしかアルコールを飲まなかった人でも，症状を自分で緩和しようとしてアルコールに依存するようになる場合がある．アルコールは一種の抑制薬であるため，飲酒は長期的には気分障害の症状を悪化させるだけであり，いっそうの絶望に沈むばかりである．診察者は必ず，被検者が現時点でどのようなパターンで飲酒しているのかを確認することが重要である．

被災後には，処方薬の使用も増大する場合がある．高齢被災者の場合，災害以前に何らかの鎮静薬や睡眠薬などを処方されていることも多い．高齢者では，かかりつけ医やメンタルヘルスの専門医から，過剰に薬剤を処方されていることがよくあるが，各種の向精神薬には，転倒や錯乱，認知の鈍化などのリスクも存在する．被災後に，不安や苦悩を軽減するために鎮静薬を処方することは，医師にとっては，いわば無意識の反射のようなものであるが，処方を受けた被災者の全体的な機能を低下させてしまうリスクがかなりある．

薬局で購入できる薬剤であっても，安全というわけではない．診察者は必ず，被検者が服用している薬剤すべてについて確認すべきである．また被検者に，自分の服用している薬のリストを作成させ，変化があるたびに内容を更新するとともに，そのリストを常時携行するよう，強く指導することが必要である．被検者が複数の保健医療機関に通っており，ほかのところでは，どのような薬剤が処方されているのかを知らないまま，それぞれが独自の処方をしている場合もある．ハリケーン・カトリーナのあと，2005年9月にヒューストンの避難所に暮らす避難被災者680人を調査したところ，その41％が心疾患，高血圧，糖尿病，喘息などの慢性的な健康問題があると答えた．また，43％は何らかの処方薬の服用が必要であるが，29％は，処方薬の入手に苦労していた．回答者の大半で年齢は示されていないが，避難所居住者の多くは高齢者であった（Washington Post, Kaiser Family Foundation, and Harvard University, 2005）．

アセスメントにおいては，その患者が処方を受けている薬剤すべてを，徹底して調べることが必要である．これには，処方用量や用法，副作用，最近の変更履歴なども含まれる．臨床医が患者の自宅を訪問診療する場合には，患者の薬剤キャビネットを入念に調べ，隅々まで清掃するよう勧める．可能ならば，スタッフは使用されていない薬剤を患者の家屋から処分する．これは高齢者が，使用していない薬剤を理由もなく保存しておく傾向にあるためである．とくに，自殺念慮やうつ症状のある患者の場合には，これはきわめて重要である．診察者は患者に対して，かかっているすべての医師や保健医療機関などからもらっている薬剤すべてを網羅したリストを作成して，最新の状態に保ち，常時身につけて持ち歩くよう，強く指導すべきである．さらに，臨床医は患者に対し，自分自身の医学上の問題を知っているかどうか，また処方薬のそれぞれが何のためのものなのか把握しているかどうか，について確認することも重要である．これには薬局でだれでも購入できる薬剤やビタミン剤，生薬，その他も含まれており，なぜなら，こうした薬剤も無害であることは少なく，過剰摂取されやすいからである．

6. 統合失調症と慢性精神疾患

統合失調症は慢性の精神疾患で，思春期後半から20歳代前半に発症する．災害との関連では，慢性の精神疾患のある患者では，精神疾患がなくても一般によくみられる苦悩や不安，恐怖などの影響をとりわけ強く受ける可能性があることを把握しておく必要がある．慢性精神疾患患者では，支援システムも対応能力も限られていることが多い．遅発性統合失調症，パラフレニーや遅発性精神病，あるいは妄想性障害も，高齢者に発症することがあるが，とくに注意を引くのは高度に系統的な妄想性障害で，被害妄想的な性質のものが多い．そうした患者は，それ以前に精神科治療を受けた経験がない場合もある．このような遅発性精神病の発症の前段階として，統合失調質パーソナリティや妄想性パーソナリティ障害がみられることも多い．たとえば，2001年9・11同時多発テロ事件は広くマスコミで取り上げられたが，報道に接した患者のなかには，テロリストが自分個人を狙っているという強固な妄想を発展させた患者もいたかもしれない．また，一部の高齢患者では，そのために臨床像が急性増悪した可能性もある．多くの場合，こうした増悪は，食べ物が汚染されている，あるいは毒を含んでいるという妄想で始まる．その次のステップとして，とくに抗精神病薬の場合が多いが，薬剤を服用しなくなることがある．そのようになると，機能がさらに低下し，精神病，パラノイア，あるいは恐怖症の陽性症状が増悪してしまう．この段階では，患者はセラピストや精神科医の治療を受けるのをやめて，自室に閉じこもって孤立し，通常の活動に参加することも拒むようになる場合もある．災害のテレビ報道では，妄想的な思考や，架空の犯罪に対する懲罰への恐れを強化してしまうような内容の報道が繰り返される場合もあるであろう．

慢性の精神疾患のある患者は一般人よりも，災害の影響に対して脆弱であると考えるべきである．精神疾患がある人は，社会から精神病の烙印を押されて，社会から無視され遠ざけられていると感じており，自己評価や自尊心が低下している．慢性精神疾患のある患者の場合，災害によって安心感や安全感を失い，自己の支持システムが解体してバランスを失うと，自己像がさらに分断化して，苦悩の感情が増大する．

高齢者のパーソナリティ障害の研究領域で問題となる根拠に乏しい通念のひとつに，パーソナリティ障害は，年齢とともに臨床的な重要性を失っていくことが多い，というものがある．しかし，事実はむしろ逆で，パーソナリティ障害は高齢者の個人としての機能，自己評価，および自立感をいっそう弱体化させることが多い．パーソナリティ障害と災害との関係は，複雑である．パーソナリティ障害の類型として，強度の不安，受動性，依存性がみられる場合には，被災後にはさらに不安や恐怖，バランス喪失が悪化するリスク要因になりうる．自立した計画や，セルフケア，身のまわりの支援ネットワークの組織化などが困難な人の場合には，被災後には苦悩，困惑，パニックなどが悪化してしまう．

VII. 症例呈示

心的外傷体験になるような虐待行為，長期的な身体的または性的虐待，強姦，家庭内暴力を

受けた経験がある人の場合には，被災すると顕著な影響が現れる．防衛機制によって長年抑圧された感情が解放されて現れることも多い．自分が以前に体験した虐待行為に関する不快な感情を，否認やその他の防衛機制によって遮断することを身につけている場合もある．遮断することで，正常を装って人生を歩むことができているのである．しかし，災害という突然の恐るべき出来事があると，そうした防衛がすべて雲散霧消してしまい，その人は無防備で虚しく，孤独で，災害にさらされて恐怖におののくことになってしまう．さらに自分の日々の生存をどう維持できるのか，わからなくなってしまうのである．バランスの喪失，すさまじい恐怖，自分ではどうにもできないという強い感覚などが，過去の性的暴行の被害などの出来事を想起させる．ここでは実例として，65歳の女性の例を紹介したい．彼女は世界貿易センターに勤務していたが，飛行機がそのビルに衝突するのを目撃したあとに，何とかそのビルから地上に脱出したのであるが，その様子についてはいまだ定かでない．彼女は自分の同僚たちが地面に落ちていくのも目撃した．彼女の自宅はニューヨーク市クイーンズ区のアストリアにあるが，自分がどうやってそこまで帰宅したのかを彼女は覚えていない．恐怖におののく群集に押されて，移動していったのであろうと考えている．彼女はその後，この惨劇の悪夢やフラッシュバックに悩まされ，パラノイアの症状も現れた．それ以来，近所の人たちが彼女の物を盗み，彼女の庭に侵入してゴミ箱を並べ替えている，と信じるようになっていった．そうした非合法行為があると言って，彼女は幾度か警察に電話をしたのであるが，いつもそれは「思い過ごしにすぎない」と言われるだけであった．その後，彼女は30年前に受けた性的暴行を鮮明に想起するようになった．この過去の外傷的な出来事は，ある夜，仕事を終えて自宅に帰る途上で発生したものである．彼女はその犯人のことを知らず，自分の家族を含めてだれにもその事件のことを知らせていなかった．だが，世界貿易センターへのテロ攻撃を生き延び，ようやく正常な生活の感覚を取り戻したあとも，その性的暴行の鮮明な悪夢を繰り返し見続けた．その後，カウンセラーの助けによって，何とか2001年9・11同時多発テロ事件による災害と，過去の性的暴行との間に共通する心理状態を見いだすことができるようになった．すなわち，自分ではまったく状況を制御できず，安全でなく，また，他の何者かの力に振り回されるという感覚に気がついたのである．彼女の恐怖感はそれからも続いたが，長年かかえていた恐怖をカウンセリングによってようやく表出することができ，落ち着きを取り戻した．この例のような暴行の被害者では，被災後に過去の襲撃の記憶が想起されることはまれでない．これは災害により，守られていない不安，恐怖，および制御不能感が再現されるためである．

VIII. 結　論

　本章の目的は，被災後の高齢者の心理アセスメントに関与する人々の自覚を強化することにある．多数の分野の専門家からなるチームによって，縦断的な継続的アセスメントを行って治療計画を立てることが，最も効果的なアプローチである．心理的苦痛のリスク要因としては，災害の深刻さと性質，災害以前と災害時の被検者の脆弱性，生命の脅威，心理的な問題の既往

歴，過去に受けた治療の効果，メンタルヘルス・サービスを現時点でどれだけ利用できるかなどが，いずれも検討すべき事項である．

【訳 注】

注1　2010年『Geriatric Mental Health Disaster and Emergency Preparedness』の発行時点では，DSM-Ⅳ-TR（Diagnostic and Statistical Manual of Mental Disorders, Fourth Edition, Text Revision，精神疾患の診断・統計マニュアル 第4版）が診断基準として用いられていた．

【文 献】

Albert S：Public health and aging；An introduction to maximizing function and well-being. Springer Publishing, New York（2004）.

Aldrich N, Benson WF：Disaster preparedness and the chronic disease needs of vulnerable older adults. *Preventing Chronic Disease*, **5**：1-7（2008）.

American Psychiatric Association：Diagnostic and statistical manual of mental disorders（4th ed., text revision）. American Psychiatric Association, Washington, D.C.（2000）.

Averill P, Beck G：Posttraumatic stress disorder in older adults；A conceptual review. *Journal of Anxiety Disorders*, **14**：133-156（2000）.

Beckham JC, Moore SD, Feldman ME, et al.：Health status, somatization, and severity of posttraumatic stress disorder in Vietnam combat veterans with posttraumatic stress disorder. *American Journal of Psychiatry*, **155**：1565-1569（1998）.

Bolin R, Klenow DJ：Response of the elderly to disaster；An age-stratified analysis. *International Journal of Aging and Human Development*, **16**：283-296（1982）.

Boscarino J：Diseases among men 20 years after exposure to severe stress；Implications for clinical research and medical care. *Psychosomatic Medicine*, **59**：605-614（1997）.

Brown L：Issues in mental health care for older adults after a disaster. *Generations*, **31**（4）：21-26（2007）.

Brown G, Harris T：Life events and illness. Guilford, New York（1989）.

Burns B, Wagner H, Taube J, et al.：Mental health services use by the elderly in nursing homes. *American Journal of Public Health*, **83**：331-337（1993）.

Capezuti E, Boltz M, Renz S, et al.：Nursing home involuntary relocation；Clinical outcomes and perceptions of residents and families. *Journal of the American Medical Directors Association*, **7**：486-492（2006）.

Chilcoat H, Menard C：Epidemiological investigations；Comorbidity of posttraumatic stress disorder and substance use disorder. *In* Trauma and substance abuse；Causes, consequences, and treatment of comorbid disorders, ed. by Ouimette PC, Brown PJ, 9-28, American Psychological Association, Washington, D.C.（2003）.

Danieli Y：The aging survivor of the Holocaust；Discussion on the achievement of integration in aging survivors of the Nazi Holocaust. *Journal of Geriatric Psychiatry*, **15**：191-215（1981）.

Engdahl B, Eberly R, Blake JD：Assessment of posttraumatic stress disorder in World War Ⅱ veterans. *Psychological Assessment*, **8**：445-449（1996）.

Eysenck H：Stress, disease, and personality；The "inoculation" effect. *In* Stress research, ed. by Cooper C, 121-146, Academic Press, New York（1986）.

Fernandez L, Byard D, Lin C, et al.：Frail elderly as disaster victims；Emergency management strategies. *Prehospital Disaster Medicine*, **17**（2）：67-74（2002）.

Fields R：Severe stress in the elderly；Are older adults at increased risk for posttraumatic stress disorder? *In* Aging and posttraumatic stress disorder, ed. by Ruskin PE, Talbott JA, 79-100, American Psychiatric Press, Washington, D.C.（1996）.

Folstein M, Folstein S, McHugh P：Mini-mental state；A practical guide for grading the cognitive state of patients for the clinician. *Journal of Psychiatric Research*, **12**：189-198（1975）.

Fontana A, Rosenheck R：Traumatic war stressors and psychiatric symptoms among World War Ⅱ, Korean, and Vietnam War veterans. *Psychology of Aging*, **9**：27-33（1991）.

Friedsam H：Older persons as disaster casualties. *Journal of Health and Human Behavior*, **1**（4）：269-273（1960）.

Gibson M, Hayunga M：We can do better；Lessons learned for protecting older persons in disasters.（2006）. Retrieved June 1, 2009, from http://www.aarp.org/research/health/disabilities/better.html

Horowitz M : Stress response syndromes. Jason Aronson, New York (1976).

Katz S, Ford A, Moskowitz R, et al.: Studies of illness in the aged ; The index of ADL—A standardized measure of biological and psychosocial function. *Journal of the American Medical Association*, **185** : 914-919 (1963).

Kessler RC, Sonnega R, Bromet E, et al.: Posttraumatic stress disorder in the National Comorbidity Survey. *Archives of General Psychiatry*, **52** (12) : 1048-1060 (1995).

Klap R, Unroe KT, Unutzer J : Caring for mental illness in the United States ; A focus on older adults. *American Journal of Geriatric Psychiatry*, **11** (5) : 517-524 (2003).

Laditka SB, Ladtika JN, Xirasagar S, et al.: Providing shelter to nursing home evacuees in disasters ; Lessons from Hurricane Katrina. *American Journal of Public Health*, **98** (7) : 1288-1292 (2008).

Mangum W, Kosberg J, McDonald P : Hurricane Elena and Pinellas County, Florida ; Some lessons learned from the largest evacuation of nursing home patients in history. *The Gerontologist*, **29** : 388-392 (1989).

Norris F, Friedman M, Watson P : 60,000 disaster victims speak ; Part II. Summary and implications of the disaster mental health research. *Psychiatry*, **65** : 240-260 (2002).

Oriol W : Psychosocial issues for older adults in disasters. U.S. Department of Health and Human Services, Substance Abuse and Mental Health Services Administration, Center for Mental Health Services, Washington, D.C. (1999). Retrieved January 17, 2009, from http://download.ncadi.samhsa.gov/ken/pdf/SMA99-3323/99-821.pdf

Phifer J : Psychological distress and somatic symptoms after natural disaster ; Differential vulnerability among older adults. *Psychology and Aging*, **5** (3) : 412-420 (1990).

Raphael B : Early intervention and the debriefing debate. *In* Terrorism and disaster ; Individual and community mental health interventions, ed. by Ursano RJ, Fullerton CS, Norwood AE, 123-130, Cambridge University Press, Cambridge, UK (2003).

Sanders S, Bowie S, Bowie Y : Lessons learned on forced relocation of older adults ; The impact of Hurricane Andrew on health, mental health, and social support of public housing residents. *Journal of Gerontological Social Work*, **40** (4) : 23-35 (2003).

Silverman M, Weston M : Lessons learned from Hurricane Andrew ; Recommendations for care of the elderly in long-term care facilities. *Southern Medical Journal*, **88** (6) : 603-608 (1995).

Solomon Z, Neria Y, Ohry A, et al.: PTSD among Israeli former prisoners of war and soldiers with combat stress reaction ; A longitudinal study. *American Journal of Psychiatry*, **151** : 554-559 (1994).

Stuck AE, Walthert JM, Nikolaus T, et al.: Risk factors for functional status decline in community living elderly people ; A systematic literature review. *Social Science and Medicine*, **48** (4) : 445-469 (1999).

Summers M, Hyer L, Boyd S, et al.: Diagnosis of later life PTSD among elderly combat veterans. *Journal of Clinical Geropsychology*, **2** : 103-115 (1996).

Verger P, Dab W, Lamping DL, et al.: The psychological impact of terrorism ; An epidemiologic study of posttraumatic stress disorder and associated factors in victims of the 1995-1996 bombings in France. *American Journal of Psychiatry*, **161** (8) : 1384-1389 (2004).

The Washington Post, Kaiser Family Foundation, Harvard University : Survey of Hurricane Katrina evacuees. The Henry J. Kaiser Family Foundation, Menlo Park, CA (2005, September).

The White House : The federal response to Hurricane Katrina ; Lessons learned. (2006). Retrieved July 19, 2009, from http://library.stmarytx.edu/acadlib/edocs/katrinawh.pdf

Yehuda R, Elkin A, Binder-Brynes K, et al.: Dissociation in aging Holocaust survivors. *The American Journal of Psychiatry*, **153** (7) : 935-941 (1996).

Zatzick D : Interventions for acutely injured survivors of individual and mass trauma. *In* Textbook of disaster psychiatry, ed. by Ursano RJ, Fullerton CS, Weisaeth L, et al., 206-227, Cambridge University Press, New York (2007).

第3章

死別と悲嘆

災害や緊急時の「正常」とは？

　災害は若者の命を奪い，高齢者は死別の悲嘆に暮れる．災害時にいったいなにが「正常」なのか，これはある程度，定義の問題である．高齢者の死よりも，若者の死のほうがより悲惨なものとみられる傾向がある．1966年，イギリスのウェールズにあるアベルヴァン村で地滑りが発生し，学校を呑み込んで116人もの児童が死亡した[注1]．また，2004年には，ロシアのベスランでテロリストの虐殺行為により186人もの児童が殺害された[注2]．いずれのニュースも世界を震撼させた．一方，インフルエンザが蔓延したときには，高齢者の死亡は数千人の規模に膨れ上がる．しかし，これがニュースとして人々の意識に上ることはほとんどない．

Ⅰ. 心的外傷後ストレス障害か，悲嘆か

　多くの場合，災害が引き起こす精神疾患としても最も広く認められるのは，心的外傷後ストレス障害（posttraumatic stress disorder；PTSD）である．だがそれも，悲嘆（grief，グリーフ）の一つの形態にすぎない可能性がある．この区別は，必ずしも完全なものではない．自分自身は危険を体験しなかった人たちでも，だれかを失ったために悲嘆に暮れる場合がある．また，身体的な危機と死別体験とが同時に起こり，急性ストレス障害（acute stress disorder；ASD）とPTSDが悲嘆と組み合わさって発生する場合もある．

　アメリカでの2001年9月11日の同時多発テロ事件（以下，9・11同時多発テロ）では，死亡者の年齢は3〜85歳までと多様であったが，その多くはヤングアダルト（young adults，若い成人）であった．現在も，この2001年の事件の後遺症に悩む人々がおり，生存者のなかには極度の危険を体験した人々もいる．脱出したヤングアダルトたちのなかには，急性のストレスやPTSDを発症した人たちも多かったが，彼らは親しい家族と死別したわけではなかった．一方，典型的な高齢の被害者には，このテロ事件で死亡した犠牲者の親が多かった．そうした高齢者の持続的な感情面の苦痛は，悲嘆によるものである．

Ⅱ．メンタルヘルスワーカーの役割

　このテロ事件のような災害のあと，残されて悲嘆に暮れる人々のためにメンタルヘルスワーカーたちはなにをすべきであろうか．そうしたメンタルヘルスワーカーたちによる支援は，実際に測定可能なのであろうか．メンタルヘルスワーカーたちが役に立つ支援ができるよう準備するうえで，われわれになにができるのであろうか．実際に行われている支援活動のなかには，測定困難なものもあり，コクラン基準による真のエビデンスに基づくものではあり得ない（Cochrane, 1999）．しかし，そうではあったとしても，生存者の悲痛に対応するのが，専門技能を有する者の責務である．

　災害準備対策チームには，1チームに最低1人は，グリーフカウンセリングの理念に精通した専門家が必要であり，少なくとも，この分野の次のようなテキストに目を通していることが望ましい．たとえば，ジェームス W. ウォーデンの『Grief Counseling and Grief Therapy, 4th edition』(Worden, 2009)注3，コリン M. パークスの『Bereavement ; Studies of Grief in Adult Life, 3rd edition』(Parkes, 1998)注4 などである．また，大著であるができれば一読を推奨されるものに，マーガレット S. シュトレーベらの『Handbook of Bereavement Research and Practice ; Advances in Theory and Intervention』(Stroebe et al., 2002)注5 がある．

　災害時におけるメンタルヘルスの専門家の主な任務のひとつとして，ヘルパーたちへのカウンセリングがあり，このカウンセリングはしばしば，悲嘆に暮れる人々に今後どのような問題が起こると予測されるのかアドバイスする，というかたちになる．ヘルパーたちから寄せられる最も急を要する質問は，被災者たちがひどく困惑しているが，それが「正常」(normal) なのか，というものである．愛する人たちと死別した人々が，自分は気が狂ってしまうのであろうか，と尋ねることがある．こうした状況では，「正常」という概念そのものが曖昧になってしまうのである．

　悲嘆は病気の一種なのであろうか．極度の悲嘆から生じる徴候は，精神疾患の徴候と類似したものが多いが，そうした極度の悲嘆も精神病の一種なのであろうか．もはやこれは，用語の定義上の問題にすぎないように思われる．標準的な学術用語も，この点では不明瞭である．国際疾病分類第10改訂（International Classification of Diseases 10th revision ; ICD-10）(World Health Organization, 1992) には，悲嘆についてはほとんど言及されていない．ただし，死別後の持続的パーソナリティ変化は認めており，F62.8にコード分類される．一方 DSM-Ⅳ-TR（Diagnostic and Statistical Manual of Mental Disorders, Fourth Edition, Text Revision, 精神疾患の診断・統計マニュアル 第4版）(American Psychiatric Association, 2000)注6 では，死別反応をカテゴリーVに分類しているが，このカテゴリーは純然たる精神疾患ではない．

　病気や疾患の定義にも議論が伴う．病気を病気たらしめる特徴のひとつに，予測可能な経過を示す，という点がある．ダーウィンが『The Expression of the Emotions in Man and Animals』(Darwin, 1872)注7 で指摘したように，悲嘆の経過にもある程度の予測可能な段階があ

り，予想できる症状も多い．客観的な観察が可能な現象のうち，本章で取り上げるのは次のとおりである．①焦燥性興奮と啼泣，②宗教的信心の強化，③死別という事実の否認または忘却，④鮮明な幻覚，⑤パニック発作と恐怖症，⑥暴力行為に及ぶほどの怒り，⑦体重減少や不眠，セルフ・ネグレクトがみられる遷延性のうつ状態である．

悲嘆を疾患とするモデルには説得力があるが，それでもなお，悲嘆は医学の問題ではないとする考えが残っている．悲嘆を経験しないということは，健康な精神状態の証ではなく，道徳心の欠如とみなされる場合もある．キルケゴールからサルトルに至る実存主義哲学者たちは，悲嘆する能力を人間性の現れとみなしており，もし彼らが，悲嘆を和らげる薬剤を開発する努力を目の当たりにしたなら，不信のまなざしを向けたことであろう．

フロイトは『Mourning and Melancholia』(Freud, 1917/1982, p.197)[注8]で，悲嘆のせいで深刻な精神異常が生じるケースがあると指摘しているが，同時にどのような医学的治療も勧められず，有害ですらあると感じていたようである (Freud, 1917/1957, p.125)．

Ⅲ．死別体験者の症状の管理

1．焦燥性興奮と啼泣

涙と慟哭は，急な死別の際に最もよくみられる反応である．ダーウィンも前掲書（1872, p.45）で，次のように述べている．「母が子どもを失うと，悲嘆のあまり半狂乱に陥ることがある．（中略）激しく歩き回り，衣服を引き裂き，髪の毛を引き抜き，両手をもみ合わせて嘆く」と．

ダーウィンは，こうした反応を最初期の反応とみているが，これらが遅れて出現することもしばしばある．しかしながら，よくみられる現象であるからといって，対応が容易であるということにはならない．叫びや慟哭，嘆き，悲鳴も起こる．愛する人と死別した人は，社会的な制約をすべて無視して，激しく暴れる場合もある．死体の上に自分の身を置き，離れたがらない場合すらある．こうした極端な例は見ている方もつらく，介護者自身が感情を乱し，涙に暮れるケースもある．

こうした極端な行動があるものの，この種の反応は予想できるものであり，正常なものとみなされる．介護者の多くは自らの体験から，その反応にどう応答すべきかを学んでいる．こうした感情的な悲嘆の表現は，社会的に是認されており，感情を表さないほうが，むしろ懸念の材料となる．茫然自失に続いてこうした反応が認められなかった場合に，感情が抑圧されていることは望ましいことではないと，介護者は考えるであろう．一般人，そして専門家の一部も，抑圧された感情がいずれ有害なかたちで発現することを危惧する．このようなときには，介護者がメンタルヘルスの専門家に相談し，感情抑圧の懸念に関して援助を求める場合もある．

喪に関しては，各文化で決まった儀礼が多数発達してきた．そうした儀礼のなかには，大声で叫び，衣服を破ることを義務づけているものさえある．ヘルパーにとっては，そうした儀礼をも学ぶことが重要であろう．

2. 宗教的信心

霊性（spirituality, スピリチュアリティ）も, 悲嘆を解決するうえで役に立つ（Walsh et al., 2002）. また, 高齢者は一般的に若い人たちよりも組織宗教に関与しており, 礼拝の場所に集まることが多い. ヘルパーの訓練にも, 聖職者による指導を取り入れる必要がある. 悲嘆については神学的な問題も多く, 複雑であるが, 典礼や教派ごとの違いや, 牧会カウンセリングなどについて熟知していることが要求される. ことに災害状況では, 神義論に関する疑問について, すなわち, 神の慈愛とこの世界の悲劇の存在をどう説明できるのか, というような疑問が生じてくる. ハロルド S. クシュナーの『When Bad Things Happen to Good People』(Kushner, 2001)[注9]のようなポピュラーな著作にも神義論が登場するが, しかし, 神義論の詳細については, あくまで資格のある司祭や牧師, あるいはユダヤ教の聖職者であるラビなどに説明を求めるのが賢明であろう.

3. 否認と忘却

愛する人との死別という事実の否認, あるいは忘却は, 災害時以外でもみられる現象である. 日常の生活で, なにか慣れ親しんだ物事に変化が生じた場合に, 記憶違いや認知的不協和などを体験することがある. こうした否認は一時的な感覚麻痺を起こすが, 現実の感覚が戻ると, 新たな悲嘆が発作のように襲ってくる. 災害の場合は, 情報通信系システムに支障が生じるために, 現実にはなにが起きているのかがはっきりせず, 不確実である, という複雑性を伴う.

もう1つの複雑性として, 死別を体験した高齢者が, それ以前から記憶障害をかかえている場合である. 災害という状況でなくても, 認知障害のある高齢者が, かなり前に他界した配偶者がまだ生きていると信じていることがある. 高齢者医療で頻発する問題のひとつが, 親しい家族や親族などの死亡を, 認知障害がある患者にどう知らせるのか, という問題である. 患者の家族が医療の専門家に相談して, この通知役を依頼することがよくあるが, これは一度だけに限定することを勧めたい. 最初の通知で理解してもらえば, それ以上思い出させる必要はない. 認知症がある患者にとっては, 事実を否認していたほうが慰めとなる場合もあると思われるからである.

4. 幻覚

幻覚は, 死別の体験者によく認められ, 配偶者に先立たれた人の場合では, およそ半数が体験している（Rees, 1971）. その幻覚によって, 他界した人物をはっきりと鮮明に実在するかのように知覚する場合もある. 幻聴の場合には, 死亡した人物の声が聞こえてきて, 本人は実際の声であると感じてしまう. 聞こえた人は, 故人が自分に話しかけている, と言って譲らない.

観察者によっては, こうした幻聴を精神疾患の証拠とみなすが, 現象面では統合失調症の幻聴とは異なる. 複数の人の声が聞こえることはなく, 聞こえる人自身はそれが事実であると言って譲らないが, 自分が聞いている声が他者にも聞こえるとは思っていない. そこで, 幻聴

を体験する人とその介護者の両者に，悲嘆のプロセスの一環として，時には幻聴が生じうることを説明して，安心させておく必要がある．そうした幻覚が慰めとなる場合もある，と説明してもよい．いうまでもないが，場合によってはこうした幻覚は，死後の生命に関する文化的あるいは宗教的信念とよく一致するものである．

5．パニック発作と恐怖症

災害時のように，死別が突然の予期しないものであった場合には，とくにパニック発作と深刻な不安とがよくみられる．死別を体験した人自身も，その災害で被災した場合には，他のPTSDの特徴が出現することもある．ベンゾジアゼピン系薬剤という，不安や恐怖症によく処方される薬剤の投与を開始すべきか，また始めたとしたら，その治療をいつ，どのように中止するか，という問題がしばしば生じる．アメリカ精神医学会『診療ガイドライン』（American Psychiatric Association, 2004）をはじめ，最近のいくつかのレビューでは，このPTSDの管理について取り上げている．

多くの場合，災害の状況下では，災害に関連した事物に対する恐怖症が発生するが，治療法は通常の恐怖症の治療と同様である．この治療には，メンタルヘルスの専門家による行動療法あるいは催眠療法を用いた指導を要する場合もあるが，日常生活に戻ることで十分な場合もある．たとえば，死者が出るほどの自動車事故の場合，事故の生存者に一定期間，恐怖症が残存することがある．しかし，この恐怖症は，アメリカの農村部や郊外などでは6か月間ほどの持続期間ですむことが多い．都市部などの地域はともかく，こうした地域では，日常生活のうえで自動車を運転しないわけにはいかないため，6か月経過するころには恐怖の条件づけが消去されるのである．

6．怒り

ヘルパーにとって最も対処しにくい感情が，怒りである．とくに介護者自身が怒りの対象になると，対応に窮する．時には紹介機関から派遣された介護者が，その災害を引き起こした責任者と錯覚される場合もある．死別を体験した本人が，その災害は避けることができたと自分に言い聞かせる場合もある．彼らの怒りは，圧力下の液体のように噴出する．怒りがいったん，ある特定の対象に向かうと，止めようがなくなり，別な方向へそらすことはできない．その怒りを鎮めようと試みても，行政責任者側に立つ意見と理解されてしまう．怒りの影響下にあって，被災者は説明の努力と正当化との区別がつかなくなるのである．介護者がその災害の原因を説明しても，すぐに言い訳であると誤解されてしまうし，その災害が人的な攻撃の結果であれば，その攻撃を仕掛けた人間の動機については，なにをいっても攻撃の正当化であると思われてしまう．怒りのあまりに訴訟を起こすケースもあるが，これについてはのちほど論じたい．

7．うつ状態

うつ状態は，悲嘆が遷延した場合にみられ，臨床的にはメランコリー型のうつ病と類似して

おり，体重の減少や不眠，セルフ・ネグレクトといった症状を呈する．愛する人を失ったという思いが，日々繰り返して，その人を支配する．自殺のリスクもある．この類似性と相違点については，前述したフロイトの1917年の著作によく記述されている．より最近の研究では，現代の高度な統計技術を活用しているが，フロイトの見解はほぼ承認されている．死別体験という事実の有無だけが，臨床的にうつ病の症状なのか悲嘆なのかを分ける唯一の明瞭な鑑別点である（Kendler, Myers, and Zisook, 2008）．

　妄想的な罪責感も，うつ病と正常な悲嘆とを鑑別するポイントになるが，災害状況では，この鑑別点が生存者の抱く罪責感のために，不明瞭になる場合がある．しかも，この生存者が抱く罪責感は，必ずしも非合理なものとは限らないために問題はさらに複雑である．

　こうした微妙な現象学的差異を扱うことで，経験を積んだメンタルヘルスの専門家であっても，そのスキルが試される．悲嘆と臨床的なうつ病の鑑別は，なにが失われたのかに基づき直感的に行われる場合が多い．ペットや大切な写真を失った場合にも深刻な症状が現れる場合があるが，そうした症状は，子どもを失った場合などに比べて精神疾患に由来するものとみなされやすい．しかし，のちに論じるようにこれは誤りである可能性がある．

1）抗うつ薬による治療

　生物学的治療で改善がみられるタイプのうつ病の症状と悲嘆が類似していることを考慮すれば，悲嘆に対しても抗うつ薬治療が有効なのかどうかを検討する必要がある．悲嘆に対する抗うつ薬治療に関しては，オープンラベル試験3件とランダム化比較試験1件が報告されている（National Cancer Institute, 2009）．有効性が認められた薬剤としては，デシプラミン，ノルトリプチリン，およびブプロピオンがある．

8．喪の期間

　喪の期間の長短も鑑別点としてよく問題にされる．ある種の宗教上の習慣では，喪の期間が定められている場合がある．DSM-Ⅳ-TR（American Psychiatric Association, 2000, p.299）では，ある症状を「大うつ病エピソード」によるものと認めるまでの症状持続期間を，わずか2か月間と定めている．

　悲嘆のカウンセリングとうつ病の心理療法には，どこまで類似性があるのであろうか．これまでみてきたように，古典的な精神力動的療法は悲嘆のカウンセリングに適用できない，とする権威者も何人かいる．Beckら（1979）の認知療法ならびにEllisの論理情動療法（rational-emotive therapy）（Ellis and Dryden, 2007）も，悲嘆に対してはおのずから限界がある．こうした療法では，事態は患者たちが思っているほど悪いものではないと，患者に納得させようとする．Klermanの「interpersonal therapy」（対人関係療法）（Klerman et al., 1984, p.5）では，うつ病治療の際，子ども時代の死別体験のような要因があったとしても，「今，ここ」（here and now）に集中するように勧めている．

9．グリーフカウンセリング

　グリーフカウンセリングの基本原則については，Worden（2009）やその他の著作に，優れた解説がある．深刻な悲嘆は，家族や友人，またセラピストにもネガティブな影響を及ぼすことがあり，そのため悲嘆に暮れる人を周囲が回避しようとする傾向が生じる．家族や友人ならびに介護者は，セラピストも含めて，そうした「回避を回避する」（avoid such avoiding）ように努めるべきである．

　悲嘆の各段階のすべてに向き合う必要があるかどうかについては，専門家たちの間でも意見の相違がある．そうすることが必要であるのか，あるいは助けになるのかについては，一致した見解はない．ただし，少なくとも回想と感情表出は，認められるべきであろう．他界した人物について話す際には，その人が生きていたころのことを思い返すように，生存者には勧める．愛する人が生きていたころの記憶に関心を向けて話をすれば，微笑が現れて，わずかでも慰めとなる．一方，死亡したときの状況を具体的に話すと，苦悩が増してしまうことが多い．グリーフカウンセリングは，直感に頼る面が多いが，感性のあるヘルパーなら，なにが役に立ち，なにを避けるべきか，またアドバイスや共感が必要となるのはどういう場合なのかを適切に判断するものである．

　死別を体験した人々の語るところでは，最も効果的な慰めを与えられるのは，やはり同じような喪失を体験した人たちのようである．このつながりを推進するため，各種のサポートグループも存在しており，本書の関連リソースのセクションに記載してある．

　急性の焦燥性興奮の段階では，睡眠薬が要求される．これに対しても冷静な疑義がある．理由は定かではないが，抗うつ薬の使用に対する反対よりは少ない．やはり，最も頻繁に使用される薬剤は，ベンゾジアゼピン系薬剤や，睡眠薬として販売されているゾルピデム（アメリカ：アンビエン®，日本：マイスリー®）のようなベンゾジアゼピン受容体作動薬である．患者の服用中の薬剤やアルコール使用について知っておくことは重要である．飲酒を正当化する言い訳はいつでも山ほどあるものであり，死別体験もその理由のひとつになりうる．いったん断酒していた人が，死別を体験して再び過量に飲酒するようになると，周囲の人々の苦悩は増大する．

　時間経過とともに，介護者は機能面の障害に焦点を移していく必要がある．機能障害は，単なる苦痛とも悲嘆の痛切さとも区別される．機能障害のある死別体験者には，日用品の買い物や家事にも手助けが必要となる場合がある．障害のある死別体験者が職場復帰できずに，安定した収入がなくなるということもあり，経済的な支援も必要になるであろう．こうした障害に対処するには，社会福祉事業による支援や現実的なアドバイスが必要となる．やがて時間経過とともに，死別以前の活動性や機能を取り戻せるようになる．

10．治療はエビデンスに基づいているのか？

　ありとあらゆる心理療法に対して，その有効性に疑問が呈されている．むしろ有害であるという可能性すら指摘されている．Beemら（1999）によって報告された比較対照試験では，

配偶者に先立たれてグリーフカウンセリングを受けた未亡人たちのほうが，対照群よりもむしろ顕著に，睡眠障害やその他の症状が出現したという．

多数の臨床試験の結果から，重症の精神病性障害に対しては，心理療法のみの治療と生物学的治療とを比較すると，生物学的治療のほうが優れていることが判明している．その他の精神障害に対しては，心理療法の効果を確認する厳密な比較対照試験は，実施が困難である．事例証拠では個々の心理療法士による違いがあまりにも大きいことが，効果検証の大きな妨げになっている．

心理療法士の訓練は，型にはまった学術的資格の取得というよりも，徒弟的な，また見習い的な面が強い．この状況を規則化して，なにを学ぶべきかを正確に定めるために，一部の指導者は，ステップごとの指導マニュアルを作成している．そうしたマニュアルのとおりに実践するならば，均一的な治療の実施ができたり，また，その治療を再現できることになる．そうすれば，「マニュアルに基づく心理療法」（manual-based psychotherapy）を比較対照試験で検証することが可能になる．マニュアルに基づく療法は，すでにいくつかの成功例が知られているが，そうした有効性の報告の多くに対して，メタ解析からは，疑問が投げかけられている（Speilman, 2009）．心理療法全般の臨床試験にまつわる困難性は，死別に関連する研究ではさらに顕著になる．既知のとおり，悲嘆を医学上の問題として治療しようとすること自体に，倫理的に未解決な問題があるからである．

Neimeyer（2008）は文献レビューから，悲嘆の治療について，治療を行わなかった場合と比べて，その全般的な有効性を示すエビデンスが乏しいと結論した．また，Eberl（2008）によれば，死別体験者に対する治療に関して，確固たるエビデンスに基づいて推奨される治療法は見いだされていない．

悲嘆に対するマニュアルに基づく治療に関して，2件の臨床試験結果が報告されている（National Cancer Institute, 2009）．Shear ら（2005）が行った臨床試験では，彼らの複雑性悲嘆治療（Complicated Grief Treatment；CGT）とマニュアルに基づいた対人関係療法（Klerman et al., 1984）とが比較検討された．いくつかの尺度で検証した結果，CGT のほうが優れた効果を示したという．また，Boelen ら（2007）によれば，認知行動療法のひとつの技法は，支持的カウンセリングよりも優れていたという．

IV. 悲嘆の重症度と痛切さの関係のアセスメント

悲嘆の重症度を測定するために，「Texas Revised Inventory of Grief」（改訂テキサス悲嘆検査）（Neimeyer, Hogan, and Laurie, 2008）のような検査スケールが考案されている．これらの検査スケールの目的は，予後の判定基準を確立することや，各種の構成要素を区別して評価することである．直感や作成されたデータの分析によって，悲嘆の痛切さとそれがもたらす機能への影響とは区別される．これに関して，次の2つの例を考えてみよう．

2人とも専門職として成功を収めている夫婦は，アメリカに住んでおり，彼らには娘が1人

いた．聡明で快活，健康で可愛らしい子どもであった．その子が6歳のときに，スクールバスの衝突事故で死亡してしまう．

ある70歳の女性は，社会保障も公的年金もない国に暮らしている．彼女の夫は暴力を振るい，支配的であり，彼女はもう何年もの間，夫からの虐待を受けている．この女性は読み書きができず，自動車の運転もできない．彼女の住む村が爆撃を受けたとき，夫は死亡した．

最初のアメリカの例では，この両親は過酷な苦痛を体験するのであるが，その後，外見的には正常な機能を取り戻す．第2の例では，夫に先立たれたという苦しみは最小限であろうが，この未亡人は極度の貧困を味わうことになる．

「Social Readjustment Rating Scale」（社会再適応スケール）のような評価尺度では，ライフイベントが機能に及ぼす影響を測定する（Holmes and Rahe, 1967）．この種の評価尺度で評価すると，喪失の影響と，その悲嘆自体の痛切さとの間には，直接の関係がみられないこともありうる．HolmesとRaheは，配偶者に先立たれることを人生に変化を与える最も深刻な出来事とみなしているが，実際にはすべての夫が妻に愛されているわけではない．夫に先立たれると，その他にも人生を変えるような出来事が随伴して起こりやすく，そうした出来事がいっそうのストレスになることも知られている．

ある種の人間関係はとくに強いきずなとなり，それが断ち切られると強烈な苦痛となる．いちいち述べるまでもなくわかりきっている明らかな事実であったとしても，それを定量的に検討するために，言及しておかなければならない．この場合，どのような関係が断ち切られると，どのくらいのレベルの悲嘆が生じるのか，について検討する必要がある．

1．是認される悲嘆と是認されない悲嘆

慰めはわずかなものであろうが，社会は，死別体験の苦痛を認識して受け入れ，そうした人々を支援する方法を見いだすものである．配偶者や親を失った相手には，死別に関連する言葉遣いにも配慮する．政府や慈善団体は，未亡人や孤児に対しては支援を提供する．だが世界のほとんどの地域では，同性愛者が長年連れ添ったパートナーと死別しても，法的には特別な恩恵は認められていない．

高齢者が災害で所有物を失った場合，単なる物質的損失を嘆いているとみなされてしまう場合もある．デジタル写真をEメールで送信することに慣れている救援隊のメンバーにとっては，色あせた古い写真にいかほどの意味があるのか，理解しにくいかもしれない．他界した子どもや配偶者，パートナーの着ていた衣服や所持品を廃棄できずに保存するのも，悲嘆の一部である．つまり，こうした物体は単なる物体を超える意味を，所有者にとっては有しているのである．

ペットの死によって起こる悲嘆が，複雑な背景をもつ場合がある．そのペットが以前に他界した人物と結びつく「身代わり」のような存在であった場合や，身寄りのない人の唯一の「連れ合い」であった場合である．

2. 高齢者の死に対して，深い悲しみはないのか？

　公然なのか内密なのかは別問題として，ある人々の生命のほうが，他の人々の生命よりも重要であるとみなされる場合がある．災害時の救援隊員も，こうした区別をいつの間にかしていることがある．トリアージ式救援システムが，自力で何とかできそうな高齢者を後回しにすることがあったとしても，それを完全な差別の現れである，とみなすことはできない．

　第二次世界大戦では，爆撃によってイギリスの非戦闘員5万人が死亡した．危険を軽減するために，爆撃対象となった都市から一般市民の避難が行われた．当初この計画では，児童と高齢者を疎開させることになっていた．だがしかし，多数の高齢者が自宅を離れることを拒否したため，結局は児童の避難に限定されたのである．

　高齢者の生命の価値が相対的に低いとみなされることには，いくつかの理由づけがされる．保険統計上，高齢者のほうが自然死に至るまでの期間が短い分だけ，その生命の価値が低いとみなされるのが一つの理由である．ほかにも，高齢者の身動きが遅いうえ，足元もおぼつかない場合には，救援活動の妨げになるおそれもある，という理由が挙げられる．さらに，高齢者は複数の身体疾患をかかえていることも多く，生活の質がすでに低下している．さらには，精神疾患を有する可能性も高く，とくに認知症が多い．そのことが救援の対象としての価値にも影響するというのである．こうした疾患のある人は，ナーシングホームなどの施設に入所させられることもしばしばある（Birkett, 2001）．このような考え方によれば，すべての人命が必ずしも同じように尊いというわけではない，といえるのかもしれない．もちろんこれは災害対策を公式に実施する場合には，公に表明されるものではないが，現実的な問題として，ナーシングホームに閉じ込められた高齢者を救出するのか，それとも学校に閉じ込められている児童を救出するのか，という選択が必要になった場合，エイジズム（ageism，年齢差別）が作用する可能性は確かにあるのである．

V．訴　　訟

1．DNR とは Do Not Rescue（救助するな）の略なのか？

　DNR という略語は，「蘇生措置拒否」（Do Not Resuscitate）を意味する．本来は非公式な略号メッセージであり，一部の終末医療病院の入院患者に対して，医師の裁量によりチャートに記されていたものである．このように，非公式なかたちで医療権威者に信用を託すということは，今ではほとんどの権限においてなくなり，リビング・ウィル（living wills，尊厳死の希望）や医療委任状などがこれに取って代わっている．この領域では，いまだに多くの議論が続いている．そこには安楽死や幇助自殺を合法化すべきなのか，重度のうつ病や認知症に罹患している患者が，自分の生死を決定できるのか，といった疑問が投げかけられている．こうした問題に対して政府が賢明に解決することが期待されたが，とくに緊急時の対応を想定すると，今でも疑問は残っており，多くの疑問が未解決のままである（Hoffman, 2006）．

　アメリカのほとんどの州では，DNR が意味する蘇生は，その幅が限定されている．すなわ

ち，心肺停止時の蘇生や二次救命処置などの手段のみを指しており，その他の手段による救命を禁じてはいるわけではない．DNR 指示があることで，ストレス下におかれている援助ワーカーたちの士気に影響が出るおそれもある．さらには，彼らの疑念や誤解の引き金となる可能性もある．

2005 年，ニューオーリンズがハリケーン・カトリーナの襲撃を受けたが，その際に，次のメッセージが発信された．

> 「大至急のメッセージです．あとどれだけの間，コンピュータが使えるかわかりません．事態は実に深刻です．どこかに連絡して，われわれへの支援を依頼してください．こちらは，メモリアル・メディカル・センターです．看護師の夫で弁護士がここにいますが，すでに支援を求める電話をしてくれましたので，支援が到着するかもしれません．私は，連絡が受けられるように努めます．こちらの計画としては，まず最も重症の患者たちから避難してもらい，次に家族，それからわれわれ医療者が避難します．避難部隊がヘリコプターでわれわれを救出してくれて，水害が迫ってきていない場所に降ろしてくれることを願っています」── Rafay, 2005

ニューオーリンズのメモリアル病院の 7 階は，ライフケア・ホスピタルという名の別組織として運営されていた．生存するために特殊な機械を必要とする長期入院患者が療養していた．ハリケーン・カトリーナの襲来ののち，こうした患者たちは容易には避難することができなかった．4 日間，何の救援も来なかったのである．救援がやっと到着したときには，すでに 4 人の患者が死亡していた．遺族たちは，そうした患者たちが殺されたのであると結論づけて，介護者らを相手取って訴訟を起こしたのである．

このニューオーリンズのメモリアル病院への訴訟を起こした人たちの動機は，一見，不可解に思われるかもしれない．こういった訴訟ならば，その災害に関して責任を負うべきはずの人たちを被告とするのが当然ではないのか，と思う人もいるであろう．懲罰や正義という概念は理解できるものであり，悲嘆に暮れる人々にとっては，懲罰や正義がなされれば一種の慰めにもなることは理解できる．ロシアのベスランで起こった学校での虐殺事件や 2001 年 9・11 同時多発テロ攻撃の場合は，事件を実行した犯罪者たちは死亡しており，懲罰の対象を求める行為はさらに複雑なものとなる．正義や懲罰を求める欲求が，民事訴訟というかたちをとることもあるのである．そうした訴訟の動機には，疑いの目を向けられる場合もある．それはつまり，補償金が悲嘆を緩和する，という考えには共感できないためであろう．

訴訟の動機に関する一つの可能性としては，入院中の高齢親族を失った遺族たちは，自分たち自身もこの問題を憂慮している，ということを行動で社会に示したかったのかもしれない．問題意識を実際に世に示す手段としての訴訟というわけである．さらに，これは皮肉な見方かもしれないが，そもそもヘルスケアワーカーや病院が訴訟の被告になりやすいことは認めざるを得ない．こういった人たちは資金も十分にあり，治療過誤などに備えた保険にも加入しているであろう，と思われているからである．

時間が経過すると，支援を行う専門家たちの役割が変化してくる．悲嘆への対処から，金銭や住居の問題，さらには身体や精神の疾患といった慢性的な問題の対処へと移ってくるのである．

Ⅵ．ホロコースト生存者

ナチス・ドイツの強制収容所は1944年に解放され，そこから生き延びた犠牲者たちは，今では老年病学の対象になっている．ナチの収容所を生き延びた人たちも，その多くはすでに他界しており，存命中の人たちは80歳代になっている．生き延びた人たちには，並外れた頑強さと精神的回復力（レジリエンス）があるのかもしれない（Collins et al., 2004）．それでも，いまだに収容所での体験に根ざした精神医学的な症状を有している．たとえば，そうした生存者たちが服用する向精神薬の量は，対照群を上回っており（Stessman, et al., 2008），しかも自殺企図の回数も多い（Barak, 2007）．

ヨーロッパからアメリカに移民した高齢の患者に接する場合には，まずはその介護者に，その患者が第二次世界大戦中にどこにいたのかを尋ねると有益であろう．もし，ホロコースト[注10]体験があるのなら，その話をしたときの患者の反応はどうかを尋ねる．反応は実にさまざまで，それを淡々と受け入れている様子の患者もいれば，涙が止まらず，やがては泣き崩れて取り乱してしまうような，劇的な反応をする患者もいる．

ホロコースト生存者の子孫のなかにも，今では高齢者の仲間入りをしている年齢の人たちもいる．症例報告や臨床経験によれば，こうした子孫のなかには，自分の親の体験を知って心理的な影響を受けた人たちもいる．ただし，そこから継続的な影響があるのかどうかは，客観的な研究によっては確認されていない（Sagi-Schwart, et al., 2003）．

1．診断上の問題

筆者が知っているホロコースト生存者たちは，いずれもホロコーストの犠牲者であるうえに，死別も体験していた．治療を求めてきたそうした患者たちは，親や兄弟と死別したのである．Bowlbyのいう「母性的養育の剥奪」（deprivation of maternal care）の症状の一部を体験している可能性もあるだろう（Bretherton, 1992）．5～18歳の間に両親を失うと，そうでない人々と比べて，その後も幸福度が低下するという（Lis-Turiejska et al., 2008）．

第二次世界大戦の終結後には，ホロコースト生存者には特徴的な症状がいくつか発見されており，今ではそれは老年精神医学の問題にまでなっている．ホロコースト生存者たちはPTSDに罹患している，と考えている研究者もいる（Yehuda, et al., 2008）．他の種類の死別と同様，実存主義的な視点からは，こうした症候群については，「診断のプロセスそのものが非人間的であり，しかも犯罪者の邪悪さが無視されている」（the process of diagnosis is dehumanizing and the evil nature of the perpetrator is neglected）（Kellerman, 1999, p.55）．したがって，精神医学で扱うべきではないとの懸念もある．だがこうした懸念を尊重しすぎると，必要

な治療すら行わないという結果にもなりうる．この50年間で，筆者は臨床的にうつ症状を呈したホロコースト生存者を何人か治療してきたが，電気けいれん療法（electroconvulsive therapy；ECT）などの生物学的治療によく反応した．

ホロコースト生存者で認知症や焦燥性興奮が認められる患者の場合，老年期に特有の妄想パターンを示す場合もある．たとえば，「幻の同居人」（phantom boarder delusions）などであるが（Birkett, 2001, p.115），そうした症状が認められる場合，過去の記憶が再現されているとも解釈できる．

ある90歳の認知症の女性患者が，ひどく悩み苦しんでいた．というのも，彼女のアパートの部屋にお腹を空かせた子どもたちがやって来て食べ物を求めるのであるが，彼女には子どもたちに与える食べ物がない，と信じていたためである．彼女の家族によれば，これは彼女が戦争中にユダヤ人強制隔離居住区のワルシャワ・ゲットー[注11]にいたころの記憶の再現のようであった．

Ⅶ．アベルヴァンの悲劇

ウェールズのアベルヴァン村で起きた地滑りは，高齢の生存者たち自身は身体の危険にさらされてはいなかった災害の代表例であろう．この1966年の地滑りで死亡した子どもたちは，5～11歳であった．彼らの親たちも今では70歳代あるいは80歳代になっている．彼らはインタビューを受けることを嫌がり，こうした人々を体系的に調査するには，倫理的な問題も伴うのである（Morgan et al., 2003）．地滑りで死亡した子どもたちの親の間では，今でも怒りが目立ち，子どもたちを救出しようとしたが失敗した人たちの間には，罪責感もみられる．無論，こうした罪責感はまったく不要なものであるが，現実に存在する．彼らは考えられるだけの手を尽くしたにもかかわらず，子どもを救出できなかった自分を赦せないのである（Humphreys, 2006）．

クリフォード・ミネット（Clifford Minett）は，このアベルヴァンの地滑りで2人の子どもを失った．彼の話では，この地滑りで子どもを失った親が，今現在，彼と妻を含めて，村に30人ほど残っているという．

　「ここ何年かで，私たちと永遠のお別れをした仲間も少なくはありません．たぶん，毎年亡くなる人は増えていくでしょう．それも，あの地滑りのせいです．実際，あの地滑りのために，心がぼろぼろに傷ついたまま死んでいく人がほとんどです．あのひどい出来事を忘れることなどできません．そのために，同じ経験をした仲間の寿命は何年も縮まるのです．死んでいった人たちの多くは，私の友人であり，もっとずっと長生きできるはずでした．でも，多くの人たちは，あのつらい出来事の記憶に，もう耐えられなかったのです．おわかりですか，外の世界とは違うのです．毎年，あの地滑りの追悼式があって，そこで毎年の出来事を刻んでいくのです．でも40周年記念であるとか，30周年であるなどといった，特別な追悼なんてことはあり得ないのです．私たちにとっては，あの出来事は常

206　第Ⅲ部　被災高齢者および遺された者への精神医学的対応

にここにあるのです．消えることなんてありません．毎日，あのつらい出来事があるのです」（Humphrey, 2006）

Ⅷ．まとめ

　災害時には，悲嘆とPTSDとが併発することがよくある．とくに悲嘆は，高齢の生存者を苦しめる．その高齢者自身が身体の危険にさらされなかった場合でも，悲嘆は生じる．災害関連の支援ワーカーは，悲嘆の発現についてよく知っておくべきである．その特徴は臨床的うつ病に類似しており，高度の焦燥性興奮，睡眠障害，幻覚などが出現しうる．グリーフカウンセリングの手法を解説した著作もいくつかあるが，比較対照試験ではそうした手法の有効性は確認されていない．悲嘆を精神疾患として扱うのは不適切である，と感じている人もいる．多数の形態の喪があるが，儀礼となっており，社会的に認められ，あるいは義務とされている場合すらある．

　悲嘆に対する薬物療法に関しては，比較対照試験がほとんど実施されていない．焦燥性興奮を抑え，入眠を促すために，ベンゾジアゼピン系薬剤が大量に処方されることがしばしばある．こうした薬剤を減量する場合には，必ず漸減することが重要である．比較対照試験のひとつでは，抗うつ薬の有用性が認められた．

　愛情によるきずなの形成とは，複雑で多様なプロセスである．一般的に，子どもを失うことは最大の苦痛であるが，機能の損失が最も著しいのは，配偶者との死別の場合である．社会福祉事業による支援や経済的な支援も，配偶者との死別に対応するには必要となることが多い．高齢者の生命はその価値を相対的に低くみられる場合がしばしばあり，救助活動でも優先順位において高齢者は後回しにされやすい．トリアージ救援活動などでは，DNR（蘇生するな）という指示が出される場合もあるが，これは法的に成文化されたものではない．

　悲嘆が怒りというかたちで現れる場合もあり，それがヘルパーに向けられ，訴訟に至ることもある．災害による死別があった場合には，その後何年にもわたって，死亡率，精神障害，および自殺率の増加などに影響が持続しうる．

【訳　注】
注1　1966年10月21日の午前，イギリスのウェールズにあるアベルヴァン村で小学校を含む一帯が，崩れたボタ山の下に埋まり地滑りが発生して，144人の死者を出すという「アベルヴァンの悲劇」が起きた．
注2　2004年9月1〜3日にかけて（原書では1994年と誤記）ロシアの北オセチア共和国ベスラン市のベスラン第一小・中学校で，チェチェン共和国独立派を中心とするテロリスト集団によって起こされた占拠事件．7〜18歳の少年少女とその保護者らが人質となった．3日間の膠着状態ののち，犯人グループと治安部隊との間で銃撃戦が行われ，治安部隊が建物を制圧し事件は終了したが，180人以上の子どもを含む330人以上が死亡するなど，大きな犠牲を出す大惨事となった．
注3　山本　力（監訳），上地雄一郎，桑原晴子，濱崎　碧（訳）：悲嘆カウンセリング；臨床実践ハンドブック．誠信書房，東京（2011）．
注4　桑原治雄，三野善央（訳）：改訂　死別；遺された人たちを支えるために．メディカ出版，大阪（2002）．

注5　森　茂起, 森　年恵（訳）：死別体験；研究と介入の最前線. 誠信書房, 東京（2014）.
注6　2010年 Geriatric Mental Health Disaster and Emergency Preparedness の発行時点では, DSM-Ⅳ-TR（Diagnostic and Statistical Manual of Mental Disorders, Fourth Edition, Text Revision, 精神疾患の診断・統計マニュアル第4版）が診断基準として用いられていた.
注7　浜中浜太郎（訳）：人及び動物の表情について. 岩波文庫, 岩波書店, 東京（1991）.
注8　新宮一成, 本間直樹（責任編集), 村田純一（監修）：喪とメランコリー. フロイト全集・第14巻；1914-15年 症例「狼男」メタサイコロジー諸篇, 岩波書店, 東京（2010）.
注9　斎藤　武（訳）：なぜ私だけが苦しむのか；現代のヨブ記. 岩波現代文庫, 岩波書店, 東京（2008）.
注10　ホロコーストは, 第二次世界大戦中のナチス・ドイツがユダヤ人などに対して組織的に行った大量虐殺を指す. 元来はユダヤ教の宗教用語である「燔祭」（獣を丸焼きにして神前に供える犠牲）を意味するギリシア語が語源である.
注11　ワルシャワ・ゲットー（Getto Warszawskie）は, 第二次世界大戦中にナチス・ドイツがポーランドに侵攻しワルシャワ市内に設置したユダヤ人強制隔離居住区である. ナチスが創設したゲットーのなかでは最大規模のもので約40万人のユダヤ人が隔離されたといわれている.

【文　献】

American Psychiatric Association：Diagnostic criteria from DSM-Ⅳ-TR. American Psychiatric Association, Washington, D.C.（2000）.

American Psychiatric Association：Practice guidelines for the treatment of acute stress disorder and posttraumatic stress disorder；Part A. Treatment recommendations. *American Journal of Psychiatry*, **161**（11）：Suppl. 1-31（2004）.

Barak Y：The aging of holocaust survivors；Myth and reality concerning suicide. *Israeli Medical Association Journal*, **9**：196-198（2007）.

Beck AT, Rush AJ, Shaw BF, et al.：Cognitive therapy of depression. Guilford Press, New York（1979）.

Beem EE, Hoolijkaas H, Cleiren MH, et al.：The immunological and psychological effects of bereavement；Does grief counseling make a difference? A pilot study. *Psychiatry Research*, **85**：81-93（1999）.

Birkett DP：Psychiatry in the nursing home. Haworth Press, Binghamton, NY（2001）.

Boelen PA, de Keijser J, van den Hout MA, et al.：Treatment of complicated grief；A comparison between cognitive-behavioral therapy and supportive counseling. *Journal of Consulting and Clinical Psychology*, **75**：277-284（2007）.

Bretherton I：The origins of attachment theory；John Bowlby and Mary Ainsworth. *Developmental Psychology*, **28**（5）：759-775（1992）.

Collins C, Burazeri G, Gofin J, et al.：Health status and mortality in Holocaust survivors living in Jerusalem 40-50 years later. *Journal of Traumatic Stress*, **17**：403-411.（2004）.

Cochrane AL：Effectiveness and efficiency；Random reflections on health services. Nuffield Provincial Hospitals Trust, London（1999）.

Darwin C：The expression of the emotions in man and animals. Rep. ed., Barnes and Noble Publishing, New York（1872）.

Eberl MM：Bereavement interventions；Evidence and ethics.（2008）. Retrieved June 9, 2009, from http://www.bioethics.buffalo.edu/bereavement

Ellis A, Dryden W：The practice of rational emotive behavior therapy, 2nd ed., Springer Publishing, New York（2007）.

Freud S：Mourning and melancholia［trauer und melancholia］. *In* A general selection from the works of Sigmund Freud, ed. by Rickman J, 124-140, Doubleday Anchor, New York（1957）.（Original work published 1917）

Freud S：Studienausgabe band III, psychologie des unbewussten. Fischer Wissenschaft, Fischer Taschenbuch Verlag, Frankfurt am Main, Germany（1982）.（Original work published 1917）

Hoffman J：The last word on the last breath. New York Times,（2006, October 10）. Retrieved June 10, 2009, from http://www.nytimes.com

Holmes T, Rahe R：The social readjustment rating scale. *Journal of Psychosomatic Research*, **11**：213-218（1967）.

Humphreys J：John Humphreys returns.（2006）. Retrieved June 15, 2009, from http://www.dailymail.co.uk/news/article-406691/John-Humphreys-returns-Aberfan.html

Kellerman NP：Diagnosis of Holocaust survivors and their children. *Israel Journal of Psychiatry and Related Sciences*, **36**：55-64（1999）.

Kendler KS, Myers J, Zisook S : Does bereavement related major depression differ from depression associated with other stressful life events? *American Journal of Psychiatry*, **165** : 1449-1455 (2008).

Klerman G, Weissman M, Rounsaville BJ, et al.: Interpersonal psychotherapy of depression. Basic Books, New York (1984).

Kushner HS : When bad things happen to good people. 20th Anniversary ed., Random House, New York (2001).

Lis-Turiejska M, Luszczynski A, Plichta A, et al.: Jewish and non-Jewish World War II child and adolescent survivors at 60 years after war ; Effects of parental loss and age at exposure on well-being. *American Journal of Orthopsychiatry*, **78** : 369-377 (2008).

Morgan L, Scourfield J, Williams D, et al.: The Aberfan disaster ; A 33-year follow-up of survivors. *British Journal of Psychiatry*, **182** : 532-536 (2003).

National Cancer Institute : Bereavement, mourning, and grief. Health professional versio, (2009). Retrieved October 18, 2009, from www.cancer.gov/cancertopics/pdq/supportivecare/bereavement/HealthProfessional

Neimeyer RA : Grief and bereavement counseling. In Encyclopedia of death and human experience. ed. byBryant C, Peck D, Sage, Thousand Oaks, CA (2008).

Neimeyer RA, Hogan NS, Laurie A : The measurement of grief ; Psychometric considerations in the assessment of reactions to bereavement. *In* Handbook of bereavement research and practice, ed. by Stroebe MS, Hansson RO, Schut H, et al., 133-161, American Psychological Association, Washington, D.C. (2008).

Parkes CM : Bereavement ; studies of grief in adult life. 3rd ed., International Universities Press, Madison, CT (1998).

Rafay. (2005, August 31). Untitled message posted to http://neworleans.metblogs.com

Rees WD : The hallucinations of widowhood. *British Medical Journal*, **4** : 37-38 (1971).

Sagi-Schwart A, Van IJzedoorn MH, Grossmann KE, et al.: Attachment and traumatic stress in female Holocaust survivors and their children. *American Journal of Psychiatry*, **160** : 1086-1092 (2003).

Shear K, Frank E, Houch PR, et al.: Treatment of complicated grief ; A randomized controlled trial. *Journal of the American Medical Association*, **293** : 2601-2608 (2005).

Speilman G : Does cognitive behavioral therapy work or not. *The Carlat Psychiatry Report*, **7** : 9 (2009).

Stessman J, Cohen A, Hammerman-Rozenberg R, et al.: Holocaust survivors in old age ; The Jerusalem longitudinal study. *Journal of the American Geriatrics Society*, **56** : 470-477 (2008).

Stroebe MS, Hansson RO, Schut H, et al.: Handbook of bereavement research and practice ; Advances in theory and intervention. American Psychological Association, Washington, D.C. (2002).

Walsh K, King M, Jones L, et al.: Spiritual beliefs may affect outcome of bereavement. *British Medical Journal*, **324** : 1551-1553 (2002).

Worden JW : Grief counseling and grief therapy. 4th ed., Springer Publishing, New York (2009).

World Health Organization : ICD-10 classification of mental and behavioral disorders. World Health Organization, Geneva, Switzerland (1992).

Yehuda R, Schmeidler J, Labinsky E, et al. : Ten-year follow-up study of PTSD diagnosis symptom severity and psychosocial indices in aging holocaust survivors. *Acta Psychiatrica Scandinavica*, **119** (1) : 25-34 (2009).

Zisook S, Schucter SR, Pedrelli P, et al.: Bupropion sustained release for bereavement. *Journal of Clinical Psychiatry*, **62** : 227-230 (2001).

索　引

●あ行●

アイデンティティ······································ 135
アウトリーチ······················ 18,20,55,115,116,172
アクション・スタディー・プロジェクトグループ···· 70
アシュワガンダ······································ 132
アセスメント······························· 176～178,187

あちら側で起こっていること···························· 36
アートセラピー······································ 128
アドレナリン作動性効果遮断薬························ 105
アファメーションカード·························· 145,146
アベルヴァンの悲劇······························ 205,206
アメリカ合衆国連邦緊急事態管理庁····· 5,47,70,80,119
アメリカ高齢者法······································ 5
アメリカ国立衛生研究所·························· 123,124
アメリカ国立補完代替医療センター···················· 123
アメリカ疾病予防管理センター·························· 9
アメリカ自由部隊······································ 10
アメリカ精神医学会『診療ガイドライン』·············· 197
アメリカ赤十字社···························· 5,49,56,78,83,84
アメリカ人参······································ 133
アメリカハーバリストギルド······················ 132,135
アメリカ老年精神医学会······························ 154
アーユルベーダ医学·································· 124
アルコール······································ 113,186,187
アルコール乱用······································ 113
アルツハイマー病································ 112,180
アルプラゾラム······································ 105
アレキシサイミア···································· 178
アロマテラピー································ 126,131,146
安心確保の調整······································ 20
安全空間·· 57
安堵の儀式·· 144
怒り·· 197
石の儀式·· 144
移転の心的外傷······································ 172
命の小瓶·· 69
イメージに基づく介入································ 102
イメージ療法·· 125
医療緊急警告サービス································ 69
医療における自助モデル······························ 65
インスピレーショナルリーディング···················· 137
インド人参·· 132
ウェルビーイング······························ 16,34,50
内なるスーパーバイザー······························ 39
うつ状態·· 65,197
うつ病······························ 11,66,179,180,183,198
うつ病性障害·· 182
エイジズム···································· 112,171,202
エイジング・サービス································ 113
エクササイズ·· 126
エスシタロプラム································ 103,105

エスゾピクロン······································ 104
エゾウコギ·· 133
エッセンシャルオイル························ 126,127,131,132
エネルギー療法······································ 124
演劇療法·· 128
演習モデル·· 155
応答文·· 140,146
オクラホマシティー連邦政府ビル爆破事件·············· 55
思いやりのパターン······························ 52,59
オランザピン·· 105
音楽浴·· 145
音楽療法·································· 128,129,146
音声ガイド付き処方箋································ 66
オンライントレーニング······························ 71
オンラインの使用経験·································· 4

●か行●

解決方法·· 158
カイザー・ファミリー基金······························ 4
改訂テキサス悲嘆検査································ 200
介入·· 96
介入の均一化·· 96
介入の個別化·· 96
概念的モデル·· 52
回復のプロセス······································ 39
回復要因·· 95
回復力······················ 19,21,25,91,95,96,109,112,138
回復力と強化モデル·································· 96
回復力を高める仲介要因・緩衝要因···················· 91
解離症状·· 185
カイロプラクティック療法···························· 124
カウンセリング································ 139,171
学習能力·· 129
学術界発の活動······································ 22
家族ネットワーク···································· 48
課題逸脱行動·· 37
カナダ公衆衛生局···································· 21
カナダ災害データベース······························ 15
カナダ赤十字社·································· 17,20
カナダの緊急時管理構想······························ 25
カナダの緊急対応とハイリスクの人々に関する研究···· 20
カモミール·· 132
カルバマゼピン······································ 105
簡易症状評価尺度···································· 12
感覚障害·· 173
環境音·· 129,146
関係の再確立·· 117
勧告リスト·· 18
監視（管理）者······································ 55
感情·· 180
感情障害·· 184
感情的反応·· 109
関節炎自助グループ·································· 65

甘草	132,133
鑑別診断	171
記憶障害	179
危機意識合意	56
危機介入チーム	175
危機カウンセリング支援・訓練プログラム	55
危機チーム	116
危険因子	172
気功	124
儀式	124,142,143
儀式に用いる道具	144
祈祷	124
機能的なニーズ構想	27,28
技能の人事目録	24
規範のプロセス	38,39
気分	180,184
気分障害	179,187
基本前提的心性	37
虐待行為	188
キャラクター	161
キャラクターロールプレイカード	162
911システム	68
救急医療コール体制	68
救済方法	139
急性錯乱状態	183
急性ストレス障害	99,101,176,185,193
9・11同時多発テロ	5,23,46,49,75,81,118,127,138,141,143,174,176,188,189,193,203
鏡映されたプロセス	40
鏡映の関係	38
共感疲労	56
行政発の活動	21
共同スーパービジョンモデル	36
協働のプロセス	35
強迫性障害	185,186
恐怖	95
恐怖症	188,197
虚弱	171
虚弱高齢者	63,69,172〜174
キルケゴール	195
緊急時対策計画	76,82,83,84
緊急事態対応者指針	46
緊急事態対策活動	46
緊急時ボランティア	80
緊急準備	46
緊急対応計画	20
緊急対応プログラム	71
緊急対策組織	78
クエチアピン	105
苦痛の主観的単位尺度	100
クライエント	33,39
クリエイティブアートセラピー	124,128
クリエイティブアートセラピー協会	130
クリエイティブアートセラピープログラム	128
クリエイティブセラピー	146
クリエイティブ表現療法	125
クリエイティブ療法	124,126,127,146
グリーフ	193
グリーフカウンセリング	194,199
グリーンハウス	114,121
グループダイナミクスアプローチ	156
訓練コースカタログ	47
ケアマネジメント	120
ケアモデル	154
経済的損失	65
芸術療法	146
軽度認知障害	183
ケースプランニング	110
ケースマネジメント	109〜112,115,118〜121
ケースマネジメントサービス	113,115
ケースマネジャー	110,113,116〜120
血管性認知症	180
ケベック州サグネ・ラック・サン・ジャン地域の洪水	19
ケベック州の大寒波	17,18
幻覚	180,183,196
幻嗅	180
権限付与	135
健康関連QOL	8
健康被害	154
幻視	180,183
幻触	180,183
幻聴	180,183,196
見当識	179
行為のなかの省察	39
行為のなかの省察および行為のあとの省察	36,41
行為のなかの相互スーパービジョン	39
行為へのかかわり	38
抗うつ薬	102,105,198
交感神経α受容体遮断薬	104
抗けいれん薬	105
公衆衛生	45,49
抗精神病薬	102,105
向精神薬	102,105,187
交替緩和システム	56
行動障害	181
行動・心理症状	100
行動的介入	100
行動に関する健康管理	120
高齢者サービスワーカー	10
高齢者特有の懸念事項	49
高齢者と障害者の援助計画	83
高齢者と防災に関する国際ワークショップ	21
高齢者の精神状態	3
高齢者のために特化した避難所	8
高齢者のための備えに関する助言	4
高齢者のPTSD薬剤治療	103
高齢者の不眠治療	104
高齢者ボランティア	81,82
高齢者メンタルヘルスのアセスメント	178
高齢被災者の社会的孤立	49
呼吸法	125
国際疾病分類第10改訂	194
国際赤十字社	69
国際赤十字赤新月社連盟	45
国際老年医学会	21

個々のモダリティやその相互作用	94
個人的自助ツール	67
こちら側で起こっていること	36
国家インシデント管理システム	54
国家間モデル	15
国家モデル	15
個別化された評価	91
コミュニケーション	17,29,70
コミュニケーション能力	129
コミュニケーションの改善	20
コミュニティー	17,27,33,40,45,48,50,54,75,76,85,115
コミュニティー・グループ	48
コミュニティー機関	58
コミュニティー準備の計画	58
コミュニティー組織	54,57,58
コミュニティー組織間の連携	56
コミュニティー能力	51
コミュニティーの回復力	45,50,82
コミュニティーの災害適応促進	45
コミュニティーの準備	49,50,52
コミュニティーの準備の概念的枠組み	53
コミュニティーの脆弱性	28
コミュニティーの発達水準	17
コミュニティープラン	45,53
コミュニティーメンタルヘルス・プログラム	55
コミュニティーリーダー	57,75,76,85,86
コミュニティーレベル	45,48,49,50,76
コラージュセラピー	128
コリン M. パークス	194
コンティンジェンシーカード	161,167,169

● さ行 ●

災害	5,6,27,45,115,154
災害回復期	5
災害管理	27
災害管理医学教育	23
災害管理学	22,23,24
災害管理能力	30
災害関連の臨床症状	91
災害後の症状領域と包括的評価	99
災害時の症状領域と包括的評価	94
災害時の備え	9,24
災害時メンタルヘルス資源	153
災害準備対策チーム	194
災害精神保健学	12
災害対策	115,155,156
災害対策サービス	33
災害対策のシナリオ	160,161,167
災害に強いコミュニティー	77
災害の心理的影響	172
災害の段階	110
災害の欲求段階	97
災害反応の初期段階	98
災害への準備と連携するリフレクティブ・プラクティス	39
災害メンタルヘルス	95,97,104
罪責感	198,205
在宅用サバイバルキット組み立てセット	68

祭典	143
催眠療法	125
裁量権	154
サクセスフルエイジング	82
サグネ・ラック・サン・ジャン地域の大洪水	17
錯乱	183
サーズ	22
サービス提供者	33
サービスの調整	11
サポート付き住宅	114
サルトル	195
ザレプロン	104
三環系抗うつ薬	104
ジアゼパム	103
詩歌療法	128
ジェームス W. ウォーデン	194
シカゴ熱波	49
視空間認知	180
資源の共有	24
ジゴキシン	183
自己救済	142
自己効力感	64
自殺	182,198
自殺企図	204
自殺念慮	66,184,187
自殺のリスク	184
支持的コミュニケーション	12
自助ツール	63,64,71
自助プログラム	64,65
システム分析	25
自然発生的な定年退職者コミュニティー	114
持続可能な生活の枠組み	50
シタロプラム	103,105
失感情症	178,181
失見当識	93
失語症	178,180
実証基盤	42
実践家	33,34,39
実践現場での最善策	20
実存領域	92
私的な支援ネットワーク	49
自動除細動器	57
シナリオ	161
シニア住宅	110,114
自発的なボランティア	81
死別	193
死別後の持続的パーソナリティ変化	194
ジャーナルセラピー	128
社会からの（的）援助	4,65,84
社会関係の機能品質	50
社会再適応スケール	201
社会資本	50,51,56,76
社会的援助	46
社会的交流能力	129
社会的孤立	17,113,181
社会的支援	48
社会的連帯感	12
社会の統合	50

写真付き証明書 ………………………………… 10
宗教 ……………………………………………… 135
従業員援助プログラム ………………………… 120
宗教的信心 ……………………………………… 196
重層的支援ネットワーク ………………………… 58
集団型生活スタイル改善プログラム …………… 66
主観的健康感 ……………………………………… 18
主観的単位尺度 ………………………………… 100
手技療法 ………………………………………… 124
祝賀や記念の儀式 ……………………………… 144
手段的日常生活動作 …………………………… 172
順応能力 ………………………………………… 76
準備期 ……………………………………………… 7
準備訓練 ………………………………………… 54
準備の3段階 ……………………………………… 47
生涯銀行 ………………………………………… 52
省察 ……………………………………… 33,39,42
省察セッション ………………………………… 37
症状領域 ………………………………………… 98
焦燥性興奮 ……………………………… 181,195,199
情緒的なサポートサービス …………………… 116
情動 ……………………………………………… 92
情報通信 ……………………………………… 51,76
情報の管理 ……………………………………… 24
情報の共有 ……………………………………… 24
初期の不適応反応 ……………………………… 97
自律神経機能障害 ……………………………… 103
視力障害 ………………………………………… 10
心気症 …………………………………………… 182
人口統計学的データ …………………………… 15
信仰に基づいた支援グループ ………………… 158
人種差別 ………………………………………… 12
人種差別的思想 ………………………………… 11
心身医学療法 ……………………………… 124,125
心身一体的 ……………………………………… 123
心身リラクゼーション法 ……………………… 125
身体障害者 ……………………………………… 77
身体的苦痛 ……………………………………… 182
心的外傷 ………………………… 33,45,66,92,125,142,175
心的外傷後ストレス障害 ……… 8,46,64,100,101,105,
　　　　　　　　　　　　　　109,125,172,185,193
心的外傷後ストレス障害在宅リハビリテーション
　プログラム ………………………………… 139
心的外傷体験 …………………………………… 173
心肺蘇生 ………………………………………… 57
心理学的既往 …………………………………… 112
心理学的ファースト・エイド …………………… 12
心理劇療法 ……………………………………… 128
心理社会的・薬理学的介入 …………………… 91
心理社会的問題 ………………………………… 143
心理的応急処置 ………………………………… 98
心理的免疫の様式 ……………………………… 40
心理療法 ………………………………………… 199
推奨事項 ………………………………………… 23
睡眠薬 ……………………………………… 102,104
スカルキャップ ………………………………… 133
ストレス緩和効果 ……………………………… 51
スーパーバイザー ……………………………… 42

スーパーバイザーの協力的な関係 …………… 40
スーパービジョン ………………………… 33,38,41,42
スーパービジョンセッション ………………… 34
スーパービジョンのモデル …………………… 35
スピリチュアリティ ………………… 124,135,136,137,196
スピリチュアル（精神的）ケア ……… 55,135,140,142
スピリチュアルスキル ………………………… 142
スピリチュアルツール ………………………… 138
スピリチュアルブートキャンプ ……………… 139
スピリチュアルプラクティス ………………… 140
スピリチュアルリーディング ………………… 137
スピリチュアル療法 ……………………… 138,141
スマートカード ………………………………… 10
生活の質 ……………………… 8,46,63,91,111,153,155
生活の質を高める仲介要因・緩衝要因 ……… 91
セイクリッドバジル …………………………… 133
脆弱性 ……………………………………… 19,21
脆弱な高齢者 …………………………………… 4
脆弱な人口集団 ………………………………… 28
聖職者 ……………………………………… 139,142
精神安定薬 ……………………………………… 102
精神運動興奮 …………………………………… 183
精神疾患の診断・統計マニュアル　第4版
　　　　　　　　　　　　　　185,190,194,207
精神障害 …………………………………… 110～112,118
精神状態の検査 ………………………………… 179
精神的・身体的な虐待 ………………………… 4
精神的回復力 ……………………………… 9,204
精神的苦痛 ……………………………………… 111
精神の浄化 ……………………………………… 137
精神病理学的症候群 …………………………… 102
精神力動的療法 ………………………………… 198
精神力動的，かつ実存的なモデル …………… 102
静的な評価過程 ………………………………… 91
世界災害報告 …………………………………… 45
世界保健機関 …………………………………… 21
責任の共有 ……………………………………… 27
接種効果 ………………………………………… 174
摂食障害自助グループ ………………………… 66
説明の責任 ……………………………………… 25
是認されない悲嘆 ……………………………… 201
是認される悲嘆 ………………………………… 201
狭い治療域 ……………………………………… 134
セラピスト ………………………………… 34,130
セルトラリン ……………………………… 103,105
セルフ・ネグレクト …………………………… 198
セルフケア ……………………………………… 145
セルフケアプログラム ………………………… 66
セロトニン・ノルアドレナリン再取り込み阻害薬
　　　　　　　　　　　　　　　　　 104,105
選択的セロトニン再取り込み阻害薬 … 103,105,146
選択の自由 ……………………………………… 92
セント・クリストファーハウス ……………… 68
セントジョーンズワート …………………… 133,146
全般性不安障害 ……………………………… 185,186
全米退職者協会 ……………………………… 11,49,83
せん妄 …………………………… 176,177,179～181,183
増強作用 ………………………………………… 134

双極性障害 176
双極性躁病 104
相互学習 156
相互作用 134
相互促進化 38
相殺作用 134
喪失体験 175
即時救援隊 75
促進 42
促進化省察 35,36
促進化リフレクティブ・プラクティス 33,36,38
促進化リフレクティブ・プラクティス・セッション 38
促進的関係 40
ソーシャル・サービス・ワーカー 26
ソーシャルサポート 4,48,50〜52,65,84
ソーシャルサポートネットワーク 52
ソーシャルサポートの程度 12
ソーシャルネットワーク 16,48,51
ソーシャルネットワークの構造 50
ソーシャルネットワークレベル 50
ソーシャルワーカー 110
訴訟 202
蘇生措置拒否 202
ゾピクロン 104
ゾルピデム 104,199
尊厳死の希望 202

● た行 ●

ダーウィン 194,195
大うつ病エピソード 198
大うつ病性障害 109
退役軍人 175,186
体系的なチームのエビデンスに基づいた問題解決 155
体験に戻ること 38
体験を物語ること 35,102
対処行動 35
対処スキル 109
対処メカニズム 40
対人関係に基づく介入 101
対人関係療法 198,200
代替医療システム 124
代理の心的外傷 33
大量虐殺 175
多職種協働 24
多職種チーム 153〜156,158,168
多職種チームのトレーニング 157
多文化集団 136
断酒会 139
ダンス／ムーブメントセラピー 128
地域の回復力 25
地域発の活動 25
地域ボランティア 77
知恵の豊かさ 173
遅発性精神病 188
遅発性統合失調症 188
チーム 155
チームトレーニング法 155
チームの維持 155,157

チームの運営 155,156
チームの構築 155,156
チームの団結 24
チームリーダー 156,160,161,168
チームワーク 155
中国伝統医療 124
長期的災害症状 101
調整因子 131
朝鮮人参 132
聴力障害 10
地理的情報システム 9
治療関連症状チェックリスト 66
治療的な関係づくり 11
鎮静効果 129
鎮静薬 131,132
啼泣 195
適応促進薬 131,132
デシプラミン 198
テロリズム 158
点火順序の確立 95
電気けいれん療法 205
転経器 140,141
転倒 16,182,186,187
統御の意識 16
統合失調質パーソナリティ 188
統合失調症 104,109,112,176,183,188
統合的な介入戦略 104
動物生薬学 130,146
読書療法 128
特別需要登録 84
特別な住宅 110,114
時計描画検査 180
トピラマート 105
トラウマ 33,45,66,92,125
トラゾドン 104,105
トリアージ 177,178
トリアージ・システム 8
トリアージ救援活動 206
トリアージ式救済システム 202
トレーナー養成 47
トレーニングプログラム 155
トレーニングモデル 168

● な行 ●

ナーシングホーム 110,114,141,172
ナチス・ドイツ 175,204
ナラティブ 35,102
二次的な心的外傷 56
日常生活動作 3,8,172
ニューエイジ 123
人間関係トレーニング 156
認知機能 18
認知機能障害 173
認知行動療法 200
認知症 109,112,173,176,179〜181,184,186,202
認知的介入 100
認知療法 124
ネグレクト 59

ネグレクトパターン……………………………………52
年齢差別………………………………112,171,202
能力の育成…………………………………………29
ノルトリプチリン…………………………………198

● は行 ●

バイオフィードバック……………………………125
破局反応……………………………………………179
パーソナリティ障害……………………176,188
パーソナル・サービス計画………………………26
パーソナルケアワーカー…………………………113
発展的プロセス……………………………………47
バディシステム……………………………………158
パートナーシップ………………………………27,30
ハートランド計画…………………………………55
パニック障害……………………………185,186
パニック発作………………………………………197
ハーバード心的外傷質問票………………………125
ハーブ…………………………124,131,132,135
ハーブ療法………………………………124,130,131
パラノイア……………………………………188,189
パラフレニー………………………………………188
ハリケーン・アンドリュー…………………51,59
ハリケーン・カトリーナ………4,12,13,25,48,49,81,
　　　　　　　　　　　　118,137,173,187,203
ハリケーン・カトリーナで学んだ教訓…………54
ハリケーン・ジュアン……………………………26
ハリケーン・ヒューゴ………………………51,59
ハリケーン・リタ……………………………4,13,173
バルビツール酸塩…………………………………103
バルプロ酸…………………………………………105
バレリアン……………………………………104,134
パロキセチン…………………………………103,105
ハロルド S. クシュナー…………………………196
半減期………………………………………………102
反省的実践……………………………………33,42
ハンドマッサージ……………………………126,127
被害妄想……………………………………………180
非政府組織……………………………………46,47
ビタミン……………………………………………124
悲嘆………………………………193,194,200,206
避難計画……………………………………………77
否認…………………………………………………196
非薬物戦略…………………………………………103
病歴…………………………………………………179
ヒーリング効果……………………………………126
ヒーリング療法……………………………………123
ファシリテーター……………………33,38,42,160,161
ファースト・ネーション……………………17,30
ファーストレスポンダー…………………47,75,83,144
不安……………………………………………65,95
不安障害…………………67,109,176,182,185,186
不安状態……………………………………………113
不安の排除…………………………………………41
封鎖地域……………………………………………174
復元力…………………………………………64,67
複雑性悲嘆治療……………………………………200
副作用リスク………………………………………134

復活とセルフケアの儀式…………………………144
復旧のプロセス……………………………………38
復興過程……………………………………………7
物質使用……………………………………………186
物質使用障害……………………………110,111,118
物質使用問題………………………………………113
物質乱用障害………………………………………186
ブプロピオン………………………………………198
プラゾシン……………………………………104,105
ブリーフ・カウンセリング………………………118
フルオキセチン………………………………103,105
フルボキサミン………………………………103,105
フレイル……………………………………………171
ブレインストーミング…………………………155,158
フロイト……………………………………………195
プロプラノロール…………………………………105
文化的多様性………………………………………76
並行プロセス……………………………………35,40
ベスト・プラクティス…………………………8,20
ベスランで起こった学校での虐殺事件…………203
ベトナム戦争の退役軍人…………………………175
ヘルスケア…………………………………………153
ヘルスケアに特化した医療予備隊………………10
ベンゾジアゼピン系薬剤（物）‥103,105,180,197,199,206
ベンゾジアゼピン受容体作動薬…………………199
ベンラファキシン…………………………………105
防衛機制……………………………………………189
包括型地域生活支援…………………………111,181
包括的教育プログラム……………………………66
包括的評価……………………………………91,93,98
包括的評価の領域…………………………………93
忘却…………………………………………………196
防災計画……………………………………4,6,23,46
防災計画の作成……………………………………7
防災対策……………………………………………27
防災対策キット……………………………26,46,69,70
防災対策セット……………………………………47
防災と緊急対応に関する専門職間のアクション・
　スタディー・プロジェクトグループ…………24
ボーカル運動………………………………………129
補完代替医療………………………………………123
補完代替医療アプローチ…………………………123
母性的養育の剥奪…………………………………204
ホームヘルスワーカー……………………………113
ホメオスタシス……………………………………133
ホメオパシー医学…………………………………124
ボランティア…………………………27,75,84,85,158
ボランティア・セラピスト………………………85
ボランティア・ヘルパー…………………………85
ボランティア活動の価値…………………………79
ボランティア機関…………………………………27
ボランティア登録所………………………………81
ボランティアの動機………………………………78
ボランティア募集…………………………………78
ホリスティック……………………………………123
ホロコースト……………………………175,204,207
ホロコースト生存者…………………………175,204

●ま行●

マインドフルネス	124,125,127,146
マインドフルネス戦略	142
マインドフルネスに基づく高齢者ケア	126
マインドフルネス瞑想法	126
マーガレットS.シュトレーベ	194
マグネティックポエトリー	127,146
マッサージ	124
マニトバ高齢者研究	18
マニトバ州レッド川の大洪水	17
マニュアルに基づく心理療法	200
幻の同居人	205
慢性精神疾患	188
3つのD	180
瞑想	124
メキシコ湾岸部を襲ったハリケーン	173
メプロバメート	103
メラトニン	104
メンタルカウンセリング	85
メンタルヘルス	11,18,45,84,92,109,112,116,119,130,132,156
メンタルヘルス・アセスメント	171,176
メンタルヘルス介入	95
メンタルヘルスカウンセリング	142
メンタルヘルス教育	118
メンタルヘルスケア	153
メンタルヘルス・サービス	84,85,112,118
メンタルヘルスサポート	85
メンタルヘルスシステム	113
メンタルヘルス住宅	114
メンタルヘルス増進	130
メンタルヘルス問題	19,28
メンタルヘルスワーカー	194
喪	195
妄想	180,188
妄想型統合失調症	11
妄想性障害	176,188
妄想性パーソナリティ障害	188
燃え尽き感	56
模擬訓練の準備	24
模擬災害訓練	25
模擬トレーニング	160
モダリティ評価	92
物語	35
問題解決演習	160
問題解決の過程	155

●や行●

薬剤の選択	103
薬物バイオアベイラビリティ	134
薬物乱用	119
薬物乱用問題	109
薬用植物	131
薬用ハーブ	132
8つのモダリティ評価	92
ヤングアダルト	193
有害反応	134
有形支援	51
誘導イメージ療法	125
有病率	16
ユーモア療法	126,127
養成のプロセス	38,39
ヨーロッパ熱波	49
ヨガ	124,126
予期的省察	36,40,41
抑うつ	103
予備能の低さ	65

●ら行●

ライフケア・ホスピタル	203
ライフスタイル	119
ラベンダー	127,133
ラメルテオン	104
ラモトリジン	105
リスクコミュニケーション	56
リスク伝達	46
リスペリドン	104,105
リーダー	144
リーダーシップ	76
離脱症候	178
離脱状態	180
リバティー計画	55
リビング・ウィル	202
リフレーム	35,36
リフレクティブ・プラクティス	33,36,40～42
リフレクティブ・プラクティス・セッション	38,40
領域の相互作用	95
利用者本位型緊急対応ツール	69
リラクゼーション効果	129
リラックス効果	129
リンピアス	137
霊感	137
霊気	124
霊芝	133
連邦災害対応計画	53
霊視	137
霊性	196
レジリエンス	9,204
レモンバーム	133
老年医学	15
老年医学的アセスメント	171
ロシアのベスランでテロリストの虐殺行為	193
ローズマリー	133
ロラゼパム	103,105
ロールプレイング	158,161
ロールプレイング演習	160
論理情動療法	198

●わ行●

枠組みされた省察のための能力	36
ワルシャワ・ゲットー	205,207
ワン・ページ・システム	8,13
湾岸戦争	175

● A-Z ●

AAGP (American Association for Geriatric Psychiatry) 154
AAGP Disaster Task Force 154
AARP 11,49,83
accountability 25
activities of daily living 3,172
acute stress disorder 99,193
ADL (activities of daily living) 3,8,172,179,181,184,186
ADL 評価尺度 179
AED 57
affirmation card 146
ageism 202
AIM (Aging in Manitoba) 18
AIM 研究 18
alexithymia 178
alternative medical systems 124
American Association for Geriatric Psychiatry 154
American ginseng 133
American Herbalists Guild 132
anticipatory reflection 36,40
art therapy 128
ASD (acute stress disorder) 99,100,104,177,185,186,193
Ashwagandha 132
assertive community treatment 111
basic assumption mentalities 37
best practice 8,20
bibliotherapy 128
Brief Symptom Inventory 12
CAM (complementary and alternative medicine) 123,124,146
capacity for framed reflection 36
caregiver 54
catastrophic reaction 179
CDC (U.S. Centers for Disease Control and Prevention's) 9
CERT (Community Emergency Response Teams) 47
CGT (Complicated Grief Treatment) 200
Chamomile 132
commitment to action 38
Community Emergency Response Teams 47
Complicated Grief Treatment 200
complementary and alternative medicine 123
contingency 161,169
CPR 57
dance/movement therapy 128
Delirium 180
Dementia 180
Depression 180
deprivation of maternal care 204
Diagnostic and Statistical Manual of Mental Disorders, Fourth Edition, Text Revision 185,190,194,207
directing information 24
disaster management 22
Disaster Mental Health 12
Disaster Prep Scenario 160
Disaster Preparedness Scenario and Problem-Solving Simulations 168
DNR 202,206
DNR 指示 203
Do Not Resuscitate 202
drama therapy 128
DSM-Ⅳ-TR (Diagnostic and Statistical Manual of Mental Disorders, Fourth Edition, Text Revision) 185,190,194,198,207
EBM (evidence-based medicine) 112
ECT (electroconvulsive therapy) 205
electroconvulsive therapy 205
Eleuthero 133
Emergency Management Framework for Canada 25
emergency responder guidelines 46
energy therapies 124
environmental sound 146
espiritismo 137
establishment of a firing order 95
evidence-based medicine 112
evidence-informed 97
existential domain 92
facilitated reflection 36
facilitated reflective practice 36
facilitation 42
facilitative relationships 41
facilitator 33,42
FDA (Food and Drug Administration) 104
Federal Emergency Management Agency 5,47,70,80,119
FEMA (Federal Emergency Management Agency) 5,47,49,54,70,80,83,119
first responder 47,75
Food and Drug Administration 104
frail 171
frail older persons 69
frozen zone 174
gatekeeper 55
geographic information systems 9
Getto Warszawskie 207
Ginseng 132
GIS (geographic information systems) 9
GIS システム 10
greenhouse 114
grief 193
Group Effective Leadership 68
Harris Interactive Survey 83
HATS (Health Action Theatre) 68,70
Health Action Theatre 68
Help the Aged 22
HelpAge International 83
Hopelessness スケール 66
Hurricane Andrew 51
Hurricane Hugo 51
IADL (instrumental ADL) 172,179,184,186
IAGG (International Association of Gerontorogy and Geriatrics) 21

ICD-10 (International Classification of Diseases 10th revision) ………… 194
IDEAS (Interprofessional Disaster/Emergency Preparedness Action Studies) …………… 24,25,70
In the Picture ………… 68
inoculation effect ………… 174
instrumental ADL ………… 172
interdisciplinary team ………… 155
internal supervisor ………… 39
International Association of Gerontorogy and Geriatrics ………… 21
International Classification of Diseases 10th revision ………… 194
interpersonal therapy ………… 198
Interprofessional Disaster/Emergency Preparedness Action Studies Project Group ………… 24,70
journaling therapy ………… 128
Lavender ………… 133
Lemon balm ………… 133
Lessons Learned from Hurricane Katrina ………… 54
Licorice ………… 132,133
Lifeline® ………… 69
Lifesaving Information for Emergencies ………… 69
limpias ………… 137
living wills ………… 202
magnetic poetry ………… 146
managed behavioral health organizations ………… 120
manipulative and body-based methods ………… 124
manual-based psychotherapy ………… 200
MBHOs (managed behavioral health organizations) ………… 120
MCI (mild cognitive inpairment) ………… 183
Medical Reserve Corps ………… 10
mild cognitive inpairment ………… 183
mind/body interventions ………… 124
mindfullness ………… 146
Mini-Mental State Examination ………… 180
MMSE (Mini-Mental State Examination) ………… 180,184
multidisciplinary team ………… 155
multilayered support network ………… 58
music therapy ………… 128
musical baths ………… 145
mutual supervision-in-action ………… 39
narrative(s) ………… 35,102
National Center for Complimentary and Alternative Medicine ………… 123
National Institute of Health ………… 123
Naturally Occurring Retirement Communities ………… 114
NCCAM (National Center for Complimentary and Alternative Medicine) ………… 123
new age ………… 123
NGO (non-governmental organization) ………… 47,48,54
non-governmental organization ………… 47
NORCs (Naturally Occurring Retirement Communities) ………… 114
off-task behaviors ………… 37
on-site ………… 114
pattern of concern ………… 52,59

person-centered ………… 69
PFA (Psychological First Aid) ………… 98
phantom boarder delusions ………… 205
poetry therapy ………… 128
posttraumatic stress disorder ………… 8,46,64,99,109,125,172,193
Posttraumatic Stress Disorder Residential Rehabilitation Program ………… 139
preparedness ………… 9
prepering for disasters ………… 24
Problem-Solving Scenarios ………… 157
Project Heartland ………… 55
Project Liberty ………… 55
ProQuest ………… 111
PRRP (Posttraumatic Stress Disorder Residential Rehabilitation Program) ………… 139
PSA (public service announcement) ………… 70
psychodrama ………… 128
Psychological First Aid ………… 98
PTSD (posttraumatic stress disorder) ………… 8,46,52,64,67,99,100,102,104,109,113,125,172,175,185,186,193,197,204,206
PTSD 関連症状 ………… 99
PTSD 症候群 ………… 105
public service announcement ………… 70
QOL (quality of life) ………… 8,46,63,67,91,111,153,155
quality of life ………… 8,46,63,91,111,153,155
Rand 調査 ………… 48
rational-emotive therapy ………… 198
reflection ………… 33,42
reflection-in-action-and-on-action ………… 36
reflective practice ………… 33,42
Reishi ………… 133
REM (Resiliency-Enhancing Model) ………… 96
resilience ………… 9,19,21
resiliency ………… 64,67
Resiliency-Enhancing Model ………… 96
resourcefulness ………… 173
response ………… 146
returning to the experience ………… 38
rite ………… 142
ritual ………… 142
Rosemary ………… 133
Sacred Basil ………… 133
safe spaces ………… 57
SARS (severe acute respiratory syndrome) ………… 22
selective serotonin reuptake inhibitor ………… 103
Seniors Without Families Triage ………… 8,13
sense of mastery ………… 16
sense of social connectedness ………… 12
serotonin-noradrenaline reuptake inhibitor ………… 104
severe acute respiratory syndrome ………… 22
sharing information ………… 24
sharing resources ………… 24
shift defusing system ………… 56
simulation preparation ………… 24
skills inventory ………… 24
Skullcap ………… 133

Smart cards ·· 10
SNRI (serotonin-noradrenaline reuptake inhibitor)
 ··· 104,105
social isolation ··· 113
Social Readjustment Rating Scale ···················· 201
special housing ·· 114
special needs housing ···································· 110
special needs registry ······································ 84
Spiritual Bootcamp ··· 139
Spiritual Practices ·· 140
spirituality ··· 92,136,196
SSRI (selective serotonin reuptake inhibitor)
 ··· 103,105,146
St. Christpher House ······································· 68
St. John's wort ·· 133
STEPS (Systematic Team Evidence-Based Problem
 Solving) ·· 157,168
STEPS 演習 ··· 158
Subjective Unit of Distress Scale ···················· 100
SUDS (Subjective Unit of Distress Scale) ········· 100
supervision ·· 33,42
sustainable livelihoods framework ···················· 50
SWiFT (Seniors Without Families Triage) ········· 8,13
Systematic Team Evidence-Based Problem Solving
 ·· 155,157
systems analysis ··· 25
talking label prescription ································· 66
team ·· 155
team cohesion ··· 25
team development ·· 156

team maintenance ·· 157
team management ··· 156
Team Problem-Solving Scenarios ···················· 157
teamwork ·· 155
Texas Revised Inventory of Grief ···················· 200
The Canadian Emergency Management and High-Risk
 Populations Study ·· 20
The Older Americans Act ··································· 5
Therapy-Related Symptom Checklist ················ 66
Tips of Preparedness for the Senior Population ·········· 4
Tool Chest ··· 66
transfer trauma ··· 172
Transitional Keys ······························· 143,144,146
TULKITS ™ ·· 144,146
U.S. Centers for Disease Control and Prevention's ······ 9
U.S. Freedom Corps ··· 10
Valerian ·· 134
Vial of LIFE ··· 69
VolunteerMatch.org ··· 81
vulnerability ··· 19,21
well-being ··· 16,34,50
what-goes-on-in-here ······································ 36
what-goes-on-out-there ·································· 36
WHO (World Health Organization) ···················· 21
World Disaster Report ····································· 45
World Health Organization ······························· 21
young adults ··· 193
zoopharmacognosy ································ 130,146
Zung の自記式うつ病評価スケール ····················· 66
α_1 遮断薬 ··· 104

高齢社会における災害と緊急時への備え

2015年2月27日　第1版第1刷

定　　価	本体2,800円＋税
監　　訳	公益社団法人　日本老年精神医学会
発 行 者	吉岡正行
発 行 所	株式会社ワールドプランニング
	〒162-0825　東京都新宿区神楽坂4-1-1 オザワビル
	Tel：03-5206-7431　Fax：03-5206-7757
	E-mail：world@med.email.ne.jp
	http://www.worldpl.com
表紙デザイン	星野鏡子
印 刷 所	株式会社　外為印刷

©2015, Japanese Psychogeriatric Society Printed in Japan
ISBN 978-4-86351-088-3